Nikolaus Linde
Ohrakupunktur

Für Isabelle und Tobias

Ohrakupunktur

Leitfaden für Theorie und Praxis

Dr. med. Nikolaus Linde

129 Abbildungen

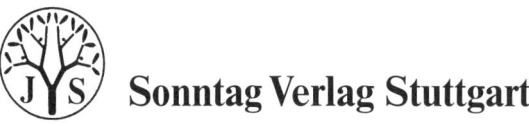 **Sonntag Verlag Stuttgart**

Die Deutsche Bibliothek – CIP-Einheitsaufnahme

Linde, Nikolaus:
Ohrakupunktur : Leitfaden für Theorie und Praxis /
Nikolaus Linde. – Stuttgart : Sonntag, 1994
ISBN 3-87758-030-0

Anschrift des Verfassers:

Dr. med.
Nikolaus Linde
Gaissbergstr. 60
CH-8280 Kreuzlingen

Wichtiger Hinweis
Wie jede Wissenschaft ist die Medizin ständigen Entwicklungen unterworfen. Forschung und klinische Erfahrung erweitern unserer Erkenntnisse, insbesondere was Behandlung und medikamentöse Therapie anbelangt. Soweit in diesem Werk eine Dosierung oder eine Applikation erwähnt werden, darf der Leser zwar darauf vertrauen, daß Autor, Herausgeber und Verlag große Sorgfalt darauf verwandt haben, daß diese Angaben dem Wissensstand bei Fertigstellung des Werkes entsprechen.
Für Angaben über Dosierungsanweisungen und Applikationsformen kann vom Verlag jedoch keine Gewähr übernommen werden. Jeder Benutzer ist angehalten, durch sorgfältige Prüfung der Beipackzette. bzw. Firmenliteratur der verwendeten Präparate und gegebenenfalls nach Konsultation eines Spezialisten festzustellen, ob die dort gegebene Empfehlung für Dosierungen oder die Beachtung von Kontraindikationen gegenüber der Angabe in diesem Buch abweicht. Eine solche Prüfung ist besonders wichtig bei selten verwendeten Präparaten oder solchen, die neu auf den Markt gebracht worden sind. Jede Dosierung oder Applikation erfolgt auf eigene Gefahr des Benutzers. Autor und Verlag appellieren an jeden Benutzer, ihm etwa auffallende Ungenauigkeiten dem Verlag mitzuteilen.
Geschützte Warennamen (Warenzeichen) werden nicht besonders kenntlich gemacht. Aus dem Fehlen eines solchen Hinweises kann also nicht geschlossen werden, daß es sich um einen freien Warennamen handele.

ISBN 3-87758-030-0

Printed in Germany 1994.
Satz: Fotosatz Sauter GmbH, Donzdorf
Druck und Bindung: Pustet, Regensburg
Grundschrift: 9,5/10,5 Times (System: Berthold)

Inhaltsverzeichnis

5

III.   Praxis der Ohrakupunktur

9

V.   Anhang

Abkürzungen

bds	beidseits
bS	betroffene, d.h. erkrankte Seite
BWS	Brustwirbelsäule
C1	Halswirbel 1
D	Dauernadel
Go	Gold
HWS	Halswirbelsäule
L1	Lendenwirbel 1
LH	Linkshänder
li	links
LTSP	Lateralitätssteuerpunkt
LWS	Lendenwirbelsäule
re	rechts
RH	Rechtshänder
Si	Silber
St	Stahl
T1	Brustwirbel 1

Zeichenbedeutung

Goldnadel	○
Silbernadel	●
Stahlnadel	⊙
Dauernadel	△
Verdeckte Punktlokalisation	○

12

Anmerkungen zu den Abbildungen

Aus praktischen Gründen beziehen sich **alle Abbildungen,** d.h. die empfohlenen Punkte, das vorgeschlagene Nadelmetall und die zu behandelnde Oberseite auf den **Rechtshänder,** da man es im Normalfall mit einem solchen zu tun hat (95% aller Patienten). Beim Linkshänder ist das Nadelmetall und die zu behandelnde Ohrseite entsprechend zu modifizieren, wie es unter »**Punktlokalisationen im Einzelnen**«, bzw. »**Grundsätzliche Anmerkungen zum Linkshänder**« beschrieben ist.

I.
Allgemeine Grundlagen

1. Einleitung

Die Ohrakupunktur stellt eine wirkungsvolle Methode dar, akute und chronische Erkrankungen ohne Nebenwirkungen zu behandeln. Ihre Hauptindikation liegt in der Schmerzbehandlung, doch lassen sich ebenso eine Vielzahl funktioneller, organischer und psychogener Störungen therapieren.

1.1 Die Französische Schule

In der Ohrakupunktur, die auch »*Auriculomedizin*« genannt wird, herrschen zwei Richtungen vor – die **Französische** und die **Chinesische Schule**. Sie unterscheiden sich in Bezug auf Angaben zur Punktelokalisation sowie in ihren diagnostischen und therapeutischen Ansatzpunkten. Dieses Buch basiert auf der **Französischen Schule**. Ihr geistiger Vater ist der französische Arzt PAUL NOGIER, der die Ohrakupunktur entdeckte und zum heutigen Wissensstand weiterentwickelte. Zu seinen bekannten Schülern zählen u.a. der französische Psychiater BOURDIOL und der deutsche Arzt BAHR, der in Deutschland eine eigene Akademie leitet.

Grundlage aller Erkenntnisse bildet eine *spezielle Pulsdiagnostik,* der sogenannte »Reflex auriculocardiaque« (RAC). Diese Untersuchungsmethode ist reproduzierbar und *unabhängig vom Untersucher,* d.h. objektiv. Sie erlaubt es, die Reaktion des Organismus auf feinste Informationen auszutesten. Mit ihr können nicht nur Reflexzonen krankhafter Organe am Ohr lokalisiert, sondern auch Therapiehindernisse wie z.b. *Störfelder* nachgewiesen werden. Diese sind nach Meinung NOGIERS hauptverantwortlich dafür, daß sich mancher Patient therapieresistent verhält, d.h. die Akupunkturtherapie erfolglos bleibt. Dank der französischen Pulsdiagnostik lassen sich Störfelder jedoch nicht nur gezielt auffinden, sondern auch effektiv ausschalten und somit manche scheinbar hartnäckige Erkrankung letztendlich doch noch erfolgreich behandeln.

Im Gegensatz hierzu steht die **Chinesische Schule.** Ihr Hauptvertreter im europäischen Raum ist die »*Wiener Schule*« unter Professor BISCHKO (4) und seinen Schülern KÖNIG, WANCURA (6), WERTSCH, SCHRECKE (10) u.a.. In dieser Lehre sind der Reflex Auriculocardiaque sowie das Phänomen des Störherdes als Therapiehindernis unbekannt.

Auch in der Therapie, d.h. nach welchen Kriterien die Auswahl an Punkten zur Behandlung erfolgt, bestehen Diskrepanzen zwischen beiden Richtungen. Die Chinesen gehen hierbei nach traditionellen Regeln der chinesischen Medizin vor, d.h. z.b. der Lehre von den 5 Elementen. Der Ansatz der Französischen Schule ist eher pragmatisch und entspricht den pathophysiologischen Erkenntnissen der Schulmedizin. Ein funktionelles Glaukom z.b. läßt sich neben der Akupunktur des Augenpunktes durch eine Anregung des Parasympathikus(-punktes) und Abschwächung des Sympathikus(-punktes) behandeln, d.h. nach denselben Ansatzpunkten, an denen auch eine schulmedizinische medikamentöse Therapie angreift. Auch propagiert die Französische Schule eine sogenannte *kontrollierte Akupunktur,* d.h. jeder einzelne Patient bedarf seiner individuellen Behandlung. Zwar kommen bei gleichen Erkrankungen ähnliche Punkte in Frage, doch werden anamnestische Angaben bezüglich der Krankheitsursache (organisch?, psychogen?) berücksichtigt, so daß die Therapie auf den Patienten individuell zugeschnitten werden kann. Und nur die Punkte werden gestochen, die bei der Untersuchung mit Hilfe des elektrischen Punktesuchgerätes oder der Pulstastung »stark pathologisch« nachweisbar sind, d.h. jede Reflexlokalisation wird erst kontrolliert, bevor man sie behandelt.

Die **Französische Schule** lehnt die traditionelle chinesische Medizin und Philosophie nicht grundsätzlich ab, sondern akzeptiert und integriert alle jene Dinge, die sich in der Praxis bewähren oder für die auch die heutige Schulmedizin keine bessere Erklärung weiß. An dieser Stelle sei als Beispiel für die Wirkungsweise der Akupunktur das Entsprechungssystem von *Yin* und *Yang* erwähnt, eines der ältesten Denkmodelle der Welt, wie es nachfolgend unter der Überschrift »Energiebegriff« kurz dargestellt wird.

Eine weitere große Diskrepanz im Vergleich beider Richtungen besteht in den Angaben zu den *Punktlokalisationen* am Ohr. Die Ohrkarte nach französischer Schule, wie sie heute allgemein gültig ist, hat viele Wandlungen und Überarbeitungen erlebt. Bereits bekannte Lokalisationen ebenso wie neu gefundene wurden ständig überprüft und mit den klinischen Untersuchungsergebnissen verglichen. Es ist vor allem P. NOGIER und seinen unermüdlichen Forschungen zu verdanken, daß die Korrespondenzzonen fast aller Organe am Ohr bekannt sind, den Kriterien der Objektivität und Reproduzierbarkeit standhalten und somit heute allgemeine Gültigkeit besitzen.

In den Ohrkarten der Chinesen hingegen finden sich noch viele Punktangaben aus den ersten Veröffentlichungen NOGIERS, die längst überholt sind.

P. NOGIER alleine gebührt das Lob und die Anerkennung, die Ohrakupunktur entdeckt und zur raschen Entwicklung bis heute entscheidend beigetragen zu haben. Ihm sei es gedankt, daß er das heutige therapeutische Spektrum der Medizin um die Auriculomedizin bereichert hat.

1.2 Der Energiebegriff – Das Prinzip von Yin und Yang

Ganz bewußt wird im Rahmen dieses Buches darauf verzichtet, die traditionelle chinesische Anschauung über das Leben als kosmische Ganzheit oder ihre Denkmodelle der Lebensenergie Qui etc. ausführlich darzustellen. Im Folgenden sollen nur die Aspekte kurz angeschnitten werden, soweit sie für das Grundverständnis der Akupunkturpraxis wichtig sind.

Der Mensch unterliegt nach Ansicht der Chinesen in seiner Gesamtheit, so wie alles im Universum, einem *Energiekreislauf,* der ihn unaufhörlich durchströmt und aus den gegensätzlichen Kräften Yin (Schwäche bzw. Leere) und Yang (Fülle) besteht. Im gesunden Organismus stehen beide Energien in harmonischem Gleichgewicht. Krankheit entsteht z.B. dann, wenn ein Organ zu wenig Energie (d.h. Schwäche) besitzt, d.h. das Yin überwiegt. (Auch ein Übermaß an Energie [d.h. Fülle] kann zur Funktionsstörung eines Organes führen!) Die Ursache eines Überwiegen des Yin, d.h. einer Organschwäche, kann in einer Überlastung (z.B. Tennisellenbogen), in einer Erkältung (z.B. kalter Luftzug auf geschwitzte Haut), in einer Infektion (z.B. viral oder bakteriell) etc. liegen. Ein gesunder Körper, bei dem eine vollständige Harmonie der Energieströme besteht, vermag eine solche Schwäche auszugleichen, er bleibt gesund. Man spricht von einer *guten Konstitution.* Ist der Organismus jedoch von vornherein energetisch geschwächt wie z.B. durch Stress, große psychische Belastungen, konsumierende Erkrankungen, Störherde etc., kann der Körper keine überschüssigen Energien mobilisieren und diese Schwäche kompensieren. Als Folge erkrankt das Organ.

Die Akupunktur vermag die energetische Grundsituation des Körpers auszugleichen, d.h. sie kann das harmonische Gleichgewicht wiederherstellen. Auf Grund der hierdurch verbesserten Energielage im Organismus kann das erkrankte Organ nun *energetisch harmonisiert* werden, d.h. Heilung tritt ein.

1.3 Kurzer geschichtlicher Rückblick

Es ist dem französischen Arzt P. NOGIER zu verdanken, daß die Ohrakupunktur wiederentdeckt wurde.

Er wies nach, daß alle Organe des Körpers als Reflexzonen am Ohr repräsentiert sind.

Mit Hilfe dieser Reflexzonen lassen sich Störungen an Organen nachweisen und wirkungsvoll behandeln. In seinem »Lehrbuch der Auriculotherapie« von 1969 schildert er seine Entdeckung:

»Etwa im Jahre 1950 entdeckte ich in der Gegend von Lyon, wo ich meine Praxis habe, in der Ohrmuschel einiger Patienten eine seltsame Narbe, die meine Neugierde erweckte. Ich erkundigte mich genauer danach und erfuhr, daß es sich hier um eine besondere Behandlungsart der Ischias handelte. Man hatte den oberen Teil sowie den Rand der Anthelix auf der gleichen Seite, auf der man die Neuralgie festgestellt hatte, kauterisiert.

Erst sehr viel später erfuhr ich, daß man seit dem Altertum die Ohrmuschel reizte, um bestimmte Funktionen zu beeinflussen und bestimmten Störungen entgegenzuwirken.

Da ich damals nichts von den Erfahrungen, die man im Altertum gesammelt hatte, wußte, dachte ich, es handle sich um etwas Neues, und ich untersuchte das Ganze als etwas Neues und beobachtete unvoreingenommen die Reaktionen derjenigen, die auf diese Weise behandelt worden waren.

Fast einstimmig sagten die von mir befragten Kranken, daß die Schmerzen sehr schnell (innerhalb von einigen Stunden, manchmal Minuten) nachgelassen hatten, so daß man an dem Zusammenhang zwischen der Kauterisation und der Schmerzlinderung nicht zweifeln konnte. Außerdem, und dies überraschte noch mehr, handelte es sich oft um Kranke, die vorher nach den verschiedensten bewährten Verfahren behandelt worden waren, was vermuten ließ, daß es sich um besonders schwer zu heilende Fälle handelte.

Ich nahm daraufhin selbst einige Kauterisationen vor, die sich als erfolgreich erwiesen; anschließend erprobte ich andere weniger barbarische Verfahren. Das einfache trockene Stechen mit einer Näh- oder Stecknadel zeigte bei Ischiasfällen eine positive Wirkung, wenn man am gleichen oberen Teil der Anthelix und an den Punkten, die in diesem Bereich druckempfindlich waren, stach.

Plötzlich erkannte ich, daß diese kauterisierte Stelle vielleicht der Articulatio lumbosacralis entspricht und daß in diesem Fall die ganze Anthelix die Wirbelsäule darstellte, aber auf den Kopf gestellt, und daß der Antitragus dem Kopf entspricht; so konnte das Ohr im

großen und ganzen als das Abbild eines Embryos in utero erscheinen.«
(8).

Die Ähnlichkeit des Ohres mit einem Foetus

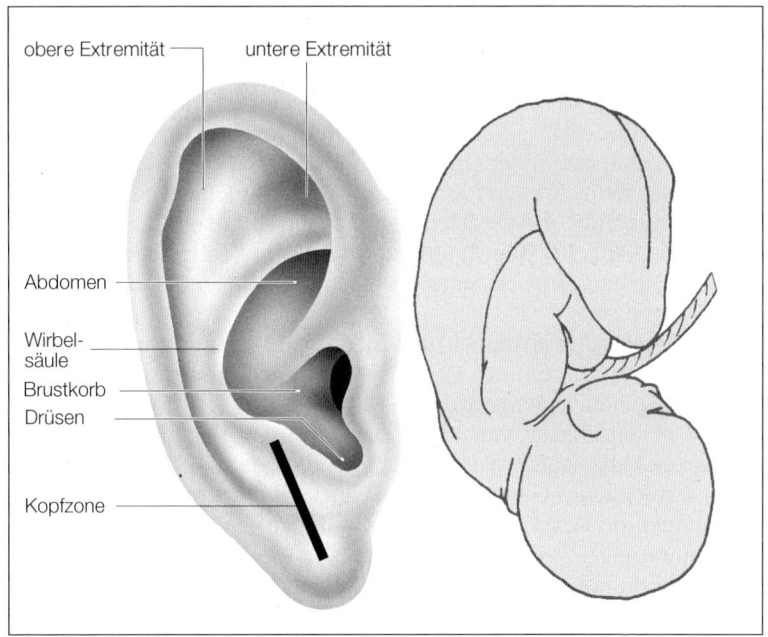

obere Extremität — untere Extremität

Abdomen

Wirbel-
säule
Brustkorb
Drüsen

Kopfzone

Abb. 1 Schematische Darstellung des Ohres / Die Ähnlichkeit seiner Korrelationen mit der Foetuslage
(nach *Nogier, P.,* »Lehrbuch der Auriculotherapie«, Maisonneuve, 1973)

Systematische weitere Untersuchungen führten zu einer Kartographie
der Reflexlokalsationen aller Organe am Ohr.
Die Ohrakupunktur stellt jedoch keine neuentdeckte Therapiemethode
dar, sondern ist schon seit Jahrhunderten bekannt. Ihre Wurzeln reichen
zurück bis ins 4. Jahrhundert vor Christus, als HIPPOKRATES durch Aderlaß am Ohr die Impotenz zu heilen versuchte. Bekannt ist auch, daß im
»alten Ägypten« mit Hilfe von Ohrpunkten Schmerzen gelindert wurden. Durch alle Jahrhunderte hindurch finden sich Hinweise über ähnliche Behandlungen. Das bekannteste Dokument in unseren Breiten
stellt sicherlich das Bild »Der Garten der Lüste« von HIERONYMUS
BOSCH (17. Jahrhundert) dar, auf dem der Ischiaspunkt mit einer Nadel

durchstochen ist. Eine zweite Nadel, vom Satan gehalten, sticht die beiden Punkte »Äußeres Genitale« und »Libido«.

Die Ohrakupunktur besaß auch schon bei den Chinesen große Popularität, bevor sie in den letzten Jahrhunderten in Vergessenheit geriet. Zur Zeit der Tang-Dynastie (618–907) waren 20 vordere und hintere Ohrpunkte bekannt. Über die Handelsstraßen und Seewege wurde diese Methode wohl nach Persien, Afrika, Indien und den Mittelmeerraum verbreitet. Noch heute finden sich Laienbehandler in Italien, Frankreich und Nordafrika, die am Ohr Punkte veröden.

2. Anatomie des Ohres

2.1 Die Anatomie der Ohrseiten

2.1.1 Die Ohrvorderseite

Das Erscheinungsbild der Ohrvorderseite wird durch die Ohrkrempe *(Helix)*, die muschelartige Vertiefung der *Concha* und das nach unten abschließende Ohrläppchen *(Lobulus)* geprägt.

Die Ohrkrempe entspringt an der *Helixwurzel* in der Concha und umrahmt das Ohr als umgebogene Leiste nach oben und hinten durch den *aufsteigenden Helixast,* das *Helixknie,* den *Helixkörper* und den abschließenden *Helixschwanz,* der am Ohrläppchen ausläuft. Am oberen hinteren Teil bildet sie eine sichtbare und tastbare Verdickung, den sogenannten Darwinhöcker *(Tuberculum Darwinii),* der bei vielen Tieren die Ohrspitze markiert, beim Menschen jedoch verkümmert ist.

Die trichterförmige muschelartige Vertiefung der Ohrmitte, die *Concha,* wird durch die Helixwurzel in ein oberes *(Cavum conchae superior)* und unteres *(Cavum conchae inferior)* Areal aufgeteilt. Das *Cavum conchae inferior* wird nach vorne vom äußeren Gehörgang (Meatus acusticus externus) begrenzt, den der Tragus verdeckt. Nach unten endet die Concha am dreieckig geformten *Antitragus,* der über eine Einkerbung *(Incisura intertragica)* mit dem Tragus verbunden ist.

Nach hinten und oben bildet die *Anthelix* eine wulstige Abgrenzung der Concha. Der fast senkrechte Wall, der von dieser Begrenzung in die Vertiefung der Concha hinabreicht, wird *Vormauer* genannt. Die *Anthelix* teilt sich am oberen Ohr in zwei Schenkel auf – in einen oberen Teil *(Crus superius anthelicis)* und einen unteren *(Crus inferius anthelicis),* der die Concha nach oben begrenzt. Beide umrahmen eine dreieckige Fläche, die *Fossa triangularis.*

Die kahnförmige Einsenkung zwischen Helixkrempe und Anthelixwulst wird als *Scapha* bezeichnet. Sie ist oben relativ breit und läuft nach unten zum Ohrläppchen schmal aus.

Während alle bisher erwähnten Ohranteile aus Knorpelgewebe bestehen, ist das mehr oder weniger kreisfömige Ohrläppchen *(Lobulus)* lediglich aus elastischem Bindegewebe zusammengesetzt.

Anatomie der Ohrvorderseite

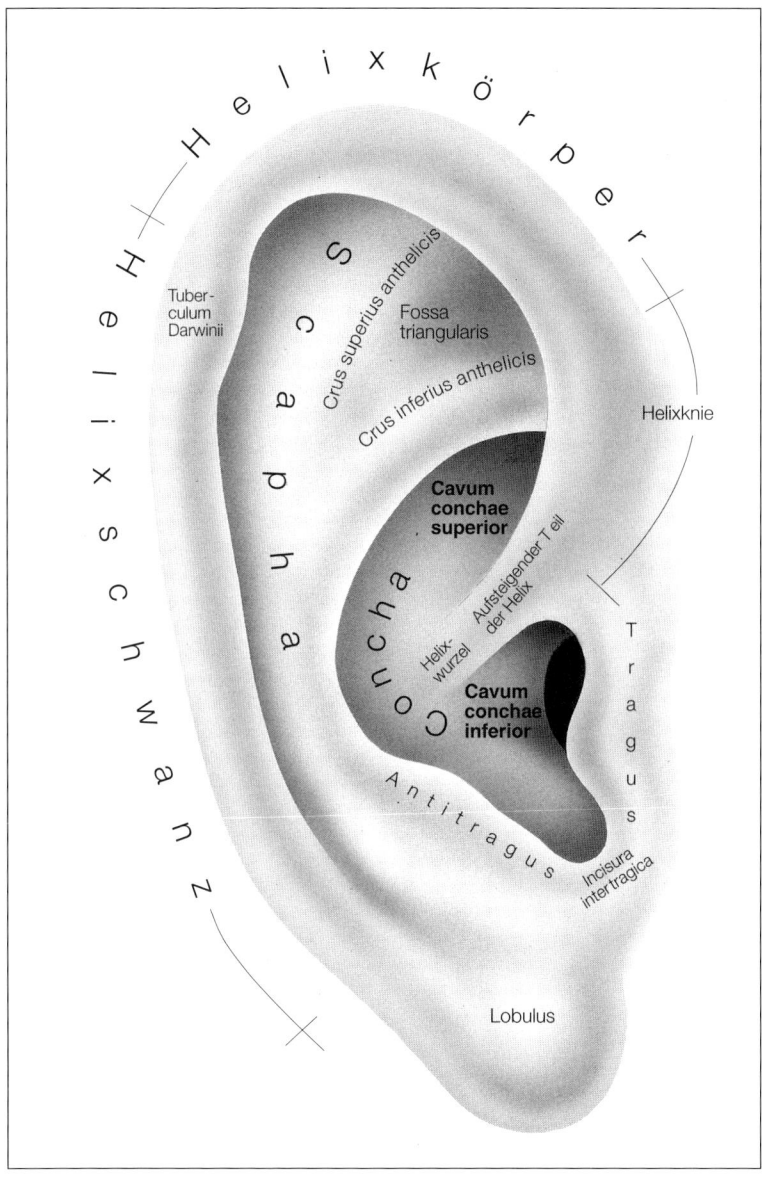

Helixkörper

Helixschwanz

Tuber-
culum
Darwinii

Scapha

Crus superius anthelicis

Fossa
triangularis

Crus inferius anthelicis

Helixknie

**Cavum
conchae
superior**

Aufsteigender Teil
der Helix

Concha

Helix-
wurzel

**Cavum
conchae
inferior**

Tragus

Antitragus

Incisura
intertragica

Lobulus

Abb. 2

2.1.2 Die Ohrrückseite

Die Ohrrückseite *(retroaurikuläre Ohrseite)* ist in ihrer Fläche und Struktur kleiner als die Vorderseite, denn es fehlt der Teil, der mit dem Schädel fest verwachsen ist, d.h. Tragus, ein großer Bereich der Concha sowie ein kleines Stück des Lobulus. Die Reliefbildung der Ohrrückseite ist in etwa dem Spiegelbild der Ohrvorderseite vergleichbar. Als *Eminentia helicis et scaphae* bezeichnet man die retroauriculäre Aufwölbung der Scapha und der Helix. Sie ist oben breit, verschmälert sich im Mittelbereich und geht unten in die *Eminentia retrolobularis,* dem rückseitigen Ohrläppchen über. An diese Vorwölbung schließt sich nach medial ein Sulcus an *(Sulcus anthelicis),* der der Rückseite der Anthelix entspricht. In diesen Bereich projizieren sich die muskulären Strukturen der Wirbelsäule.

Anatomie der Ohrrückseite

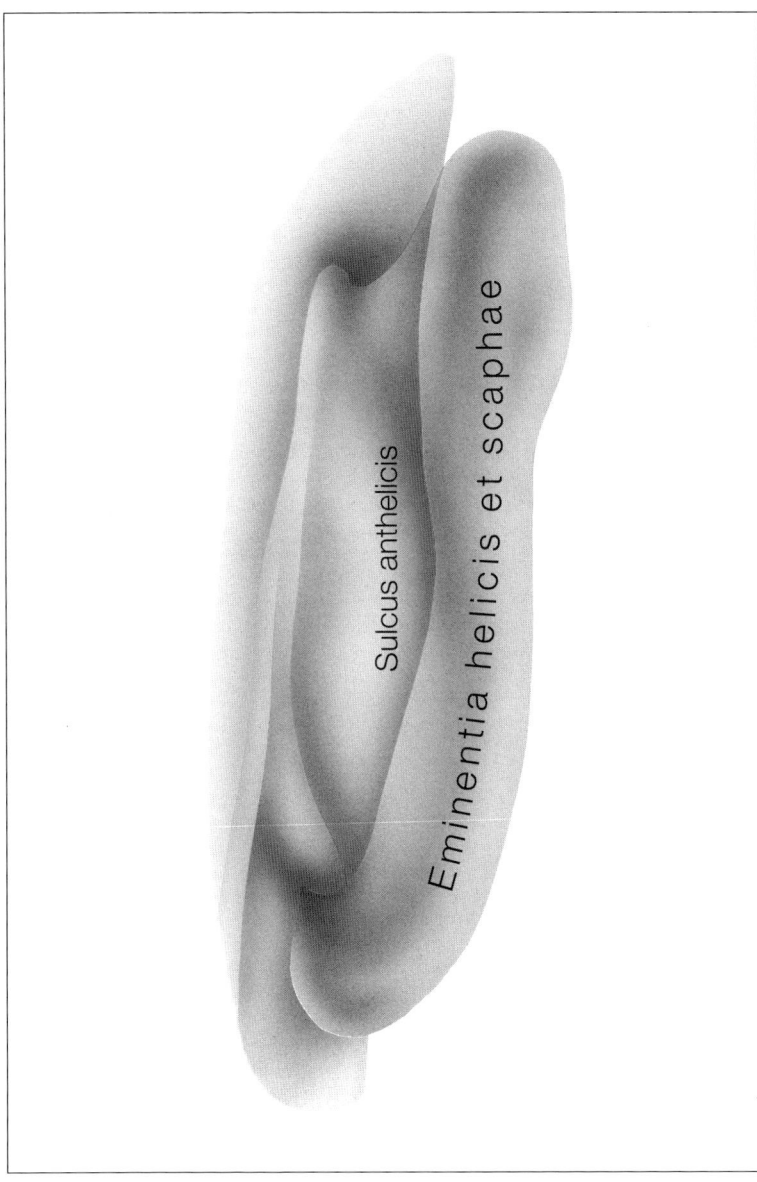

Abb. 3

2.2 Innervation der Ohrmuschel

Die genaue Innervation (Nervenversorgung) der Ohrmuschel wird zur Zeit noch kontrovers diskutiert. Einigkeit besteht im Prinzip darüber, daß 3 Nerven das Ohr versorgen.

① Der **Ramus auricularis des Nervus vagus**
Er innerviert die Concha (bis aus Höhe der Projektion des symphatischen Grenzstranges in der Vormauer), in deren Gebiet sich die *Organe des entodermalen Keimblattes* (Magen, Lunge, Leber, Galle, Pankreas etc.) projizieren.

② Der **Nervus auricularis magnus** (aus dem **Plexus cervicalis**) versorgt den äußeren Rand der Helix sowie das Ohrläppchen. Hier finden sich die Reflexlokalisationen der *Organe ektodermalen Ursprunges* (Haut, Nervensystem etc.)

③ Der **Nervus auriculotemporalis** (Seitenast des **Nervus trigeminus**) innerviert die restliche Ohrmuschel, d.h. die aufsteigende Helix bis etwa zum Tuberculum Darwinii, die Fossa triangularis, die Scapha, den Antitragus sowie die Anthelix inklusive Vormauer (bis zum Versorgungsgebiet des Nervus vagus in der Concha). Dieses Gebiet entspricht den *Korrespondenzzonen mesodermaler Organe* (Muskeln, Knochen, Bänder, Herz, Niere etc.).

Nach NOGIER beeinflußt noch ein weiterer Nerv das Ohr – der *Nervus glossopharyngeus,* der einen kleinen Randbereich des vorderen Ohrläppchens sowie dessen Rückseite innervieren soll. Bisher liegen jedoch noch keine anatomischen Untersuchungen vor, die diese Hypothese beweisen würden.

Innervation des Ohres

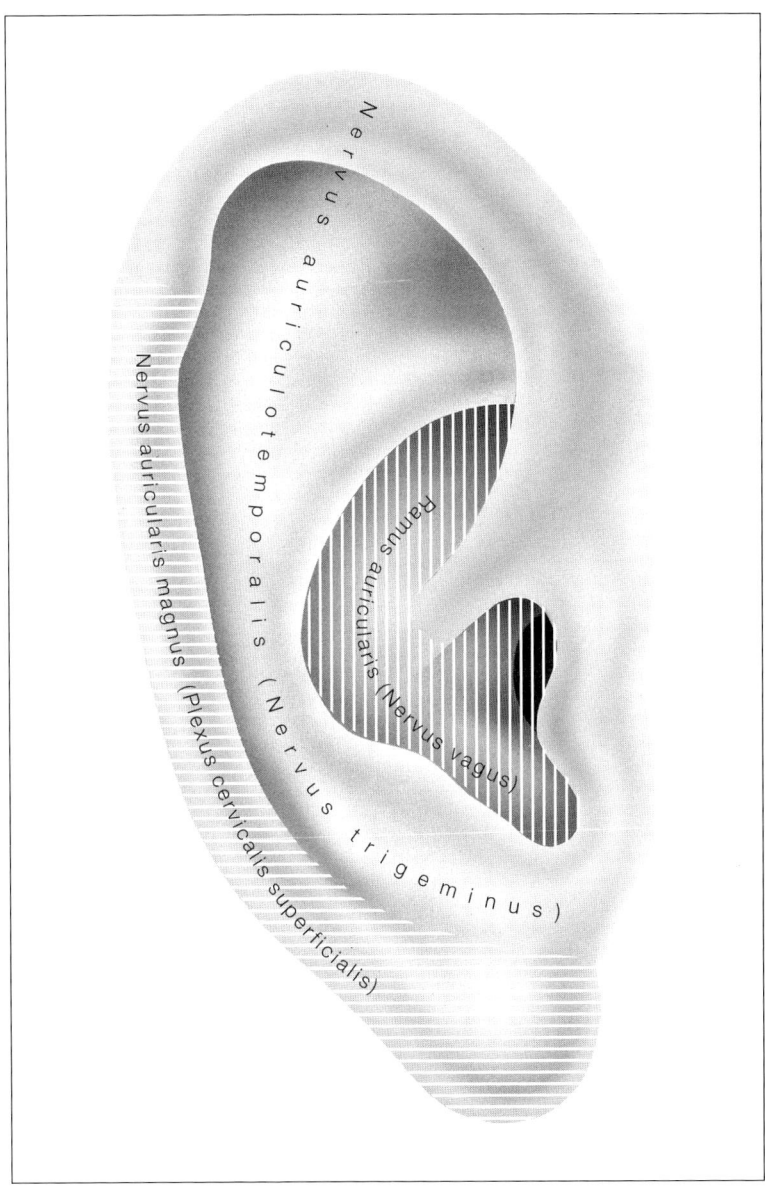

Abb. 4

II.

Spezielle Grundlagen

1. Lokalisationen der Ohrpunkte und ihre Charakteristika

1.1 Der Ohrakupunkturpunkt

Der Akupunkturpunkt am Ohr besitzt im Gegensatz zum Akupunkturpunkt des Körpers kein anatomisch faßbares Korrelat und ist nicht immer vorhanden.

Bei einem gesunden Menschen läßt sich kein Punkt nachweisen.

Erst eine *Funktionsstörung,* d.h. *Erkrankung* eines Organes führt zur qualitativen und quantitativen Veränderung des Punktes am Ohr, der mit diesem Körperteil in Zusammenhang steht. Man spricht von einer sogenannten *Reflex-, Projektions-* oder *Korrespondenzzone* oder von einem *aktiven* bzw. *pathologischen Punkt.* Die Qualität dieser Veränderung ist physikalisch meßbar – der elektrische Hautwiderstand dieses Areals verändert sich zur Umgebung, wobei die Größe der meßbaren Potentialdifferenz in etwa mit der Schwere der Erkrankung korreliert. Ein pathologischer Ohrpunkt besitzt aber nicht nur eine *veränderte Elektrizität,* sondern wird auch *druckschmerzhaft* und *empfindlich* gegenüber Kälte und / oder Wärme.

Die Leitungsbahnen und Vermittlungswege dieses Reflexes sind bis heute unbekannt.

Die Erkrankung eines bestimmten Organes oder Körperteiles führt am Ohr fast immer an derselben Stelle zu einer Veränderung. Die anatomische Position eines solchen pathologischen Punktes ist bei allen Menschen in etwa gleich. Aufgrund dieser Feststellung konnte mit Hilfe systematischer Forschungen eine *allgemein gültige Ohrkartographie* erstellt werden, in der die Punkte aller Organe eingezeichnet sind. Die heutigen Karten, denen vor allem die Forschungen von NOGIER und seinen Schülern zugrunde liegen, basieren auf den Erkenntnissen und Erfahrungen von vier Jahrzehnten, in denen die gefundenen Punktlokalisationen immer wieder kontrolliert, bestätigt und Überholtes revidiert wurde.

Die Ohrpunkte sind sehr klein. Ihr Durchmesser beträgt ca. 0.2–0.3 mm. Hieraus wird verständlich, daß die *Punktsuche* sowie die *Akupunktur so exakt wie möglich* durchgeführt werden muß, um den Punkt nicht zu verfehlen. In manchen Fällen kann die Projektionszone am Ohr aber auch ein größeres Areal von mehreren Millimetern (z.B. für die Zunge) einnehmen. Hierbei hängt die Ausdehnung eines Ohrpunktes nicht von den Ausmaßen des projizierten Organes sondern von dessen Anzahl motorischer und sensibler Einheiten bzw. Rezeptoren ab. Eine solche Beziehung ist z.b. auch von den motorischen und sensiblen Projektionszonen der Körperorgane auf die Großhirnrinde (Homunkulus) bekannt.

Aufgrund ihres unterschiedlichen elektrischen Potentials zur Umgebung werden am Ohr *Gold-* und *Silberpunkte* unterschieden.

> **Goldpunkte besitzen vermehrt elektrisch negative Ladungen und somit einen erniedrigten Hautwiderstand. Bei Silberpunkten lassen sich vermehrte positive Ladungen und damit ein erhöhter Hautwiderstand messen.**

Die Akupunktur führt ebenso wie auch die Akupressurmassage oder Stromapplikation zu einem Ladungsausgleich, d.h. Harmonisierung des Punktes – die zuvor pathologische Korrespondenzzone läßt sich nicht mehr nachweisen. Diese Wirkung überträgt sich auf das erkrankte Körperorgan, das mit dieser Zone in Zusammenhang steht. Schmerzen lassen nach, Funktionsstörungen normalisieren sich wie z.B. eine muskuläre Verspannung im Nackenbereich, die sich unter der Akupunkturtherapie löst. NOGIER veranschaulicht die Nadelwirkung mit Hilfe des Energiebegriffes:

»Erschöpft sich ein Organ in der Funktion (z.b. spastische Verstopfung) oder wird es schmerzhaft, während es in der Ruhelage nicht schmerzte, kann man davon ausgehen, daß die Energie an diesem Ort unzureichend war. Die Energie muß also konzentriert werden, d.h. Tonisierung. … Nadelung bedeutet nicht Energiezufuhr oder -wegnahme – die Energie ist vorhanden und Aufgabe der Nadel ist es nur, die Energie in die richtigen Bahnen zu lenken, den Kontakt in der unterbrochenen Energiezirkulation wiederherzustellen und der Energie so wieder die Harmonie zu verleihen, die sie verloren hatte« (9).

In der Akupunkturtherapie spielt es eine entscheidende Rolle, was für eine Händigkeit (Lateralität) ein Patient besitzt. Sie legt fest, welches Ohr dominiert.

> **Beim Rechtshänder ist das rechte Ohr dominant, beim Linkshänder das linke.**

Mit wenigen Ausnahmen sind alle Körperorgane auf beiden Ohren repräsentiert und zwar auf der einen Seite in Gold und auf der anderen in Silber. Von der *Lateralität* hängt es ab, *auf welcher Seite* der Gold- und auf welcher der Silberpunkt liegt. Weitere Ausführungen zum Thema Lateralität finden sich im Kapitel: »Praxis der Ohrakupunktur« unter der Überschrift »Fallaufnahme« bzw. »Therapiehindernisse«.

Grundsätzlich gilt für die Punktsuche und Akupunkturtherapie am Ohr unter Berücksichtigung der Lateralität:

Schmerzpunkte, d.h. die Organpunkte des schmerzhaften Körperteiles, auch lokale oder **locus dolendi**-Punkte genannt, werden **unabhängig bezüglich der Lateralität auf der Seite gestochen und behandelt, auf der der Patient die Beschwerden angibt.** Es handelt sich hierbei grundsätzlich um Goldpunkte.

Bei einem Tennisellenbogen (Epicondylitis lateralis) rechts wird unabhängig von der Händigkeit der Ellenbogenpunkt rechts in Gold genadelt.

Paarige, d.h. **doppelt angelegte Organe** wie z.B. Lunge, Niere, Tonsillen, Adnexen, Hoden etc. werden **am dominanten Ohr,** d.h. beim Rechtshänder rechts, beim Linkshänder links in Gold genadelt, **sofern die Erkrankung beide Organe betrifft** (z.B. Asthma bronchiale). Dies gilt **auch für sogenannte mittige oder unpaare Organe,** die genau in der Körpermitte liegen. Hierzu zählen Blase, Uterus, Dünndarm, Trachea etc.

Befindet sich das Leiden streng einseitig z.B. links lokalisiert, wird unabhängig von der Lateralität natürlich links behandelt.

Unpaare, d.h. **nur einzeln angelegte Organe** wie z.b. Milz, Galle, Herz etc. werden **unabhängig von der Lateralität** auf der Seite behandelt, auf der das Organ liegt. Z.B. wird der Gallepunkt immer rechts, der Punkt der Milz immer links genadelt.

Übergeordnete Punkte sind Reflexlokalisationen, denen kein einzelnes Organ zugeordnet ist. Sie wirken auf den gesamten Körper energetisch ausgleichend. Zu ihnen zählen z.B. die Analgetischen, die Psychischen, die Medikamenten vergleichbaren und die Kardinalpunkte. **Sie werden bis auf wenige Ausnahmen immer auf der dominanten Seite in Gold gestochen.**

1.2 Anatomisch markante Ohrpunkte

Auf der Ohrvorderseite lassen sich einige Punkte mit einem einfachen Hilfsmittel, dem *Steigbügeltaster* auffinden, da sie an anatomisch markanten Stellen liegen. Dieser besteht aus einem Haltegriff, an dem sich ein dreieckig geformter Draht befindet. Mit der Basis dieses Dreieckes können das Ohrrelief abgetastet und Knorpelfurchen aufgespürt werden.

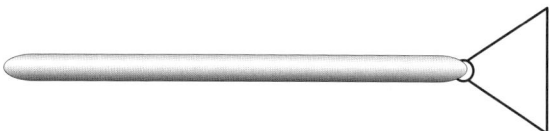

Steigbügeltaster

> Alternativ zum Steigbügeltaster eignet sich auch das gerade Ende einer Büroklammer oder zur Not auch der Fingernagel.

Fährt man mit dem Steigbügeltaster o.ä. unter moderatem Druck den aufsteigenden Helixast von der Concha aus entlang, hat man das Gefühl, in einer kleinen Furche »hängenzubleiben«. Diese Stelle entspricht dem **Nullpunkt,** bzw. der Reflexlokalisation des Plexus solaris.
Eine weitere Vertiefung findet sich beim Abtasten des Ohrreliefs am Übergang vom Antitragus zur Anthelix. Diese Lokalisation entspricht dem **atlantooccipitalen Übergang der Halswirbelsäule (C0/1).**
Beim Weiterfahren mit dem Steigbügeltaster in Richtung Helix spürt man die nächste Furche am **Übergang zwischen Hals- und Brustwirbelsäule (C7/T1).**
Die letzte markante Stelle auf der Anthelix, die als Kerbe nachweisbar ist, entspricht der Reflexlokalisation, die das **Ende der Brust- und den Anfang der Lendenwirbelsäule (T12/L1)** markiert.
Im Bereich der Helix findet sich am Tuberkulum Darwinii eine weitere Vertiefung – der **Darwinpunkt.**
Zusammenfassend läßt die Untersuchung der Ohrvorderfläche unter Verwendung eines einfachen Hilfsmittels (wie z.B. des Steigbügeltasters) das Auffinden des Darwin- und Nullpunktes zu. Zusätzlich kann man sich einen guten Überblick über die Projektion der Wirbelsäulenabschnitte auf der Anthelix verschaffen.
Die Bedeutung der genannten Punkte und ihre Indikationen werden nachfolgend beschrieben.

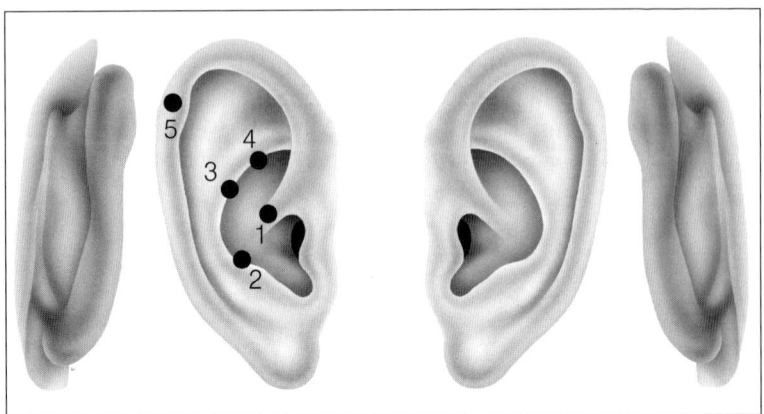

Abb. 5

1 Nullpunkt
2 Atlantooccipitaler Übergang (C0/1)
3 Übergang Hals/Brustwirbelsäule (C7/T1)
4 Übergang Brust/Lendenwirbelsäule (T12/L1)
5 Darwinpunkt

1.3 Die Punktlokalisationen im einzelnen

Jedes Ohr sieht anders aus, keines gleicht dem anderen. Es ist daher sinnlos, die Lokalisation von Ohrpunkten auf den Millimeter genau angeben zu wollen. Im Folgenden wird daher nur die *ungefähre Lage* der Ohrpunkte beschrieben. Die genaue Lokalisation muß dann am Patientenohr an Hand der groben Angaben aus diesem Buch mit Hilfe eines elektrischen Punktsuchgerätes, der manuellen Pulstastung oder einer anderen Nachweismethode exakt bestimmt werden.

> Eine »blinde Akupunktur«, die ohne eine Kontrolle der Punktlokalisation durchgeführt wird, d.h. nur nach den ungefähren Angaben einer Ohrkarte oder eines Buches ist wirkungslos.

In den nächsten Kapiteln werden die wichtigsten Punktlokalisationen besprochen, die in diesem Buch erwähnt und in den Behandlungskonzepten vorgeschlagen werden. Hierbei hat sich folgendes Schema bewährt:

Als erstes wird unter *Lokalisation* (abgekürzt: **L**) die Lage des Punktes am Ohr beschrieben. Es schließt sich unter *Bedeutung* (abgekürzt: **B**) eine Beurteilung der Punktlokalisation an, d.h. ob es sich bei dem Punkt um eine lokale oder energetisch höhere, also übergeordnete Korrespondenzzone handelt. Unter *Indikation* (abgekürzt: **I**) folgt die Aufzählung von Krankheitsbildern, bei denen sich die Behandlung dieses Punktes bewährt. Abschließend wird unter *Therapie* (abgekürzt: **T**) das Nadelmetall zur Behandlung in Abhängigkeit von der Patientenlateralität beschrieben, wie es in der Regel verwendet wird.

Die Angaben zur Wahl des Nadelmetalles und der zu behandelnden Ohrseite beim Patienten sind lediglich Vorschläge, wie sie in der täglichen Praxis im Normalfall vorkommen. Erscheint am Patientenohr ein Punkt in einem anderen Nadelmetall, so muß natürlich dieses zur Behandlung eingesetzt werden.

Zur Orientierung über die Lage weiterer Ohrpunkte, empfiehlt sich die Verwendung einer *Ohrkarte,* auf der alle bisher bekannten Punktlokalisationen eingezeichnet sind. Sie erlaubt die schnelle, wenn auch nur grobe Orientierung über die Somatotopie der Reflexlokalisationen. Leider existiert kein optimales Kartenmaterial in deutscher Sprache, auf der die Punktlokalisationen nach der französischen Schule übersichtlich und vollständig eingezeichnet sind. Am ehesten ist zur Zeit die Karte von BAHR »loci auriculo – medicinae« zu empfehlen, auch wenn sie leider nicht ganz fehlerfrei ist. Zur groben Orientierung ist sie aber gut verwendbar.

1.3.1 Punkte auf der Helix

1.3.1.1 Nullpunkt, Plexus solaris, »Point Zéro« nach Nogier

Ⓛ Am aufsteigenden Helixast ein paar Millimeter von der Helixwurzel entfernt in einer deutlich tastbaren Furche. Beim Entlangfahren des Ohrreliefs mit dem Steigbügeltaster bleibt dieser hier »hängen«.

CAVE: Der Punkt liegt nicht an der Helixwurzel, sondern einige Millimeter weiter oberhalb entlang dem aufsteigenden Helixast!

Ⓑ Übergeordneter Punkt
Geometrischer Mittelpunkt des Ohres
Energetischer Hauptpunkt

Ⓘ • für alle Affektionen im Bauchraum
• mit besonderer Wirkung auf das vegetative Nervensystem

35

- bei energetischen Mangelzuständen als adjuvanter Punkt einsetzbar.

(T) Am dominanten Ohr in Gold

1.3.1.2 Punkt der Glans Penis und der Klitoris,»Point Bosch« nach Nogier

(L) Auf der ansteigenden Helixkrempe direkt über der Stelle, an der der obere Tragusteil von der Helix verdeckt wird.

(B) Lokaler Punkt
NOGIER benannte diesen Punkt nach dem Gemälde »Der Garten der Lüste«von HIERONYMUS BOSCH, auf dem an dieser Lokalisation eine Nadel gestochen ist.

(I) ● Libidoförderung
● Erektionsschwäche bzw. Frigidität

(T) Am dominanten Ohr in Gold

1.3.1.3 Wetterpunkt

(L) Wenige Millimeter oberhalb des Point Bosch
(B) Übergeordneter Punkt
(I) Wenn beim Patienten *Wetterfühligkeit* vorherrscht, d.h. die Beschwerden von Wettereinflüssen abhängig sind wie z.b. *Wettermigräne*

(T) Am dominanten Ohr in Gold

1.3.1.4 Punkt der Harnröhre (Urethra)

(L) Im Bereich des Helixknies, in etwa dort, wo die aufsteigende Helix nach oben abknickt.
(B) Lokaler Punkt
(I) Bei allen *Affektionen der Harnröhre* wie Urethritis, Harnwegsinfekt, Harninkontinenz etc.
(T) Am dominanten Ohr in Gold

1.3.1.5 Punkt des äußeren Genitale (Vagina/Penis)

(L) Oberhalb des Harnröhrenpunktes auf dem Helixknie – etwa in gleicher Höhe wie der psychosomatisch wirksame Bourdiolpunkt.
(B) Lokaler Punkt
(I) ● Potenzstörungen beim Mann, Frigidität bei der Frau
● Sonstige Affektionen des Genitale
(T) Am dominanten Ohr in Gold

1.3.1.6 Punkt des Anus

Ⓛ Auf der Helixkrempe etwa im Schnittpunkt mit einer gedachten Verlängerung der Anthelix.

Ⓑ Lokaler Punkt

Ⓘ Der Punkt entspricht der sensiblen Reflexlokalisation des Anus, d.h. ist indiziert bei äußeren *Hämorrhoiden, perianaler Thrombose, perianalem Ekzem* oder *Juckreiz, Kolitis, Fissuren* etc.

Ⓣ Am dominanten Ohr in Gold

1.3.1.7 Omega-2-Punkt

Ⓛ Auf der Helixkrempe in etwa auf Höhe des Crus superius der Anthelix.

Ⓑ Übergeordneter Punkt
Psychischer Punkt im Rahmen der Omegaachse

Ⓘ ● Meistens im Zusammenhang mit der Omegaachse
● Wettermigräne
● Zusätzlich hat der Punkt eine Beziehung zu den Vitaminen B1, B2, B6 und E

Ⓣ Am dominanten Ohr in Gold

1.3.1.8 Punkt der Allergie, Antihistaminpunkt

Ⓛ Auf der höchsten Stelle der Helix, d.h. der Ohrspitze

Ⓑ Übergeordneter Punkt

Ⓘ ● Als **Meisterpunkt der Allergie** (nach NOGIER) bei allen Erkrankungen einzusetzen, bei denen ein allergisches Geschehen die Ursache ist, wie z.B. Neurodermitis, allergisches Asthma bronchiale, Heuschnupfen etc.
● Im Rahmen der Allergieachse

Ⓣ Am nicht dominanten Ohr in Gold

Beachte: Der Punkt kann von außen (dann senkrecht zur Helix) oder auch von innen (dann tangential zum Ohr) gestochen werden. Die letztere Methode bietet sich vor allem bei der Applikation von Dauernadeln an!

1.3.1.9 Darwinpunkt

Ⓛ Auf der Helixkrempe im Bereich des Tuberculum Darwinii, das oft als kleines Knötchen sichtbar ist. Dieser Punkt läßt sich mit dem Steigbügeltaster als kleine tastbare Kerbe leicht auffinden.

Ⓑ Übergeordneter Punkt
Innervationsgrenze des Nervus auriculus magnus (Plexus cervicalis superficialis) und des Nervus auriculotemporalis (Nervus trigeminus)

Ⓘ Der Punkt besitzt eine übergeordnete ausgleichende energetische Wirkung bei allen Affektionen der *unteren Extremitäten*.
Der Darwinpunkt ist indiziert bei allen akuten (Distorsion, Trauma etc.) und chronischen (Arthrose, Tendinopathie etc.) Affektionen der unteren Extremität.

Ⓣ Am dominanten Ohr in Gold

1.3.1.10 Segmentale Punkte des sensiblen Rückenmarkes

Ⓛ Das sensible Rückenmark repräsentiert sich streng segmental auf der Helix zwischen dem Darwinpunkt und dem auslaufenden Helixschwanz.

Ⓑ Lokale Punkte

Ⓘ ● Herpes Zoster (akut oder chronisch)
● Lumboischialgie
● Radikuläre Reizungen
● Wirbelsäulenbeschwerden

Ⓣ Auf der betroffenen Seite in Gold

Anmerkung:
Im Anschluß an das sensible Rückenmarksareal findet sich nach vorne, d.h. unter der Helixkrempe zur Scapha hin versteckt die **Korrespondenzzone der Substantia gelantinosa der sympathischen (vegetativen) Nervenfasern,** auch medulläres Rückenmark genannt (sogenannte »**Vegetative Rinne**«). In Richtung Ohrrückseite, d.h. retroaurikulär gelegen, schließen sich die **motorischen Anteile des Rückenmarkes** an. Die Anordnung des Rückenmarkes ist streng segmental gegliedert, d.h. zu jedem Wirbelsäulensegment gehört ein sensibler, ein motorischer und ein sympathischer (vegetativer) Anteil.

Punkte auf der Helix

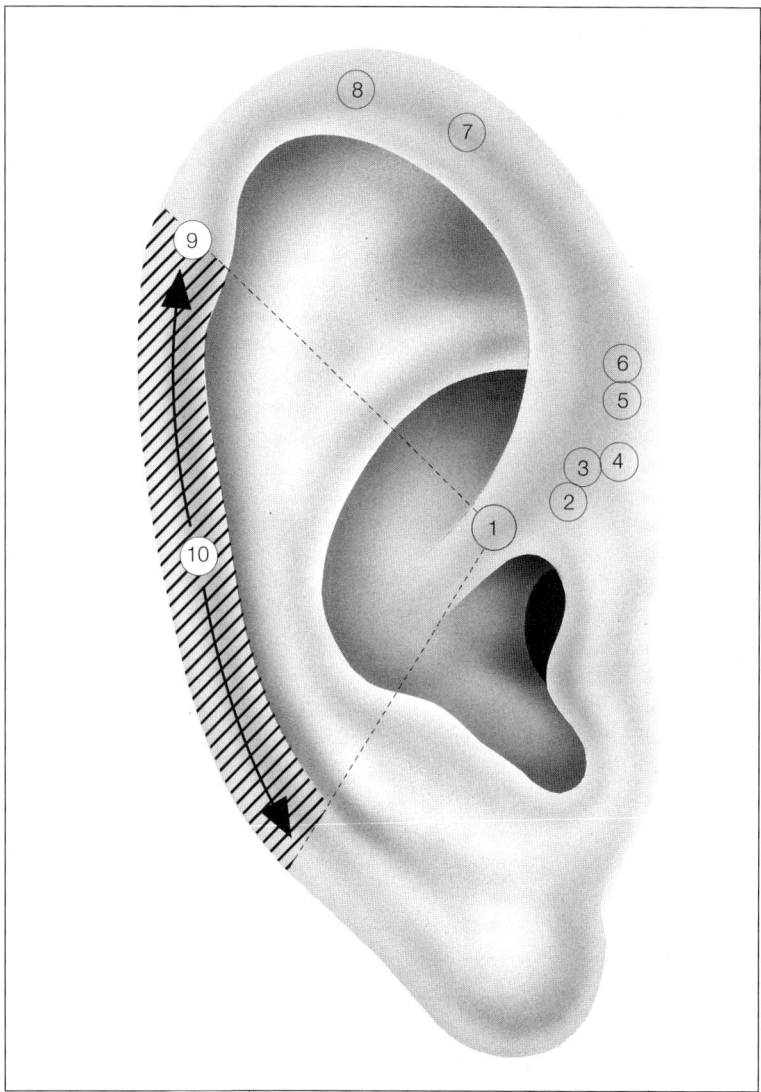

Abb. 6 ① Nullpunkt ② Punkt der Glans Penis / der Klitoris ③ Wetterpunkt ④ Punkt der Harnröhre ⑤ Punkt des äußeren Genitale (Vagina/Penis) ⑥ Punkt des Anus ⑦ Omega-2-Punkt ⑧ Antihistaminpunkt ⑨ Darwinpunkt, ⑩ Segmentale Punkte des sensiblen Rückenmarkes

1.3.2. Punkte in der Helixkrempe (Verdeckte Punktlokalisationen)

Eine ganze Reihe wichtiger Ohrpunkte finden sich unter der Helixkrempe verdeckt und sind von außen nicht sichtbar. Sie werden erst dadurch zugänglich, indem man die Helixkrempe nach außen stülpt, d.h. umklappt. Bei der Untersuchung mit dem elektrischen Punktsuchgerät muß der *Meßgriff* parallel bzw. *tangential* zum Ohr (Scapha) gehalten werden. Ebenso tangential wird anschließend die Akupunkturnadel gesetzt.

Um sich bei der Beschreibung der Lokalisationen der Punkte in der Helixkrempe besser orientieren zu können, empfiehlt sich folgende Hilfestellung: In Gedanken teilt man die aufsteigende Helix von der Wurzel bis zum Schnittpunkt mit der Anthelix in 4 gleiche Teile (siehe Abbildung 7).

1.3.2.1 Punkt des Eierstockes (Ovar) bzw. Östrogenpunkt sowie des Hodens (Testis)

Ⓛ Im Bereich des Überganges zwischen dem zweiten und dem dritten Viertel der gedachten Viertelung der Helix.

Ⓑ Lokaler Punkt bei Affektionen des Hodens oder des Eierstockes. Übergeordneter Punkt bzgl. Östrogen (z.b. im Rahmen der Hormonellen Achse).

Ⓘ ● Affektionen des Hodens wie Orchitis, Testalgie, pathologisches Spermatogramm etc.
  ● Affektionen des Eierstockes wie Endometriose, hormonelle Dysregulation, prämenstruelles Syndrom, Adnexitis
  ● Im Rahmen der Hormonellen Achse
  ● Störherd (Chronische Entzündungen/Vernarbungen)

Ⓣ Als lokaler Punkt auf der betroffenen Seite in Gold bei einer einseitigen Erkrankung, bzw. am dominanten Ohr bei einer generalisierten Affektion.
  Als übergeordneter Punkt, z.B. im Rahmen der Hormonellen Achse, am dominanten Ohr in Gold zur Anregung der Östrogenfunktion, in Silber zur Dämpfung der Östrogenwirkung.

Cave: Die Punktsuche sowie die Stichrichtung der Akupunkturnadel erfolgt tangential zum Ohr!

1.3.2.2 Punkt der Prostata

Ⓛ In etwa im Bereich des Überganges zwischen dem dritten und vierten Viertel der gedachten Vierteilung der Helix. In manchen Fällen liegt der Punkt auch einmal ein Stück weiter oben im letzten Viertel.

Ⓑ Lokaler Punkt

Ⓘ • Affektionen der Prostata wie Prostatopathie oder Prostatitis
  • Störungen der Potenz, Ejakulatio präcox
  • Residualbeschwerden nach transurethraler Prostataresektion
  • Störherd (Chronische Entzündungen/Vernarbungen)

Ⓣ Am dominanten Ohr in Gold

Cave: Die Punktsuche sowie die Stichrichtung der Akupunkturnadel erfolgt tangential zum Ohr!

1.3.2.3 Areal der Gebärmutter (Uterus)

Ⓛ Im Schnittpunkt des Crus inferius der Anthelix und der Helixkrempe.

Ⓑ Lokaler Punkt
  Beachtenswert ist, daß das Areal je nach Alter der Frau und Anzahl der Geburten unterschiedlich groß sein kann.

Ⓘ • Affektionen des Uterus wie Endometriose, Blutungsanomalien, Myombeschwerden etc.
  • Störherd (Sectionarbe)

Ⓣ Am dominanten Ohr in Gold

Cave: Die Punktsuche sowie die Stichrichtung der Akupunkturnadel erfolgt tangential zum Ohr!

1.3.2.4 Areal der Niere

Ⓛ In der Helixkrempe in dem Bereich, der durch das Crus superius und inferius der Anthelix begrenzt wird.

Ⓑ Entspricht der Reflexzone des Nierenparenchyms

Ⓘ • Affektionen der Nieren wie Nephropathien etc.

Ⓣ Am dominanten Ohr in Gold bei generalisierten Erkrankungen. Auf der betroffenen Seite in Gold bei einer einseitigen Erkrankung.

> **Cave:** Die Punktsuche sowie die Stichrichtung der Akupunkturnadel erfolgt tangential zum Ohr!

1.3.2.5 Punkt der Nebenniere, Renin-Angiotensin-Punkt

(L) Auf der Innenseite der Helixkrempe etwa im Schnittpunkt mit dem Crus superius der Anthelix.

(B) Übergeordneter Punkt

(I)
- Arterielle Hyper- und Hypotonie
- Medikamenten vergleichbarer Punkt (Substanz: Cortisol)

(T) Am dominanten Ohr – in Gold bei Hypotonie oder Anregung der Cortisolproduktion, in Silber bei einer Hypertonie oder zur Dämpfung der Cortisolfreisetzung.

> **Cave:** Die Punktsuche sowie die Stichrichtung der Akupunkturnadel erfolgt tangential zum Ohr!

1.3.2.6 Punkt des Gestagen

(L) Direkt neben dem Nebennierenpunkt, in Richtung Ohrspitze.

(B) Übergeordneter Punkt

(I)
- Alle Affektionen, denen eine Störung des hormonellen Gleichgewichts zugrunde liegt.
- Hormonelle Migräne
- Im Rahmen der Hormonellen Achse

(T) Am dominanten Ohr in Silber im Rahmen der Hormonellen Achse. Ansonsten in Abhängigkeit vom gewünschten Effekt – in Gold zur Funktionsanregung, in Silber zur Wirkungsabschwächung.

> **Cave:** Die Punktsuche sowie die Stichrichtung der Akupunkturnadel erfolgt tangential zum Ohr!

1.3.2.7 Betarezeptorenpunkt

(L) In der Helixkrempe halbverdeckt im medullären Ursprungsareal in etwa im Bereich des Schnittpunktes der Helix mit einer gedachten Linie durch den Nullpunkt und T1/T3 (der Anthelix).

(B) Übergeordneter Punkt.
Entspricht der Korrespondenzzone der sympathischen medullären

Zentren des Rückenmarkes (Substantia Gelantinosa), sogenannte »Vegetative Rinne«.

(I) ● Arterielle Hyper- und Hypotonie

● Glaukom

(T) Am dominanten Ohr in Gold zur Anregung des Sympathikus (sympathomimetische Wirkung).
Am dominanten Ohr in Silber zur Abschwächung des Sympathikus (sympatholytische Wirkung).

1.3.2.8 Barbituratpunkt/Koffeinpunkt

(L) In der Helixrinne halbverdeckt im medullären Ursprungsareal etwa im Bereich des Schnittpunktes der Helix mit einer gedachten Linie durch den Nullpunkt und C7/T1 der Anthelix.

(B) Übergeordneter Punkt

(I) ● Medikamenten vergleichbarer Punkt (Substanz: Phenobarbital/Koffein)

● **Meisterpunkt bei Schlafstörungen**

(T) Am nichtdominanten Ohr in Gold zur sedierenden Wirkung (vergleichbar mit der Substanz Phenobarbital).
Am dominanten Ohr in Gold zur anregenden Wirkung (vergleichbar mit der Substanz Koffein, sogenannter **Koffeinpunkt).**

1.3.2.9 »Vegetative Rinne«, Medulläres Rückenmark

(L) In der Helixrinne fast vollständig verdeckt zwischen dem Darwinpunkt und dem auslaufenden Helixschwanz.

(B) Lokale Punkte

(I) ● Affektionen im Bereich des Rückenmarkes wie Wurzelreizungen, Wirbelsäulenbeschwerden etc.

(T) Auf der betroffenen Seite in Gold

Punkte in der Helixkrempe (Verdeckte Punktlokalisationen)

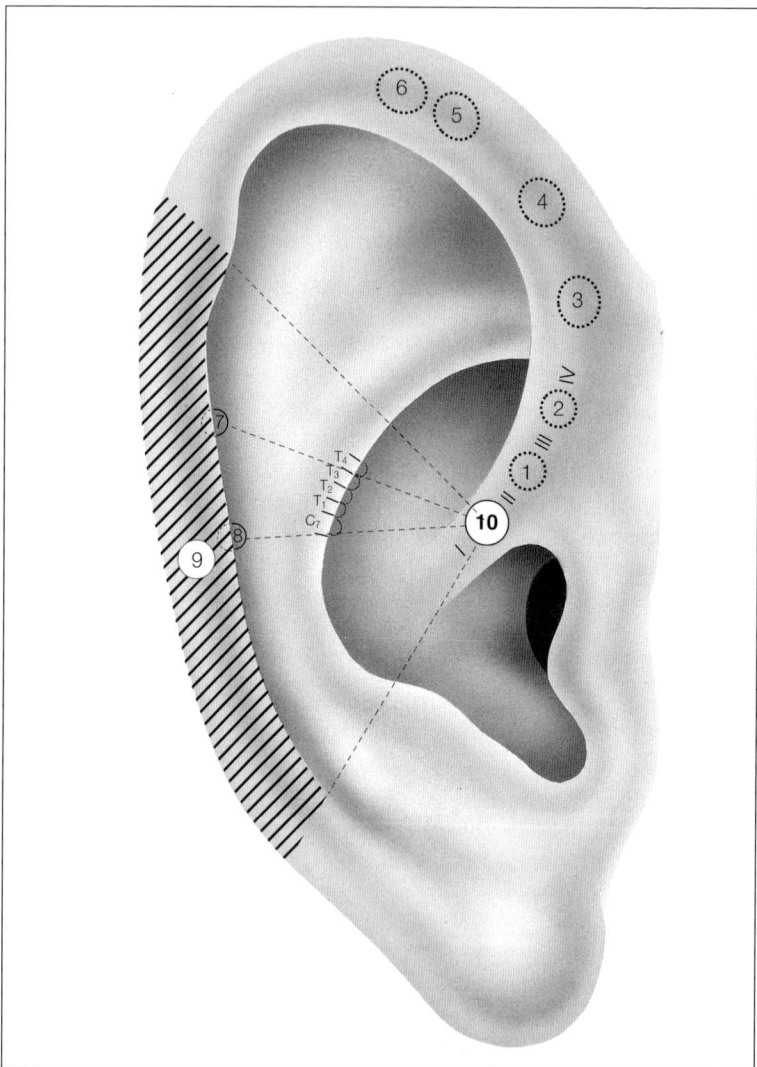

Abb. 7 ① Punkt des Eierstockes (Ovar)/Hoden (Testis) ② Punkt der Prostata
③ Areal der Gebärmutter (Uterus) ④ Areal der Niere ⑤ Punkt der Neben-
niere/Renin-Angiotensin-Punkt ⑥ Punkt des Gestagen ⑦ Betarezeptorenpunkt ⑧ Barbituratpunkt ⑨ »Vegetative Rinne«, Medulläres Rückenmark
⑩ Nullpunkt

1.3.3 Punkte der Scapha

Anmerkung zu den Projektionszonen der oberen Extremität (Schulter bis Finger) und des Brustkorbes:

Die Angaben bezüglich der Lokalisation der einzelnen Punkte beziehen sich nicht nur auf ihre knöchernen Strukturen, sondern umfassen auch die zugehörigen Weichteilelemente, die anatomisch in unmittelbarer Nähe verlaufen wie Nerven, Gefäße, Sehnenansätze, Gelenkkapseln, Bänder etc. Das bedeutet z.b. für den Schulterpunkt, daß diese Lokalisation nicht nur bei Arthrose sondern auch bei Erkrankungen des umgebenden Weichteilmantels (Periarthritis) indiziert ist.

1.3.3.1 Punkte der Finger

Ⓛ Die Finger liegen in einer bandförmigen Korrespondenzzone, die oberhalb des Tuberculum Darwinii beginnt und etwa bis zur Mitte des oberen Ohrrandes reicht. Direkt anschließend finden sich die Repräsentationszonen der Zehen. Dabei liegen die Großzehe und der Daumen direkt nebeneinander.

Ⓑ Lokaler Punkt

Ⓘ ● Affektionen der Finger und Fingergelenke wie Arthrose, PcP etc.

Ⓣ Auf der betroffenen Seite in Gold

1.3.3.2 Punkt des Handgelenkes

Ⓛ In der Mitte der Scapha etwa im Schnittpunkt einer imaginären Linie durch den Nullpunkt und T8 der Anthelix.

Ⓑ Lokaler Punkt

Ⓘ ● Affektionen des Handgelenkes wie Arthrose, Distorsionen, Morbus Sudeck etc.

Ⓣ Auf der betroffenen Seite in Gold

1.3.3.3 Lokalisation des Elle (Ulna) und der Speiche (Radius)

Ⓛ Zwischen dem Punkt des Handgelenkes und dem des Ellenbogens. Die Ulna liegt lateral, der Radius medial.

Ⓑ Lokaler Punkt

Ⓘ ● Affektionen des Unterarmes

Ⓣ Auf der betroffenen Seite in Gold

1.3.3.4 Punkt des Ellenbogens

(L) In der Mitte der Scapha etwa im Schnittpunkt einer imaginären Linie durch den Nullpunkt und T5.

(B) Lokaler Punkt

(I) • Affektionen des Ellenbogens wie Trauma, Arthrose etc.

(T) Auf der betroffenen Seite in Gold

1.3.3.5 Punkt des Humerus

(L) Zwischen dem Punkt des Ellenbogens und dem des Schultergelenkes

(B) Lokaler Punkt

(I) • Affektionen im Bereich des Humerus

(T) Auf der betroffenen Seite in Gold

1.3.3.6 Punkt des Schultergelenkes (Klavikula/Scapula)

(L) In der Mitte der Scapha etwa im Schnittpunkt einer imaginären Linie durch den Nullpunkt und C7/T1.

(B) Lokale Punkte

(I) • Affektionen im Bereich des Schultergelenkes wie Periarthritis humeroscapularis, Arthrose etc.

(T) Auf der betroffenen Seite in Gold

1.3.3.7 Punkt der 1. Rippe

(L) Nahe der Anthelix etwa im Schnittpunkt einer imaginären Linie, die durch den Nullpunkt und T1/T2 verläuft.

(B) Lokaler Punkt

(I) • Kann bei einer Blockade der 1. Rippe in Erscheinung treten, die durch eine Irritation des Ganglion stellatum zu einer Störherdwirkung führt (siehe Therapiehindernisse).
Über die Behandlung dieses Punktes der ersten Rippe ist es möglich, die Blockade aufzulösen und somit das Störfeld auszuschalten.

(T) Auf der betroffenen Seite in Gold

1.3.3.8 Areal des Brustkorbes

(L) Nahe der Anthelix im Bereich der thorakalen Wirbelsäulenprojektion.

(B) Lokale Punkte

Ⓘ ● Affektionen im Bereich des Brustkorbes wie Rippenfraktur, Pleurodynie etc.

Ⓣ Auf der betroffenen Seite in Gold

Punkte am Übergang Scapha – Lobulus

1.3.3.9 Punkt der Freude (= der Entspannung/Point Jeromè nach Nogier); Antidepressionspunkt, Kummerpunkt, Punkt der Tonsille, Punkt des Kiefergelenkes

Ⓛ In der Scapha am auslaufenden Helixschwanz.

Ⓑ Die Punkte der Freude, der Tonsillen und des Kiefergelenkes liegen in diesem Areal so nahe beieinander, daß sie sich mit dem elektrischen Punktsuchgerät nicht voneinander unterscheiden lassen. Der **Kummerpunkt** entspricht der Lokalisation des Antidepressionspunktes, ist jedoch **am nicht dominanten Ohr** gelegen!

Ⓑ Die Punkte des Kiefergelenkes und der Tonsillen sind lokale Punkte. Der Punkt der Antidepression, der Entspannung und des Kummers sind übergeordnete **Psychische Punkte.**

Ⓘ **Punkt des Kiefergelenkes**
 ● Affektionen im Bereich des Kiefergelenkes wie Periarthropathie, Kopfschmerzen vom Dentalen Typ etc.

Punkt der Tonsille
 ● Affektionen der Tonsille wie akute Tonsillitis, Angina etc.
 ● Störherd (Chronisch entzündete Tonsillen aber auch Tonsillektomienarbe)

Antidepressionspunkt
 ● Depressive Verstimmung
 ● Chronische Schmerzzustände
 ● Psychisch belastende Situationen (Streß, Prüfungen)

Kummerpunkt
 ● Bei starker Trauer oder Kummer in der Anamnese

Ⓣ **Punkt der Tonsillen/des Kiefergelenkes**
Auf der betroffenen Seite in Gold

Antidepressionspunkt/Entspannungspunkt
Am dominanten Ohr in Gold

Kummerpunkt
Am nicht dominanten Ohr in Gold

1.3.3.10 Punkte des Oberkiefers

Ⓛ Kleine horizontale Zone in der Scapha, ausgehend vom auslaufenden Helixschwanz.

Ⓑ Lokale Punkte

Ⓘ ● Affektionen des Oberkiefers und der Zähne z.b. nach Zahnextraktionen
● Störherd (beherdete Zähne)

Ⓣ Auf der betroffenen Seite in Gold

1.3.3.11 Punkte des Unterkiefers

Ⓛ Etwa in der Verlängerung des auslaufenden Helixschwanzes.

Ⓑ Lokale Punkte

Ⓘ ● Affektionen des Unterkiefers und der Zähne z.b. nach Zahnextraktionen
● Störherd (beherdete Zähne)

1.3.3.12 Areal der ventralen und dorsalen Halsmuskulatur

Ⓛ Die Ausdehnung entspricht dem Bereich der Halswirbelsäule (HWS) auf der Anthelix. Die Punkte liegen in der Scapha zwischen Anthelix und Helixschwanz.

Ⓑ Lokale sensible, d.h. Schmerzpunkte der HWS-Muskulatur

Ⓘ ● Schmerzhafte muskuläre Triggerpunkte bei Migräne und Hinterhauptkopfschmerz
● Schmerzhafte Myogelosen im HWS-Bereich
Beachte: Die beste Wirkung wird erreicht, wenn zusätzlich die muskulären Korrespondenzzonen auf der Rückseite des Ohres in Zangentechnik gestochen werden!

Ⓣ Auf der betroffenen Seite in Gold

Punkte der Scapha

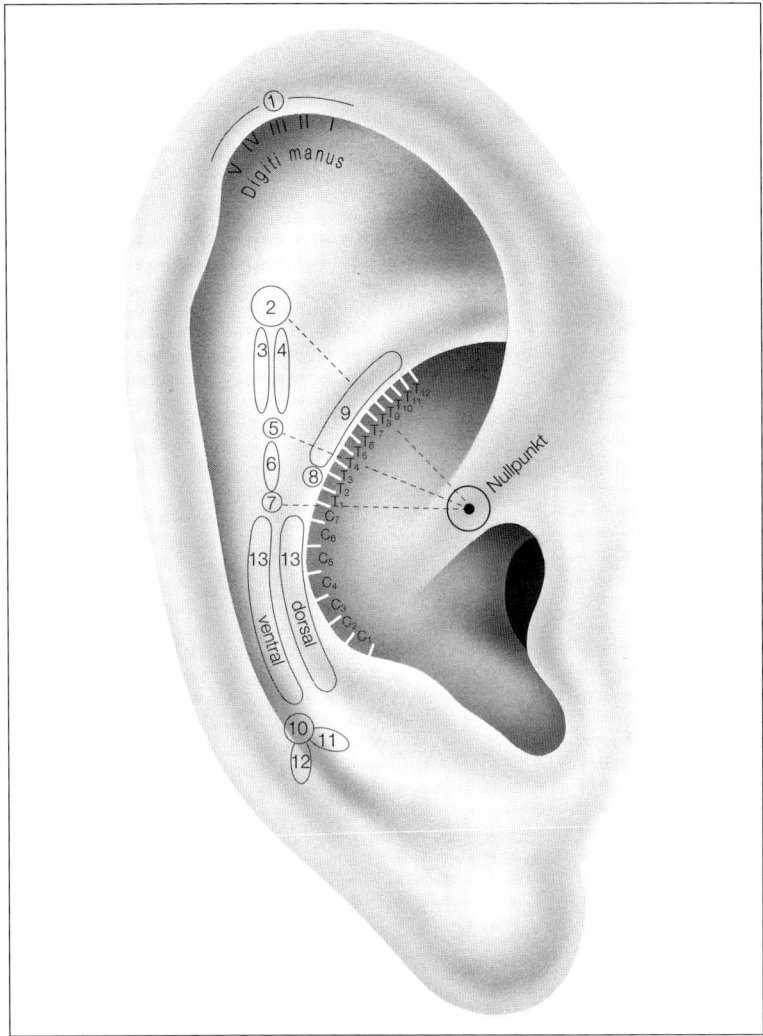

Abb. 8 ① Punkte der Finger(spitzen) ② Punkt des Handgelenkes ③ Lokalisationen der Ullna und ④ des Radius ⑤ Ellenbogen ⑥ Humerus ⑦ Schultergelenk ⑧ Erste Rippe ⑨ Areal des Brustkorbes ⑩ Punkt der Freude, Antidepressionspunkt, Kummerpunkt, Punkt der Tonsille, Punkt des Kiefergelenkes ⑪ Areal des Oberkiefers ⑫ Areal des Unterkiefers ⑬ Areal der ventralen und dorsalen Halsmuskulatur.

1.3.4 Punkte in der Fossa triangularis

In der Fossa triangularis ist die untere Extremität (Hüfte bis Zehen) repräsentiert. Dabei beziehen sich die Projektionszonen der einzelnen Punkte nicht nur auf die knöchernen Strukturen, sondern umfassen auch die zugehörigen Weichteilelemente, die anatomisch in unmittelbarer Nähe verlaufen wie Nerven, Sehnenansätze, Gefäße, Gelenkkapseln, Bänder etc. Das bedeutet z.b. für den Punkt des Hüftgelenkes, daß sich in diesem Areal auch die Sehnenansätze und sensiblen Reflexzonen der Gesäßmuskulatur, der proximale Ischiasnerv, die Sacroiliacalfuge und auch der Punkt der Leiste (wichtig z.b. bei einer Leistenzerrung oder wenn eine Herniotomienarbe ein Störfeld darstellt) projiziert. Die muskulären Korrespondenzzonen der beschriebenen Strukturen finden sich auf der Ohrrückseite genau an der Stelle, an der eine imaginäre Nadel retroaurikulär austreten würde, wenn sie durch den entsprechenden sensiblen Ohrpunkt auf der Ohrvorderseite gestochen würde.

1.3.4.1 Punkt der Hüfte

Ⓛ Am Scheitelpunkt, an dem sich die Anthelix in das Crus superius und Crus inferius aufteilt.

Ⓑ Lokaler Punkt

Ⓘ ● Affektionen des Hüftgelenkes – sei es im Gelenk selbst oder periartikulär im Bereich der Muskel- und Sehnenansätze wie Coxarthrose, Tendinopathien etc.

Ⓣ Auf der betroffenen Seite in Gold

1.3.4.2 Punkt des Kniegelenkes

Ⓛ Im Mittelpunkt der Fossa triangularis

Ⓑ Lokaler Punkt

Ⓘ ● Affektionen im Kniegelenksbereich und im umgebenden Weichteilgewebe wie bei Gonarthrose, Insertionstendinopathien etc.

Ⓣ Auf der betroffenen Seite in Gold

1.3.4.3 Punkt des Sprunggelenkes

Ⓛ Im Schnittpunkt einer imaginären Geraden durch den Hüft- und Kniepunkt mit der Helix. Der Punkt wird von der Helixkrempe fast ganz verdeckt.

Ⓑ Lokaler Punkt

Ⓘ ● Affektionen des Sprunggelenkes wie Arthrose, Distorsionen, Verstauchungen etc.

(T) Auf der betroffenen Seite in Gold

1.3.4.4 Punkt der Ferse

(L) Auf dem Crus inferius am unteren Rand der Fossa triangularis von der Helixkrempe verdeckt (in der Nähe der Lokalisation des Steißbeines).

(B) Lokaler Punkt

(I) ● Affektionen der Ferse wie z.B. Fersensporn

(T) Auf der betroffenen Seite in Gold

1.3.4.5 Areal der Zehen

(L) Halbverdeckt von der Helixkrempe beginnend in der Mitte der Fossa triangularis zwischen dem Crus superius und inferius bis zur Mitte der Ohrkrempe. Der große Zeh grenzt direkt an die Projektionszone des Daumens auf der Scapha.

(B) Lokale Punkte

(I) ● Affektionen der Zehen wie z.B. Arthrose, PcP, Gichtzehe etc.

(T) Auf der betroffenen Seite in Gold

Punkte der Fossa triangularis

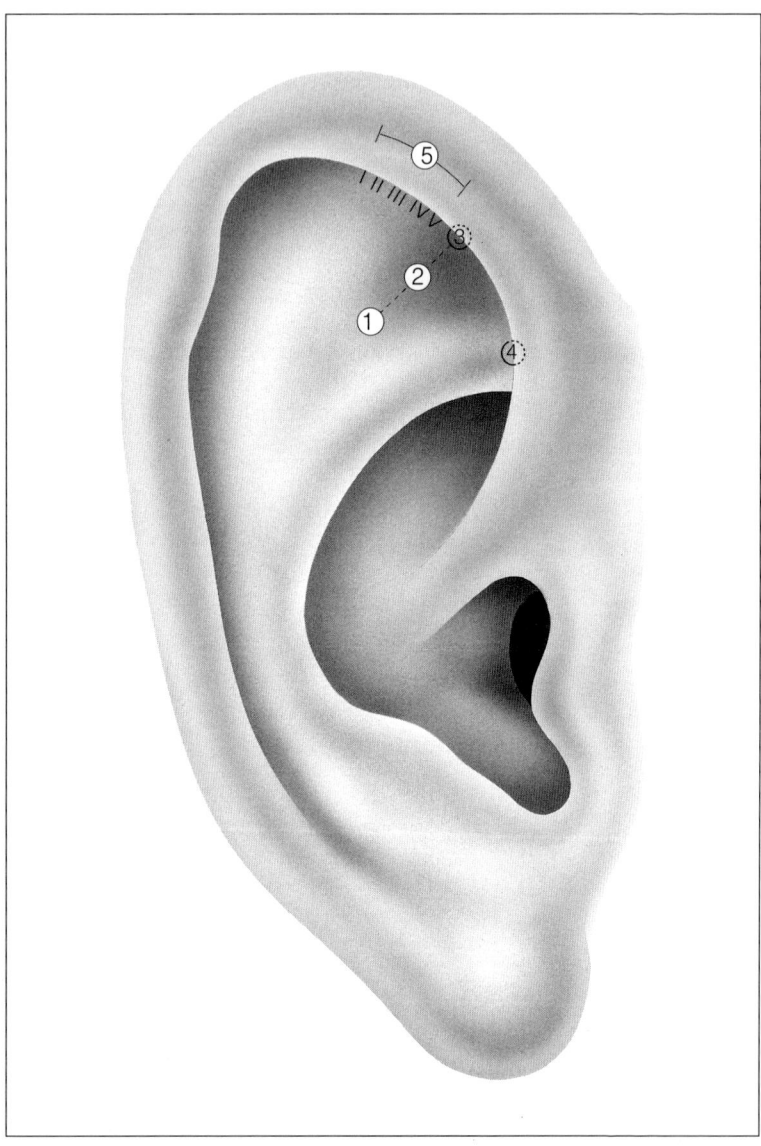

Abb. 9 ① Punkt der Hüfte ② Punkt des Kniegelenkes ③ Punkt des Sprunggelenkes ④ Punkt der Ferse ⑤ Areal der Zehen (Digiti pedis)

1.3.5 Punkte der Anthelix und der Vormauer

Ohrreliefquerschnitt

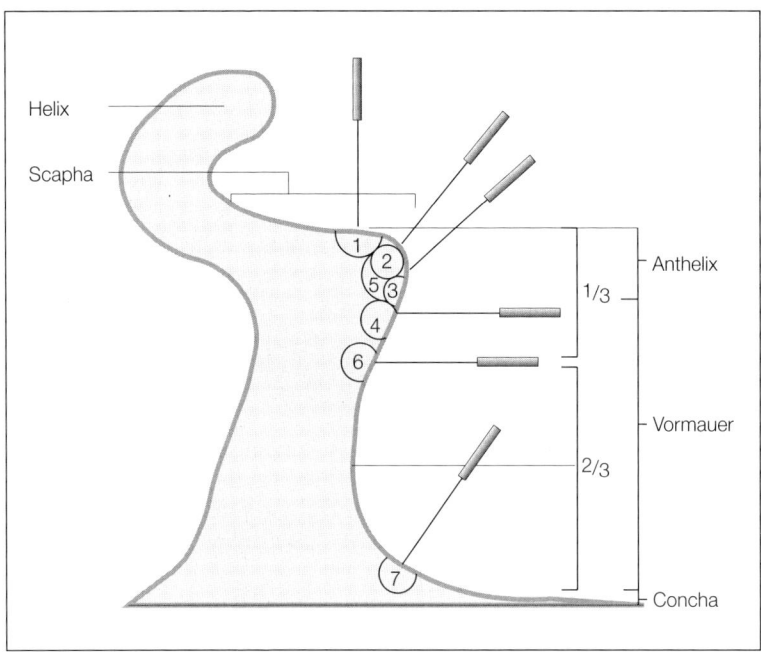

Abb. 10 Punktlokalisationen der Anthelix und Vormauer sowie die Stichrichtung bei der Behandlung
① Ligamente und paravertebrale Muskulatur ② Transversaler Knochenfortsatz ③ Dornfortsatz ④ Bandscheibe ⑤ Wirbelkörper ⑥ Endokrine Drüsen ⑦ Sympathischer Grenzstrang

Auf dem Anthelixwulst finden sich die Strukturen der paravertebralen Muskulatur und Ligamente, der transversalen Knochenfortsätze, der Wirbelkörper, der Dornfortsätze und der Bandscheiben. Betrachtet man die Vormauer weiter hinab in Richtung Concha, so folgen die Korrespondenzzonen der endokrinen Drüsen sowie direkt am Übergang zur Concha der sympathische Grenzstrang.

Bei *Wirbelsäulenbeschwerden* liegt die Ursache meistens in Blockaden der kleinen Wirbelgelenke, die zu muskulärem Hartspann führen. Pathologische Ohrpunkte findet man hierbei oft im Bereich der Ligamente und paravertebralen Muskulatur, in den sich auch die kleinen

Wirbelgelenke projizieren – d.h. auf den Teil der Anthelix, der nahe der Scapha gelegen ist.

Zur Behandlung ist es oftmals notwendig, mehrere Punkte im Segment, entsprechend den verschiedenen Strukturen zu behandeln. Dicht daneben, am Übergang zwischen Vormauer und Concha, projiziert sich der sympathische Grenzstrang (siehe Abbildung), der für die neurovegetativen Störungen wie z.b. Hartspann der autochtonen (unwillkürlichen) Rückenmuskulatur verantwortlich ist und daher mitbehandelt werden muß. Ebenso sollte z.b. bei radikulären Reizungen der zugehörige Punkt im Bereich des Rückenmarkes (Vegetative Rinne) berücksichtigt werden. Genauere Angaben zur Behandlung von Wirbelsäulenbeschwerden sind im Kapitel »Behandlungskonzepte ausgesuchter Krankheitsbilder« aufgeführt.

1.3.5.1 Punkte der Anthelix

A. Zone der Halswirbelsäule (HWS)

Ⓛ Sie beginnt am atlantooccipitalen Übergang (C0/1) und erstreckt sich bis zur Furche in der Anthelix (Punkt auffindbar mit dem Steigbügeltaster!) in etwa auf Höhe der Helixwurzel. Entsprechend den sieben Halswirbelkörpern läßt sich dieser Bereich in sieben gleiche Segmente einteilen.

Ⓑ Lokale Punkte

Ⓘ • Affektionen der HWS wie Cervikales Syndrom, Cervikale Migräne etc.

> Oft finden sich pathologische Punkte an den Wirbelsäulenübergängen als Hinweis für Blockaden oder Gegenblockaden. Immer auch die restliche Wirbelsäule beidseits auf weitere Blockaden oder Gegenblockaden absuchen!

Ⓣ Auf der betroffenen Seite in Gold

B. Zone der Brustwirbelsäule (BWS)

Ⓛ Im Anschluß an die HWS folgt nach oben (kranial) die Zone der BWS. Sie endet mit einer Knorpelkerbe (Punkt auffindbar mit dem Steigbügeltaster!) in etwa dort, wo sich die Anthelix in ihre zwei Schenkel Crus superior und inferior aufgabelt. Streng segmental liegen im Bereich der BWS die Korrespondenzpunkte der 12 Wirbelkörper und der zugehörigen Weichteile.

Ⓑ Lokale Punkte

Ⓘ ● Affektionen der BWS wie z.b. bei einem Morbus Scheuermann, einem Morbus Bechterew etc.

Oft finden sich pathologische Punkte an den Wirbelsäulenübergängen als Hinweis für Blockaden oder Gegenblockaden. Immer auch die restliche Wirbelsäule beidseits auf weitere Blockaden oder Gegenblockaden absuchen!

Ⓣ Auf der betroffenen Seite in Gold

C. Zone der Lendenwirbelsäule (LWS)

Ⓛ An der oberen Anthelix projiziert sich im Anschluß an die Punkte der BWS die Lendenwirbelsäule. Die Lokalisation von L5 wird knapp vom aufsteigenden Helixast verdeckt.

Ⓑ Lokale Punkte

Ⓘ ● Affektionen der LWS wie z.b. Lumbago, Ischialgie etc.

Oft finden sich pathologische Punkte an den Wirbelsäulenübergängen als Hinweis für Blockaden oder Gegenblockaden. Immer auch die restliche Wirbelsäule beidseits auf weitere Blockaden oder Gegenblockaden absuchen!

Ⓣ Auf der betroffenen Seite in Gold

D. Zone der sakralen Wirbelsäule (Os sacrum)

Ⓛ Kurzstreckige Zone im Anschluß an die Projektion der LWS, von der Helix verdeckt.

Ⓑ Lokale Punkte

Ⓘ ● Affektionen der sakralen Wirbelsäule, d.h. des Os sacrum wie Sakralgie, Lumbosakralgie etc.

Oft finden sich pathologische Punkte an den Wirbelsäulenübergängen als Hinweise für Blockaden oder Gegenblockaden. Immer auch die restliche Wirbelsäule beidseits auf weitere Blockaden oder Gegenblockaden absuchen!

Ⓣ Auf der betroffenen Seite in Gold

E. Punkt des Os coccygis – Hämorrhoidenpunkt

Ⓛ Am Ende des unteren Schenkels der Anthelix, von der Helix verdeckt.

Ⓑ Lokaler Punkt

Die beiden Lokalisationen des **Os coccygis** und der Hämorrhoiden liegen so nahe beieinander, daß sie nicht voneinander abgrenzbar sind.

Ⓘ ● Affektionen des Os coccygis wie Kokzygodynie, Lumbosakralgie etc.

● Hämorrhoidalbeschwerden

Ⓣ Am dominanten Ohr in Gold

Punkte der Anthelix

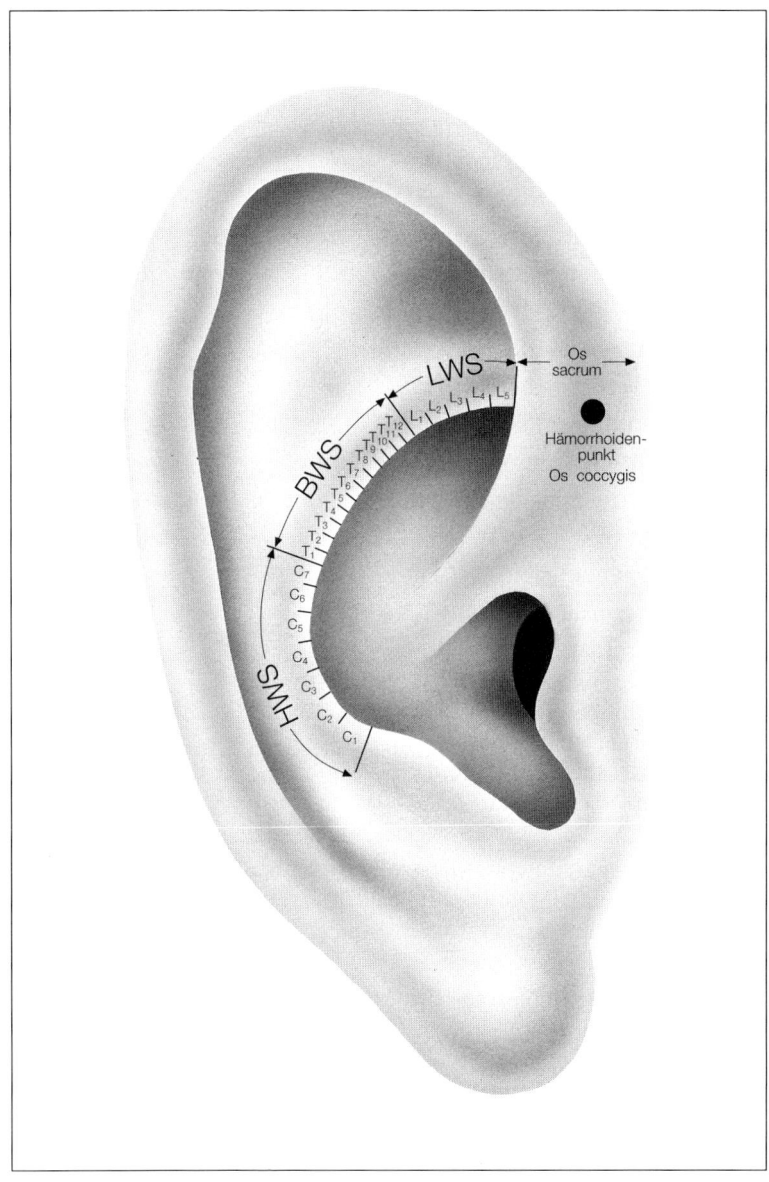

Abb. 11   HWS – BWS – LWS – Os sacrum, Os coccygis/Hämorrhoidenpunkt

1.3.5.2 Punkte der Vormauer

Teilt man die Höhe der Vormauer in drei gleiche Teile, so finden sich auf 2/3 Höhe die **endokrinen Drüsen** (siehe Abb. 10: Ohrreliefquerschnitt S. 53).

A. Punkt der endokrinen Nebenschilddrüse

Ⓛ In der Vormauer auf Höhe C6

Ⓑ Übergeordneter Punkt

Ⓘ ● Funktionsstörungen der Nebenschilddrüsen

Ⓣ Am nicht dominanten Ohr in Gold zur Funktionsanregung, in Silber zur Funktionsdämpfung

B. Punkt der endokrinen Schilddrüse

Ⓛ In der Vormauer auf Höhe C7

Ⓑ Übergeordneter Punkt

Ⓘ ● Funktionsstörungen der Schilddrüse

Ⓣ Am nicht dominanten Ohr in Gold zur Funktionsanregung, in Silber zur Funktionsdämpfung.

C. Thymuspunkt

Ⓛ In der Vormauer auf Höhe T2–4

Ⓑ Übergeordneter Punkt
Kardinalpunkt

Ⓘ ● Allgemeine Antistörfeldwirkung, d.h. bei Störherden indiziert
● Allergiebehandlung
● Im Rahmen der Immunachse

Ⓣ Am nicht dominanten Ohr in Gold

Den Thymuspunkt **immer als letztes einer Akupunktursitzung stechen,** da nach seiner Behandlung die lokalen (Schmerz-)Punkte oft nicht mehr nachweisbar sind.

D. Punkt des endokrinen Pankreas

Ⓛ In der Vormauer auf Höhe T12

Ⓑ Übergeordneter Punkt

Ⓘ ● Zur Stabilisation einer diabetogenen Stoffwechsellage, z.B. bei schwer einstellbarem Diabetes Mellitus

Ⓣ Am nicht dominanten Ohr in Gold

E. Punkt der endokrinen Nebennierenrinde

Ⓛ In der Vormauer auf Höhe T12/L1

Ⓑ Übergeordneter Punkt

Ⓘ ● Medikamenten vergleichbarer Punkt (Substanz: Cortisol)
  ● Im Rahmen der Allergieachse

Ⓣ Am nicht dominanten Ohr in Gold zur Funktionsanregung, in Silber zur Funktionsdämpfung.
  Im Rahmen der Allergieachse am dominanten Ohr in Gold.

Punkte der Vormauer (Endokrine Drüsen)

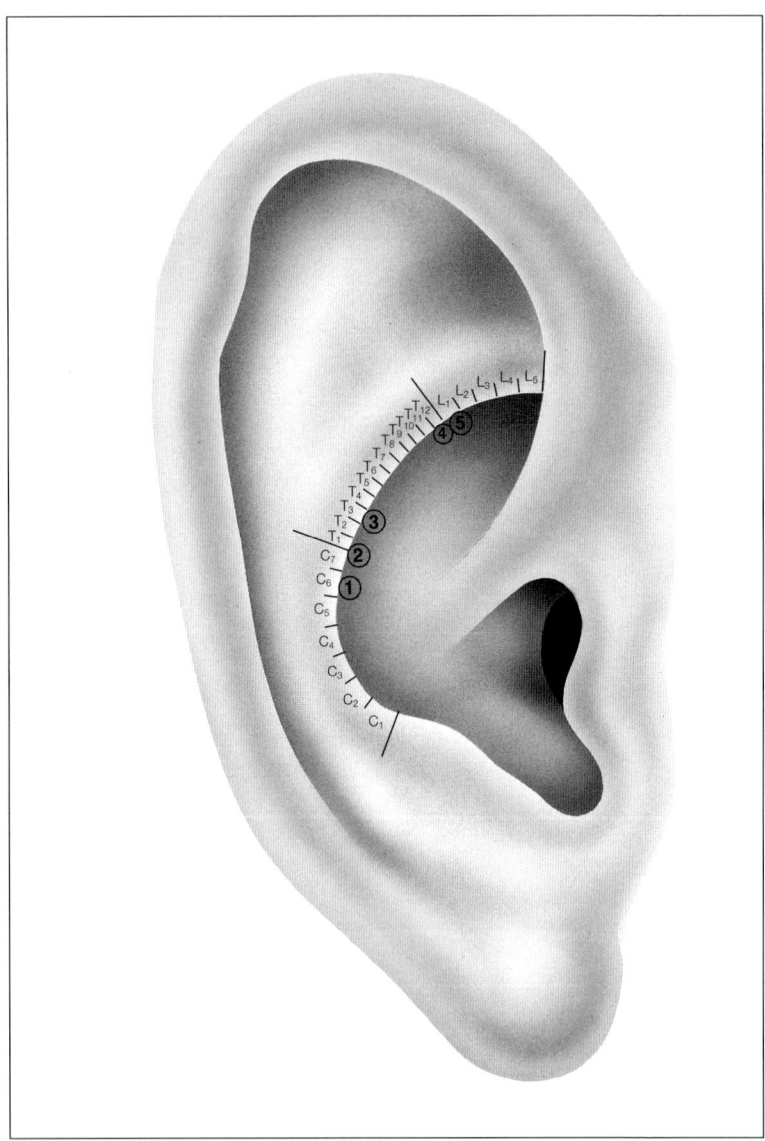

Abb. 12 ① Punkt der endokrinen Nebenschilddrüse ② Punkt der endokrinen Schilddrüse ③ Thymuspunkt ④ Punkt des endokrinen Pankreas ⑤ Punkt der endokrinen Nebenniere.

1.3.6 Punkte auf dem Lobulus

1.3.6.1 Aggressionspunkt

(L) In der Nähe der Anwachsungsstelle des Ohrläppchens ca. 2–3 mm unterhalb der Incisura intertragica.

(B) Übergeordneter Punkt
Psychischer Punkt

(I) • Wenn Aggressionen bei der Erkrankung eine Rolle spielen
• Wichtiger Punkt bei allen Suchtprogrammen; im Rahmen der Suchtachse

(T)

> **Immer in Silber** am dominanten Ohr! Um unerwünschte Wirkungen zu vermeiden, **nur in Silber, niemals in Gold** behandeln.

1.3.6.2 Punkt der Eifersucht

(L) Direkt vor dem Aggressionspunkt

(B) Übergeordneter Punkt
Psychischer Punkt

(I) • Wenn Eifersucht bei der Erkrankung eine bedeutende Rolle spielt

(T) Am dominanten Ohr in Silber

1.3.6.3 Punkt der Nasennebenhöhlen (Schleimhaut)

(L) In etwa in der Mitte der Anwachsungsstelle des Ohrläppchens an die Gesichtshaut.

(B) Lokaler Punkt. In diesem Areal repräsentiert sich die Schleimhaut der Stirnhöhle, der Siebbeinzellen, der Keilbein- und Kieferhöhle.

(I) • Affektionen der Nasennebenhöhlen wie z.B. Sinusitis etc.
• Störherd

(T) Auf der betroffenen Seite in Gold

> **Anmerkung:** Wenn im Nasen- bzw. Nasennebenhöhlenbereich Störherde auftreten, sind diese meistens in der Projektionszone der Schleimhaut und nur selten im Bereich des Knochens (siehe Punkte des Antitragus) nachweisbar!

1.3.6.4 Punkt der Nase

Ⓛ Knapp unterhalb des Bereiches der Nasennebenhöhlen.

Ⓑ Lokaler Punkt

Ⓘ • Affektionen der Nasenschleimhaut z.B. bei Schnupfen, Heuschnupfen etc.

Ⓣ Auf der betroffenen Seite in Gold

1.3.6.5 Punkt der Angst und Sorge

Ⓛ Direkt an der Anwachsungsstelle des Ohrläppchens an die Gesichtshaut.

Ⓑ Übergeordneter Punkt
Psychischer Punkt: Am *dominanten Ohr* gestochen in der Eigenschaft als *Angstpunkt,* am *nicht dominanten Ohr* gestochen in der Eigenschaft als *Sorgepunkt.*

Ⓘ • Angst, Prüfungsangst, wenn Sorge oder Angst bei der Entstehung der Krankheit eine bedeutende Rolle spielen

   • Im Rahmen der Organkoppelung Angst – Milz, Sorge – Galle

Ⓣ Am *dominanten Ohr in Silber für den Angstpunkt.*
Am *nicht dominanten Ohr in Silber für den Sorgepunkt.*

1.3.6.6 Omegahauptpunkt

Ⓛ Einige Millimeter von der unteren Anwachsungsstelle des Ohrläppchens an die Gesichtshaut nach hinten versetzt.

Ⓑ Übergeordneter Punkt
Psychischer Punkt
Medikamenten vergleichbarer Punkt (Substanz: Lexotanil)

Ⓘ • Wichtigster Punkt der Omegaachse – psychisch tiefgehender Punkt; steht im Zusammenhang mit der Persönlichkeit des Patienten und seiner intellektuellen Entfaltung, d.h. der Beziehung zu sich selbst. Die Behandlung dieses Punktes führt zur psychischen Tiefenentspannung.

   • Psychosomatische Krankheiten

   • Im Rahmen der Omegaachse

Ⓣ Am dominanten Ohr in Gold

1.3.6.7 Analgesiepunkt

Ⓛ Zwischen Omegahauptpunkt und Angstpunkt

Ⓑ Übergeordneter Punkt
Analgetisch wirksamer Punkt

Medikamenten vergleichbarer Punkt (Substanz: Valoron [zusammen mit dem Thalamuspunkt])

(I) • Symptomatische Schmerztherapie

(T) Am dominanten Ohr in Silber

1.3.6.8 Augenpunkt

(L) Denkt man sich das Ohrläppchen (Lobulus) als Kreis, so bildet der Augenpunkt das Zentrum. Typische Lokalisation, an der das Ohr für Ohrringe durchstochen wird!

(B) Lokaler Punkt

(I) • Affektionen des Auges wie z.b. Glaukom, (allergische) Konjunktivitis etc.

(T) Auf der betroffenen Seite in Gold

1.3.6.9 Sensorische Linie der Töne

(L) In etwa dort, wo man sich die Basis des Antitragus denken würde.

(B) Lokaler Punkt
Der dorsale (hintere) Teil entspricht den tiefen, der ventrale (vordere) Teil den hohen Tönen.

(I) • Affektionen des Innenohres, wie z.b. Schwerhörigkeit, vestibulärer Schwindel etc.

(T) Auf der betroffenen Seite in Gold

1.3.6.10 Bereich des Nervus trigeminus

(L) Am unteren Ohrläppchenrand. Das Areal wird in seiner Ausdehnung in etwa durch zwei imaginäre Geraden begrenzt, die vom Nullpunkt durch die beiden Antitraguskerben verlaufen.

(B) Lokale Punkte

(I) • Trigeminusneuralgie – hier können mehrere pathologische Punkte erscheinen

(T) Auf der betroffenen Seite in Gold

1.3.6.11 Bereich der Zunge

(L) Größeres Areal, das sich in etwa ab dem auslaufenden Helixschwanz zwischen der Projektion des Ober- und Unterkiefers senkrecht nach unten bis auf die Ohrrückseite erstreckt. Auf der Ohrvorderseite sind die sensiblen und sensorischen Geschmacksrezeptoren repräsentiert (daher das große Areal), die Ohrrückseite entspricht dem motorischen Anteil der Zunge

Ⓑ Lokaler Punkt

Ⓘ ● Affektionen der Zunge wie Zungenbrennen, Geschmacksstörungen, Eßluststeigerung etc.

Ⓣ Auf der betroffenen Seite in Gold

Punkte auf dem Lobulus

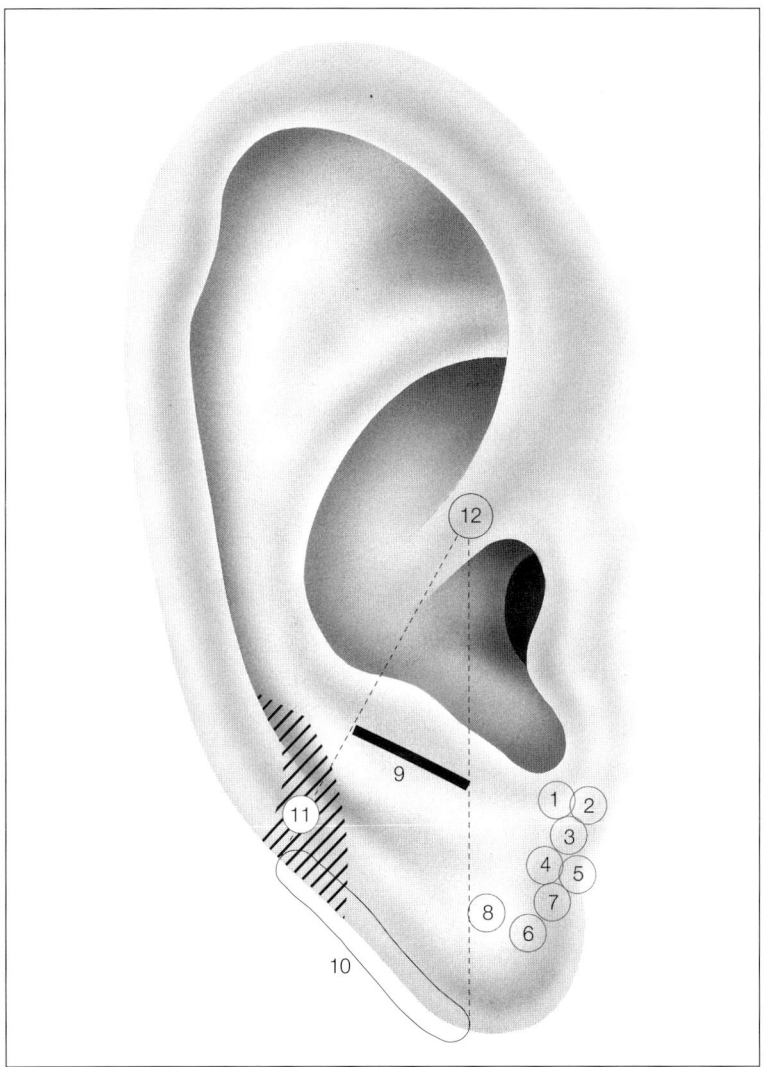

Abb. 13 ① Aggressionspunkt ② Eifersuchtspunkt ③ Punkt der Nasennebenhöhlen (Schleimhaut) ④ Punkt der Nase ⑤ Punkt der Angst/der Sorge ⑥ Omegahauptpunkt ⑦ Analgesiepunkt ⑧ Augenpunkt ⑨ Sensorische Linie der Töne ⑩ Bereich des Nervus trigeminus ⑪ Bereich der Zunge ⑫ Nullpunkt

1.3.7 Punkte des Tragus

1.3.7.1 Interferonpunkt

(L) Exakt in der Einkerbung, die zwischen dem nach oben endenden Tragus und dem aufsteigenden Helixast entsteht (sogenannte Incisura intertragica).

(B) Übergeordneter Punkt
Kardinalpunkt

(I) ● Antiinfektiöse Wirkung bei allen viralen und bakteriellen Erkrankungen wie z.b. einer Erkältung, einem akuten Herpes Zoster etc.

● Im Rahmen der Immunachse

(T) Am nicht dominanten Ohr in Gold

1.3.7.2 Frustrationspunkt

(L) In der Mitte der Mulde, die von der aufsteigenden Helix, dem oberen Ende des Tragus und der Anwachsungslinie des Ohres an die Gesichtshaut gebildet wird.

(B) Übergeordneter Punkt
Psychischer Punkt

(I) ● Wenn Frustrationsgefühle bei der Krankheit eine bedeutende Rolle spielen

● Wichtiger Punkt bei allen Suchtprogrammen

(T) Am nicht dominanten Ohr in Gold

1.3.7.3 Valiumpunkt

(L) Teilt man den Tragus in Gedanken in 2 Hälften, so liegt der Valiumpunkt im oberen Drittel der unteren Hälfte.

(B) Übergeordneter Punkt
Psychischer Punkt
Kardinalpunkt

(I) ● Medikamenten vergleichbarer Punkt (Substanz: Valium), d.h. er besitzt sedierende, angstlösende (anxiolytische) und muskelentspannende (muskelrelaxierende) Eigenschaften

● Bei Muskelverspannungen, Angstzuständen, Prüfungsangst, Schlafstörungen, nach Schreck etc.

(T) Am nicht dominanten Ohr in Gold

1.3.7.4 Nikotinpunkt

(L) Im mittleren Drittel einer gedachten Dreiteilung der unteren Tragushälfte.

(B) Übergeordneter Punkt
(I) • Raucherentwöhnung
(T) Am nicht dominanten Ohr in Gold

1.3.7.5 Epiphysenpunkt

(L) Im unteren Drittel einer gedachten Dreiteilung der unteren Tragus-hälfte.
(B) Übergeordneter Punkt
Psychischer Punkt
Kardinalpunkt
(I) • Der Epiphysenpunkt steht in engem Zusammenhang mit dem Vigilanzsystem des Körpers, d.h. der Steuerung des Wach-Schlafzustandes – deshalb ist er ein *»Meisterpunkt«* bei allen Schlafstörungen, vor allem bei Einschlafproblemen
• Hyperemotionen
(T) Am nicht dominanten Ohr in Gold

1.3.7.6 Punkt des Nervus statoakustikus (Gehörnerv)

(L) Direkt auf der Traguskante in der Tragusmitte.
(B) Lokaler Punkt
(I) • Affektionen des Gehörnerves wie Entzündungen, Schwerhörig-keit etc.
(T) Auf der betroffenen Seite in Gold

> **Beachte:** Die Punktsuche sowie die Stichrichtung der Akupunkturna-del erfolgt tangential zum Ohr!

1.3.7.7 Schlundpunkt (Rhinopharynx)

(L) Verdeckte Lokalisation am oberen Ende des Tragus direkt unter-halb des Interferonpunktes im Wall, der durch die aufsteigende Helix, durch das obere Dach des Gehörganges und der Tragusrück-seite gebildet wird.
(B) Lokaler Punkt
(I) • Suchtprogramme – besonders bei Eß- und Nikotinsucht
• Affektionen des Schlundbereiches wie Halsschmerzen etc.
(T) Auf der betroffenen Seite in Gold

Punkte auf dem Tragus

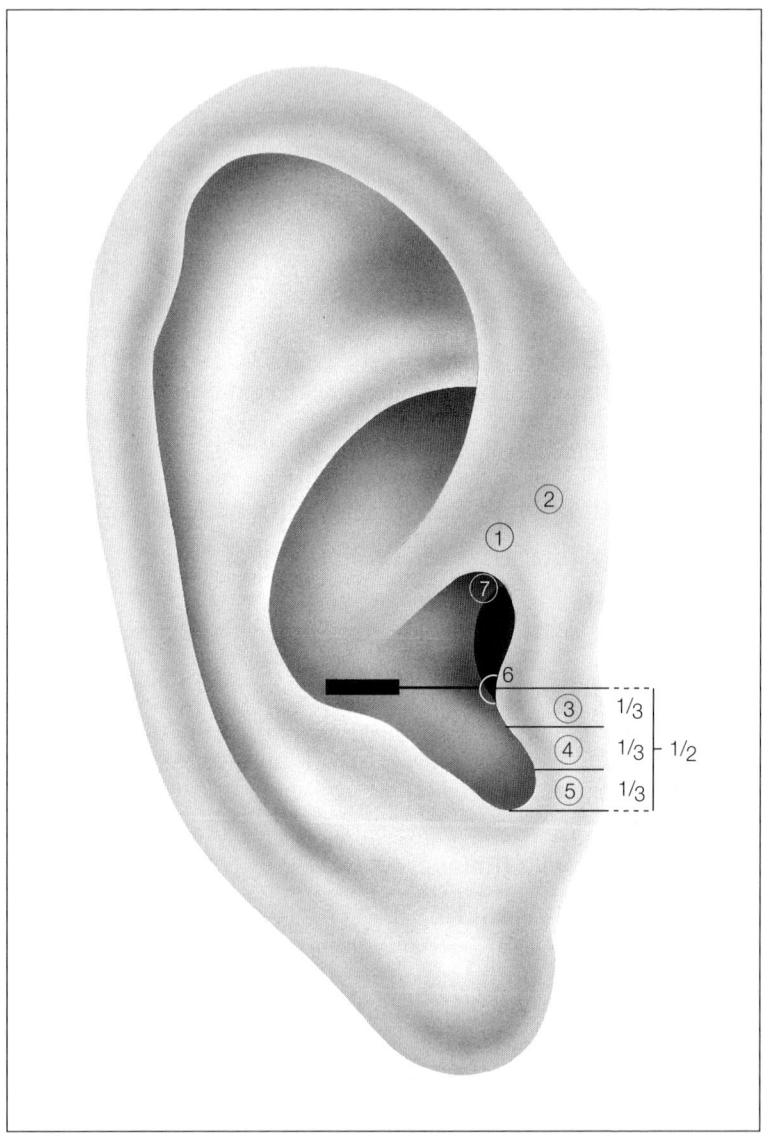

Abb. 14 ① Interferonpunkt ② Frustrationspunkt ③ Valiumpunkt ④ Nikotinpunkt ⑤ Epiphysenpunkt ⑥ Nervus statoakustikus ⑦ Schlundpunkt

1.3.8 Punkte auf dem Antitragus

1.3.8.1 Okzipitalregion des Schädels

(L) Im hinteren Drittel auf dem Antitragus.

(B) Lokale Punkte

(I) ● Affektionen im Okzipitalbereich

(T) Auf der betroffenen Seite in Gold

1.3.8.2 Temporoparietalregion des Schädels

(L) Im mittleren Drittel auf dem Antitragus.

(B) Lokale Punkte

(I) ● Affektionen im Temporoparietalbereich

(T) Auf der betroffenen Seite in Gold

1.3.8.3 Frontalregion des Schädels

(L) Im vorderen Drittel auf dem Antitragus.

(B) Lokale Punkte

(I) ● Affektionen im Frontalbereich des Schädels

(T) Auf der betroffenen Seite in Gold

1.3.8.4 Sinus maxillaris (Kieferhöhle)

(L) An der Basis des Antitragus zwischen den Projektionszonen der Okzipitalregion des Schädels und des Oberkiefers.

(B) Lokale Punkte

(I) ● Affektionen im knöchernen Bereich der Siebbeinzellen
   ● Störherd

(T) Auf der betroffenen Seite in Gold

1.3.8.5 Sinus sphenoidales (Siebbeinzellen)

(L) An der Basis des Antitragus knapp unterhalb des Übergangs zwischen Temporoparietal- und Frontalregion des Schädels.

(B) Lokale Punkte

(I) ● Affektionen im knöchernen Bereich der Siebbeinzellen
   ● Störherd

(T) Auf der betroffenen Seite in Gold

69

1.3.8.6 Sinus frontalis (Stirnhöhle)

(L) Knapp unterhalb des Übergangs vom Antitragus zur Incisura intertragica.

(B) Lokaler Punkt

(I) ● Affektionen im Bereich der Stirnhöhlen wie z.b. akute oder chronische Infektionen etc.

● Störherd

(T) Auf der betroffenen Seite in Gold

Punkte auf dem Antitragus

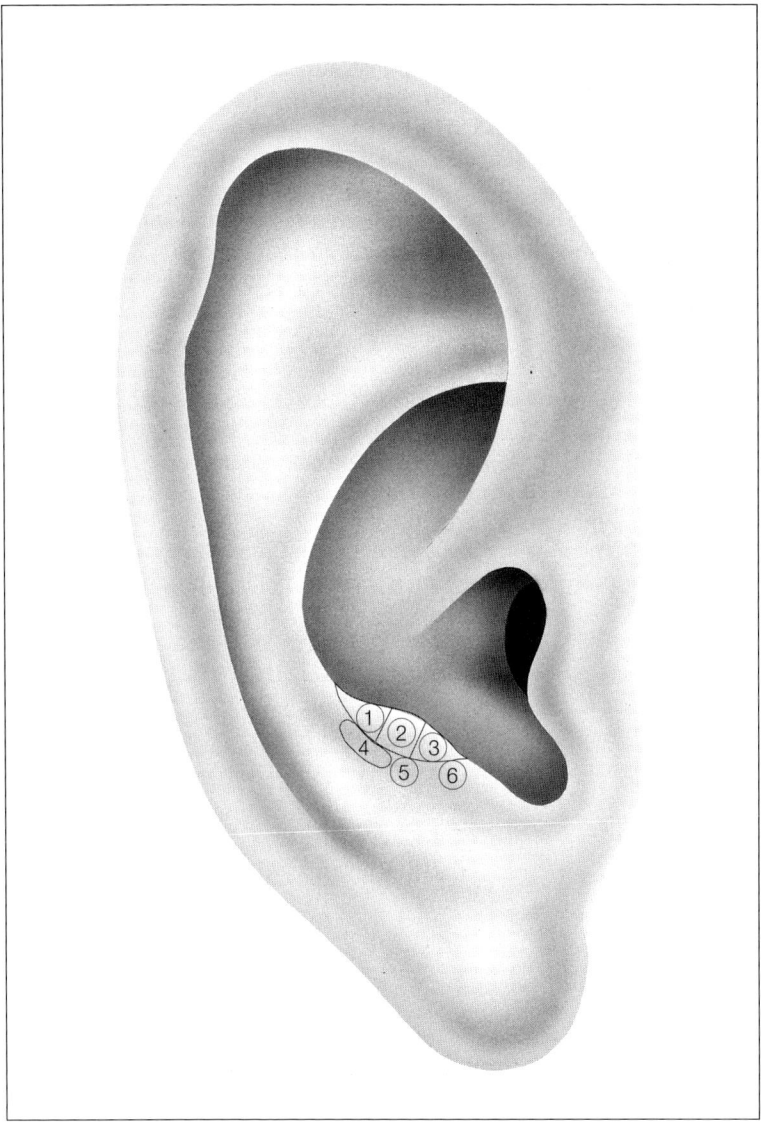

Abb. 15 ① Okzipitalregion ② Temporoparietalregion ③ Frontalregion
④ Sinus maxillaris (Kieferhöhle) ⑤ Sinus sphenoidales (Siebbeinzellen)
⑥ Sinus frontalis (Stirnhöhle)

Punkte auf der Rückseite des Antitragus

1.3.8.7 Thalamuspunkt

(L) Beim Umklappen des Tragus nach außen blickt man auf ein gleichseitiges Dreieck, dessen Spitze in die Concha reicht. Der Thalamuspunkt entspricht der Spitze des Dreiecks und liegt unmittelbar am Übergang in die Concha.

(B) Übergeordneter Punkt
Hauptschmerzpunkt – diese Beobachtung steht im Einklang mit den neuroanatomischen Erkenntnissen, nach denen der Thalamus die wichtigste Zwischenstation für alle peripheren Schmerzsignale ist, in der diese Informationen qualitativ verarbeitet und von dort an die Großhirnrinde weitergeleitet werden.

(I) ● Analgetischer Hauptpunkt
● Medikamenten vergleichbarer Punkt (Substanz: Novalgin)
● Adjuvanter Punkt bei allen Schmerzzuständen gleich welcher Ursache, d.h. Arthrose, Phantomschmerz etc.

● Blutdruckregulierender Punkt

(T) Auf der dominanten Seite in Gold
Dies gilt auch für die Hypertoniebehandlung. Bei einer Hypotonie dagegen dreht sich das Nadelmetall um, d.h. am dominanten Ohr in Silber.

Punkte auf der Rückseite des Antitragus

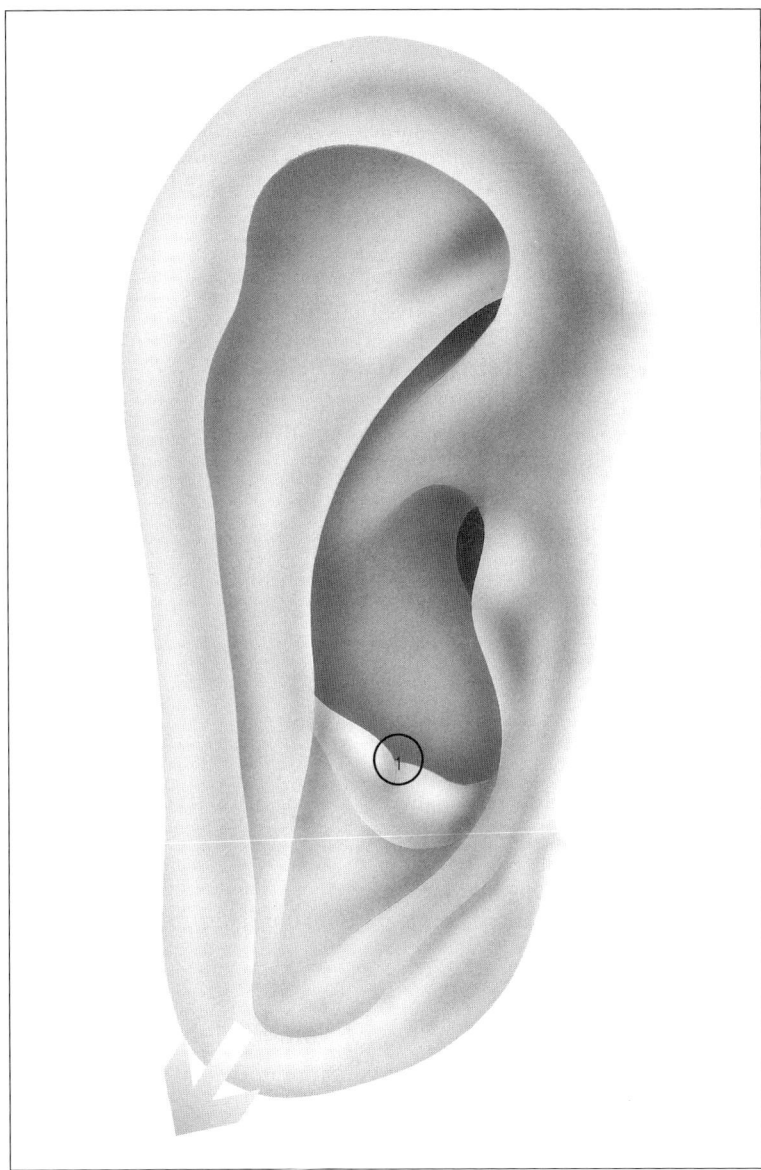

Abb. 16 ① Thalamuspunkt

1.3.9 Punkte der Incisura intertragica

1.3.9.1 Gonadotropinpunkt

Ⓛ In der Incisura intertragica direkt am Übergang zum Antitragus.

Ⓑ Übergeordneter Punkt

Ⓘ • Störungen der Genitalfunktion beim Mann und der Frau: Dysmenorrhoe, Amenorrhoe, Sterilität, Klimakterische Beschwerden etc.

• Im Rahmen der Hormonellen Achse

Ⓣ Am dominanten Ohr in Gold zur Funktionsanregung z.b. im Klimakterium, in Silber zur Funktionsdämpfung.

1.3.9.2 Thyreotroper Hormonpunkt (TSH-Punkt)

Ⓛ Zwischen Gonadotropin- und ACTH-Punkt.

Ⓑ Übergeordneter Punkt

Ⓘ • Störungen der Schilddrüsenfunktion

Ⓣ Am dominanten Ohr in Gold bei einer Hypothyreose zur Funktionsanregung, in Silber am dominanten Ohr bei einer Hyperthyreose zur Dämpfung der Funktion.

1.3.9.3 ACTH-Punkt

Ⓛ Am vorderen Ansatz der Incisura intertragica.

Ⓑ Übergeordneter Punkt

Ⓘ • Medikamenten vergleichbarer Punkt (Substanz: Cortisol), d.h. bei Allergien, Erkrankungen des rheumatischen Formenkreises etc.

• Im Rahmen der Allergieachse

Ⓣ Am dominanten Ohr in Gold zur Funktionsanregung, in Silber zur Funktionsdämpfung.

1.3.9.4 Prolaktinpunkt

Ⓛ Direkt im Winkel am Übergang zwischen der Incisura intertragica und dem Tragus.

Ⓑ Übergeordneter Punkt

Ⓘ • Funktioneller Hyper- oder Hypoprolaktinismus
• Sterilität bei Kinderwunsch

- Laktationsschwäche

(T) Zur Anregung z.B. bei Laktationsschwäche am dominanten Ohr in Gold. Zur Abschwächung der Wirkung z.B. bei Sterilität am dominanten Ohr in Silber.

Punkte der Incisura intertragica

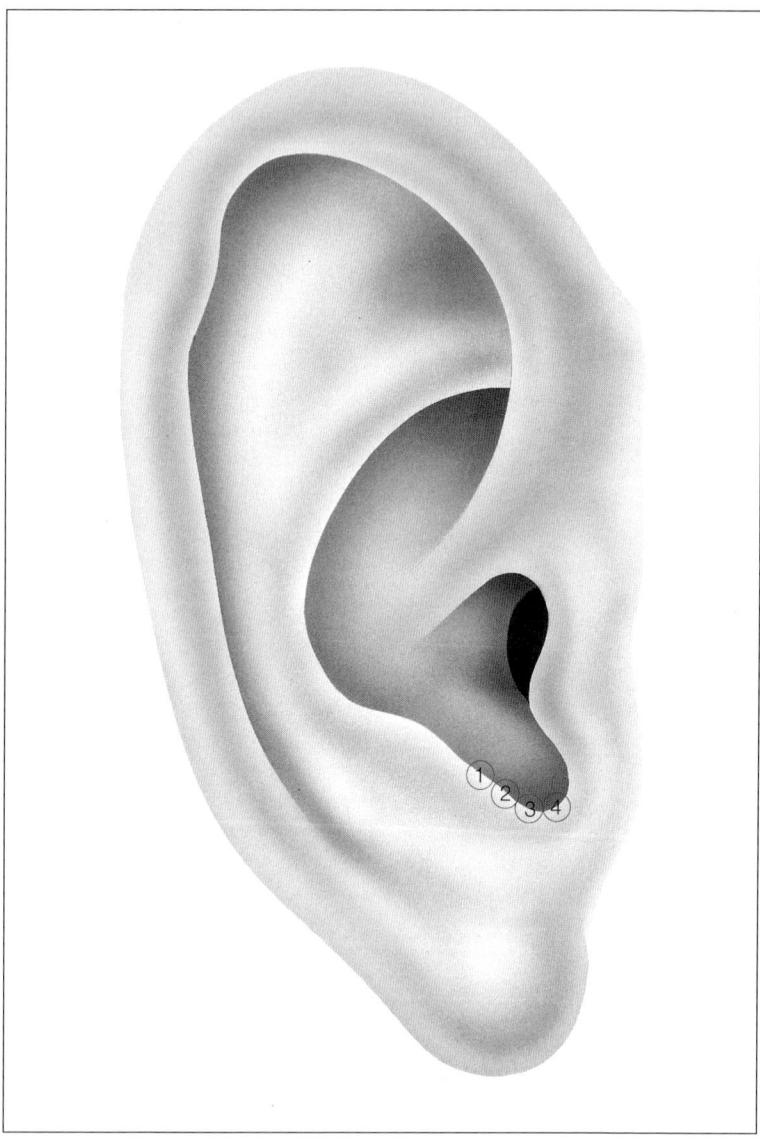

Abb. 17 ① Gonadotropinpunkt ② Thyreotroper Hormonpunkt (TSH-Punkt)
③ ACTH-Punkt, ④ Prolaktinpunkt

1.3.10 Punkte im Cavum conchae

1.3.10.1 Organlokalisationen im Cavum conchae

A. Punkt der Lunge

Ⓛ Die Korrespondenzzone der Lunge entspricht einem größeren Areal in der Hemiconcha inferior.

Ⓑ Lokaler Punkt bei Lungenaffektionen
Übergeordneter Punkt/Kardinalpunkt

Ⓘ ● Affektionen der Lunge wie Asthma, COPD, Bronchitis etc.

● Im Rahmen der Organkoppelung zusammen mit dem Antidepressionspunkt

Ⓣ Bei einer einseitigen Lungenerkrankung: Auf der betroffenen Seite in Gold.
Bei generalisierten, d.h. auf beide Seiten ausgedehnte Lungenerkrankungen oder als übergeordneter Punkt/Kardinalpunkt: Am dominanten Ohr in Gold.

B. Punkt der Trachea/des Larynx

Ⓛ Zwischen dem Areal der Lunge und dem des unteren Gehörgangrandes – direkt am Beginn des Gehörganges befindet sich der Punkt des Larynx.

Ⓑ Lokaler Punkt

Ⓘ ● Affektionen des oberen respiratorischen Systems wie grippaler Infekt, Reizhusten, Bronchitis etc.

Ⓣ Am dominanten Ohr in Gold

C. Areal der Leber

Ⓛ Als bandförmiges Areal zwischen der Magenzone und der Anthelix (Bereich HWS) am rechten Ohr. Links ist nur ein unbedeutender Anteil repräsentiert.

Ⓑ Lokaler Punkt

Ⓘ ● Affektionen der Leber wie Leberverfettung, Leberzirrhose, Migräne vom Leber-Galle-Typ etc.

Ⓣ Zur Anregung der Funktion in Gold.

> Immer rechts – unabhängig von der Lateralität!

D. Magenzone

Ⓛ Die Zone des Magens windet sich schlauchförmig um die Helixwurzel. Der Hauptpunkt liegt im Einklang mit den anatomischen und funktionellen Verhältnissen *links*.

Ⓑ Lokaler Punkt
Ⓘ ● Affektionen des Magens wie Gastritis, Ulcus etc.
Ⓣ Bei Gastritis oder Ulcus in Gold.

Immer links – unabhängig von der Lateralität!

E. Oesophaguspunkt

Ⓛ Zwischen der Magenzone und dem Schlundpunkt entlang des unteren Randes der aufsteigenden Helix.
Ⓑ Lokaler Punkt
Ⓘ ● Affektionen der Speiseröhre wie Schmerzen, Spasmen etc.
Ⓣ Am dominanten Ohr in Gold

F. Schlundpunkt (Rhinopharynx)

Ⓛ Verdeckte Lokalisation am oberen Ende des Tragus direkt unterhalb des Interferonpunktes im Wall, der durch die aufsteigende Helix, durch das obere Dach des Gehörganges und der Tragusrückseite gebildet wird.
Ⓑ Lokaler Punkt
Ⓘ ● Suchtprogramme – besonders bei Eß- und Nikotinsucht
● Affektionen des Schlundbereiches wie Halsschmerzen etc.
Ⓣ Auf der betroffenen Seite in Gold

G. Punkt der Gallenblase

Ⓛ Teilt man das Cavum conchae superior im Bereich von der aufsteigenden Anthelix in drei gleiche Teile, so liegt der Punkt der Galle am Übergang im mittleren Drittel am *rechten* Ohr.
Ⓑ Lokaler Punkt
Ⓘ ● Affektionen der Galle und Gallenwege wie Gallenkolik, Gallenwegsdyskinesie, Cholezystopathie etc.
● Im Rahmen der Organkoppelung zusammen mit dem Sorgepunkt
Ⓣ Zur Funktionsanregung aber auch bei Koliken in Gold.

Immer rechts – unabhängig von der Lateralität!

H. Punkt des Pankreas – der Milz

Ⓛ Teilt man das Cavum conchae superior im Bereich von der aufsteigenden Anthelix in drei gleiche Teile, so liegt der Punkt Milz/Pankreas zwischen vorderem und mittlerem Drittel. Hierbei entspricht der Punkt am **rechten Ohr** dem **Pankreas,** die Lokalisation **links** der **Milz.**

(B) Lokaler Punkt

(I) ● Erkrankungen der Milz oder des Pankreasparenchyms (Pankreopathien).

● Milzpunkt im Rahmen der Organkoppelung zusammen mit dem Punkt der Angst.

(T)

Pankreaspunkt immer rechts in Gold unabhängig von der Lateralität
Milzpunkt immer links in Gold unabhängig von der Lateralität.

I. Punkt der Blase

(L) Im vorderen, oberen Teil des Cavum conchae superior in Höhe des 3.–5. Lendenwirbels fast verdeckt von der wulstigen Vormauer der Anthelix. Auf der Ohrvorderseite nur Repräsentation des sensiblen Anteils!

(B) Lokaler Punkt

(I) ● Affektionen der Harnblase wie Reizblase, Harnwegsinfektion etc.

(T) Am dominanten Ohr in Gold

J. Punkt des Duodenum (Zwölffingerdarm)

(L) Am Übergang zwischen hinterem und mittlerem Drittel des Cavum conchae superior, direkt im Anschluß an das Magenfeld – genau unter dem aufsteigenden Helixast.

(B) Lokaler Punkt

(I) ● Affektionen des Duodenum wie z.B. Duodenalulcus etc.

(T) Bei Duodenalulcus etc. in Gold.

Immer am rechten Ohr – unabhängig von der Lateralität!

K. Punkt des Dünndarmes (Jejunum, Coecum)

(L) Im mittleren Drittel des Cavum conchae, im Anschluß an das Duodenum genau unter dem aufsteigenden Helixast.

(B) Lokaler Punkt

(I) ● Affektionen des Dünndarmes

(T) Generell am rechten Ohr in Gold

1.3.10.2 Punkte des Parasympathikus und Sympathikus im Cavum conchae

---

Punkte des Parasympathikus

A. Nervus vagus

Ⓛ Längliches Areal, das sich direkt an den äußeren Rand des Gehörganges anschließt. Der kraniale Teil, d.h. der Anteil, der für die Versorgung des Kopfes zuständig ist, befindet sich nahe dem unteren Gehörgangsrand. Der Teil, der den Bauchraum etc. innerviert, findet sich am oberen Gehörgangsrand repräsentiert.

Ⓑ Übergeordneter Punkt

Ⓘ ● Vegetative Störungen, bei denen der vagale Tonus überwiegt oder vermindert ist, z.b. beim Glaukom etc.

Ⓣ Bei Überfunktion ▸ zur Dämpfung am dominanten Ohr in Silber
Bei Unterfunktion ▸ zur Anregung am dominanten Ohr in Gold.

Punkte des Sympathikus (= sympathischer Grenzstrang)

Die folgenden Punkte liegen am Übergang zwischen Vormauer und Concha (Siehe Abbildung »Ohrreliefquerschnitt« im Kapitel »Punkte der Anthelix und der Vormauer«). Die Punktsuche und Stichrichtung bei der Nadelung erfolgt ca. 30–40° zur Concha.

B. und C.   Ganglion cervikale superius und medius

Ⓛ Am Übergang Concha/Vormauer auf Höhe C1/C2 liegt das Ganglion cervikale superius, im Bereich C3 das Ganglion cervikale medius.

Ⓑ Übergeordnete Punkte

Ⓘ ● Sympathogene Dysregulation im Kopfbereich z.b. beim Glaukom

Ⓣ Am dominanten Ohr in Gold zur Sympathikusanregung, in Silber zur Dämpfung des Sympathikus.

D.   Ganglion cervikale inferius = Ganglion stellatum

Ⓛ Am Übergang Concha/Vormauer auf Höhe C7/T1.

Ⓑ Übergeordneter Punkt
Kardinalpunkt

Ⓣ ● Störherd durch Blockade der ersten Rippe (sogenannte Inversion)
● Cervikale Migräne etc.
Ⓣ Am dominanten Ohr in Silber bei einer Störherdwirkung!
Am dominanten Ohr in Gold in seiner Funktion als Kardinalpunkt!

E. Nervaler Magenpunkt

Ⓛ Am Übergang Concha/Vormauer auf Höhe T3/T4.

Ⓑ Übergeordneter Punkt

Ⓘ ● Vegetative (sympathogene) Funktionsstörungen im Magenbereich wie Ulcus, chronische Gastritis etc.

Ⓣ Am dominanten Ohr in Gold zur Anregung der Sympathikusaktivität in Silber zur Dämpfung des Sympathikus.

F. Nervaler Leberpunkt, sogenannter »Ärgerpunkt«

Ⓛ Am Übergang Concha/Vormauer auf Höhe T5/6.

Ⓑ Übergeordneter Punkt
Psychischer Punkt

Ⓘ ● Wenn Ärger bei der Auslösung der Beschwerden eine bedeutende Rolle spielt

Ⓣ

> Immer rechts in Silber – unabhängig von der Händigkeit!

G. Nervaler Nebennierenpunkt

Ⓛ Am Übergang Concha/Vormauer auf Höhe T12

Ⓑ Übergeordneter Punkt

Ⓘ ● Sympathogene vegetative Störungen wie z.b. Blutdruckdysregulation

Ⓣ Am dominanten Ohr in Gold

1.3.10.3 Sonstige nervale Punkte im Cavum conchae

A. Punkt des Plexus hypogastricus = Omega 1

Ⓛ In etwa auf Höhe L4/5, von der aufsteigenden Helix fast vollständig verdeckt.

Ⓑ Übergeordneter Punkt
Psychischer Punkt

Ⓘ ● Im Rahmen der Omegaachse. Der Omega 1-Punkt reflektiert die

vegetative Persönlichkeit des Patienten und besitzt besondere Affinität zur Ernährung
- Hinweispunkt für eine Quecksilber-(Amalgam-)unverträglichkeit des Patienten

(T) Als Psychischer Punkt im Rahmen der Omegaachse in Silber am dominanten Ohr!
Bei Quecksilberunverträglichkeit *(Amalgambelastung)* am dominanten Ohr in Gold!

B. Plexus cardiacus

(L) Zwischen der Anthelix und dem Leberareal etwa auf Höhe C4/C5.

(B) Übergeordneter Punkt

(I) ● Vegetative Störungen der Herzregulation wie Herzklopfen, Herzrasen etc.

(T) Meistens in Silber am dominanten Ohr zur Dämpfung.

C. Plexus bronchopulmonalis

(L) Knapp unterhalb des Anfangsbereiches der aufsteigenden Helix in der Mittelzone des Cavum conchae inferior.

(B) Übergeordneter Punkt

(I) ● Vegetative Funktionsstörungen im Lungen- und Bronchialsystem z.B. bei Asthma
● Im Rahmen der Depressionsachse

(T) Meistens muß dieser Punkt gedämpft werden, d.h. am dominanten Ohr in Silber!

1.3.10.4 Verdeckte Punktlokalisationen im Cavum conchae

Einige Punkte der Concha sind von der aufsteigenden Helix verdeckt und liegen zum Teil in der Helixkrempe:

A. Appendixpunkt

(L) Am Übergang Concha/Helixkrempe nahe dem Coecum im mittleren Teil des Cavum conchae superior.

(B) Lokaler Punkt

(I) ● Chronische Beschwerden im Bereich des Appendix
● Störherd (Chronische Entzündungen mit Vernarbungen, Appendektomienarbe)

(T) Bei chronischen Entzündungen oder Störherdfunktion in Gold.

Immer am rechten Ohr – unabhängig von der Händigkeit!

B. Areal des Dickdarmes (Colon)

Ⓛ Zone zwischen dem mittleren und vorderen Teil des Cavum conchae superior im Übergangsbereich zwischen Concha und Helixkrempe.

Ⓑ Lokaler Punkt

Ⓘ ● Affektionen des Colons wie z.b. Verstopfung, Blähungen etc.

Ⓣ Für das Colon ascendens sowie für die rechte Hälfte des Colon transversums, d.h. die rechts gelegenen Anteile des Dickdarmes – am rechten Ohr in Gold unabhängig von der Lateralität.

Für das Colon descendens sowie die linke Hälfte des Colon transversums – am linken Ohr in Gold unabhängig von der Lateralität.

Anmerkung:

Bei Beschwerden, die nicht eindeutig einer Darmseite zugeordnet werden können oder die auf den gesamten Dickdarm bezogen sind, wird der Dickdarm links genadelt!

Cave: Die Punktsuche sowie die Stichrichtung der Akupunkturnadel erfolgt tangential zum Ohr!

C. Hämorrhoidenpunkt – Punkt des Os coccygis

Ⓛ Am Ende des unteren Schenkels der Anthelix, von der Helix verdeckt.

Ⓑ Lokaler Punkt

Die beiden Lokalisationen des *Os coccygis* und der *Hämorrhoiden* liegen so nahe beieinander, daß sie nicht voneinander abgrenzbar sind.

Ⓘ ● Affektionen des Os coccygis wie Kokzygodynie, Lumbosakralgie etc.

● Hämorrhoidalbeschwerden

Ⓣ Am dominanten Ohr in Gold evtl. *beidseits* in Gold.

Cave: Die Punktsuche sowie die Stichrichtung der Akupunkturnadel erfolgt tangential zum Ohr!

Punkte im Cavum conchae

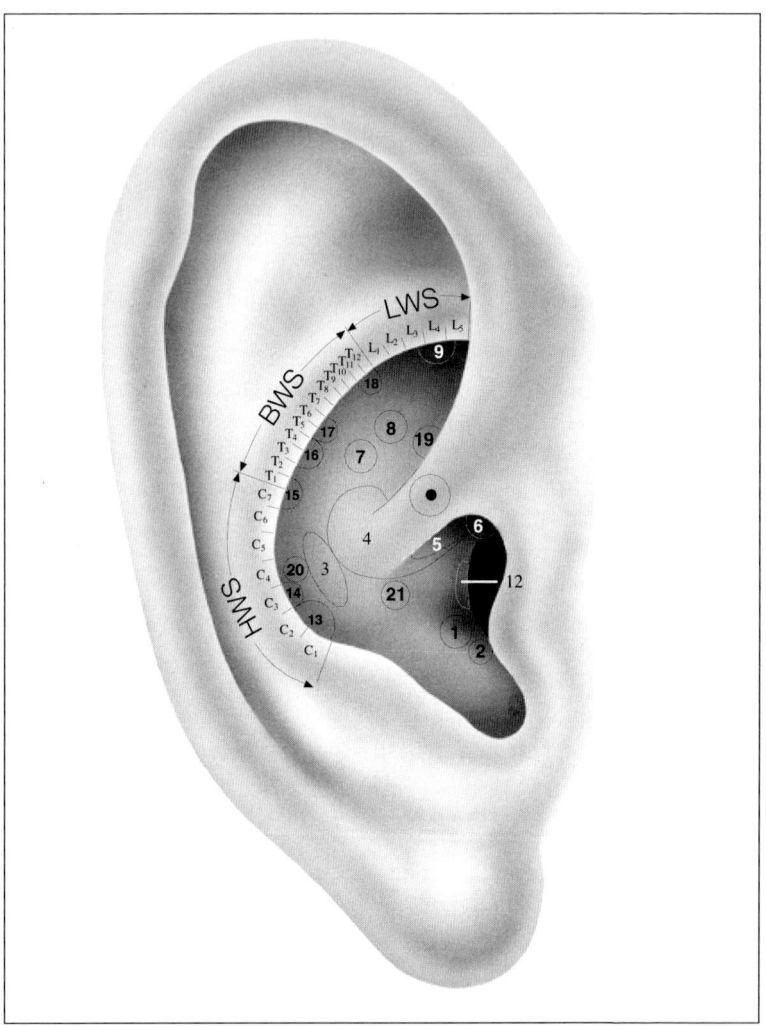

Abb. 18 ① Punkt der Lunge ② Punkt der Trachea/des Larynx ③ Areal der Leber ④ Magenzone ⑤ Oesophaguspunkt ⑥ Schlundpunkt ⑦ Punkt der Gallenblase ⑧ Punkt des Pankreas/der Milz ⑨ Punkt der Blase ⑫ Nervus vagus ⑬ Ganglion cervikale superius ⑭ Ganglion cervikale medius ⑮ Ganglion stellatum ⑯ Nervaler Magenpunkt ⑰ Nervaler Leberpunkt (Ärgerpunkt) ⑱ Nervaler Nebennierenpunkt ⑲ Omega1 ⑳ Plexus cardiacus ㉑ Plexus bronchopulmonalis.

Verdeckte Punkte der Concha

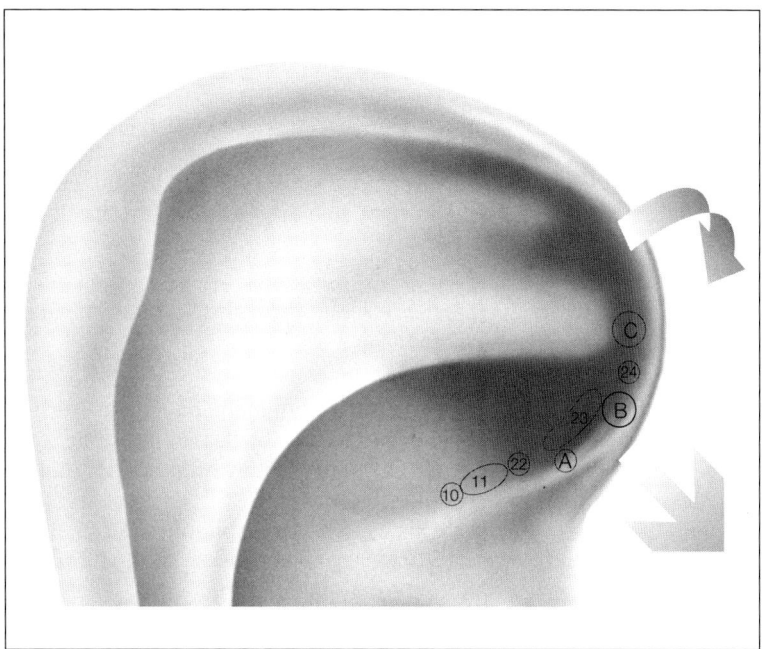

Abb. 19 ⑩ Punkt des Duodenum (Zwölffingerdarm) ⑪ Punkt des Dünndarmes (Jejunum, Coecum) ㉒ Appendixpunkt ㉓ Areal des Dickdarmes (Colon) ㉔ Hämorrhoidenpunkt- Punkt des Os coccygis Ⓐ Punkt des Eierstockes (Ovar)/Hoden (Testis) Ⓑ Punkt der Prostata Ⓒ Areal des Uterus.

1.3.11 Punktlokalisationen auf der Ohrrückseite

Auf der Ohrrückseite projizieren sich vor allem die muskulären Anteile der sensiblen Organlokalisationen der vorderen Ohrmuschel. Zu jedem Organ läßt sich sein zugehöriges muskuläres Areal recht einfach auffinden, indem man in Gedanken eine Nadel durch den sensiblen Ohrpunkt auf der Vorderseite hindurchsticht. Der Punkt, an dem die Nadelspitze auf der Ohrrückseite austreten würde, entspricht der muskulären Korrespondenzzone. Dies kann man sich am Gummiohr schnell und einfach veranschaulichen.

Alle **muskulären Korrespondenzen** auf der Ohrrückseite werden grundsätzlich **in Silber** genadelt!

Im folgenden werden nur die Lokalisationen genauer besprochen, deren Lage sich nicht so einfach erschließen läßt, da sie über keine sensible Korrespondenzzone auf der Ohrvorderseite verfügen oder da ihre Ohrrückseite direkt am Schädel festgewachsen ist (z.B. Fossa trangularis). Die Lage der Punkte am Ohr wird in der Abbildung 20 dargestellt, wobei es die zweidimensionale Zeichnung erschwert, die anatomische Position der Reflexlokalisationen exakt darzustellen.

Beim Patienten darf das Ohr, d.h. der **Knorpel niemals durchstochen** werden, da sonst eine Knorpelentzündung (Perichondritis) oder ein Knorpeluntergang (Nekrose) drohen kann.

1.3.11.1 PGE 1

(L) Auf der Rückseite des Ohrläppchens im vorderen Drittel nahe dem unteren Rand ca. 1–2 mm neben der Anwachsungsstelle an die Gesichtshaut.

(B) Übergeordneter Punkt
   Kardinalpunkt

(I) ● Medikamenten vergleichbarer Punkt (Substanz: Voltaren), d.h. allgemeine antientzündliche (antiphlogistische) und schmerzlindernde (analgetische) Wirkung. Wichtiger Analgetisch wirksamer Punkt bei allen Schmerzzuständen z.B. im Bereich des Bewegungsapparates wie Arthrose, Traumen etc.

(T) Am dominanten Ohr in Gold.

1.3.11.2 Nullpunkt retro

(L) In etwa dort, wohin sich der Nullpunkt auf die Ohrrückseite projizieren würde, d.h. der Nullpunkt retro liegt auf derselben Höhe wie der Nullpunkt, ca. 8–9 mm vor der Anwachsungsstelle des Ohres an den Schädel entfernt, wenn das Ohr abgespreizt wird.

(B) Übergeordneter Punkt
Kardinalpunkt

(I) ● **Meisterpunkt der Spasmolyse,** d.h. aller motorischen Störungen der glatten und quergestreiften Muskulatur im Abdominalraum sowie des Bewegungsapparates wie z.b. Verspannungen der Wirbelsäulenmuskulatur, Torticollis acuta etc.

(T) Am dominanten Ohr in Gold

1.3.11.3 Motorischer Herzpunkt

(L) Auf der Ohrrückseite, dem sensiblen Herzpunkt genau gegenüber gelegen.

(B) Lokaler Punkt

(I) ● Herzsensationen wie funktionelle Herzbeschwerden mit Herzrasen etc.

(T) Zur Dämpfung bei Herzrasen oder Herzklopfen in Silber, zur Anregung z.b. bei einer Herzinsuffizienz in Gold.

Immer am linken Ohr – unabhängig von der Lateralität!

Punktlokalisationen auf der Ohrrückseite

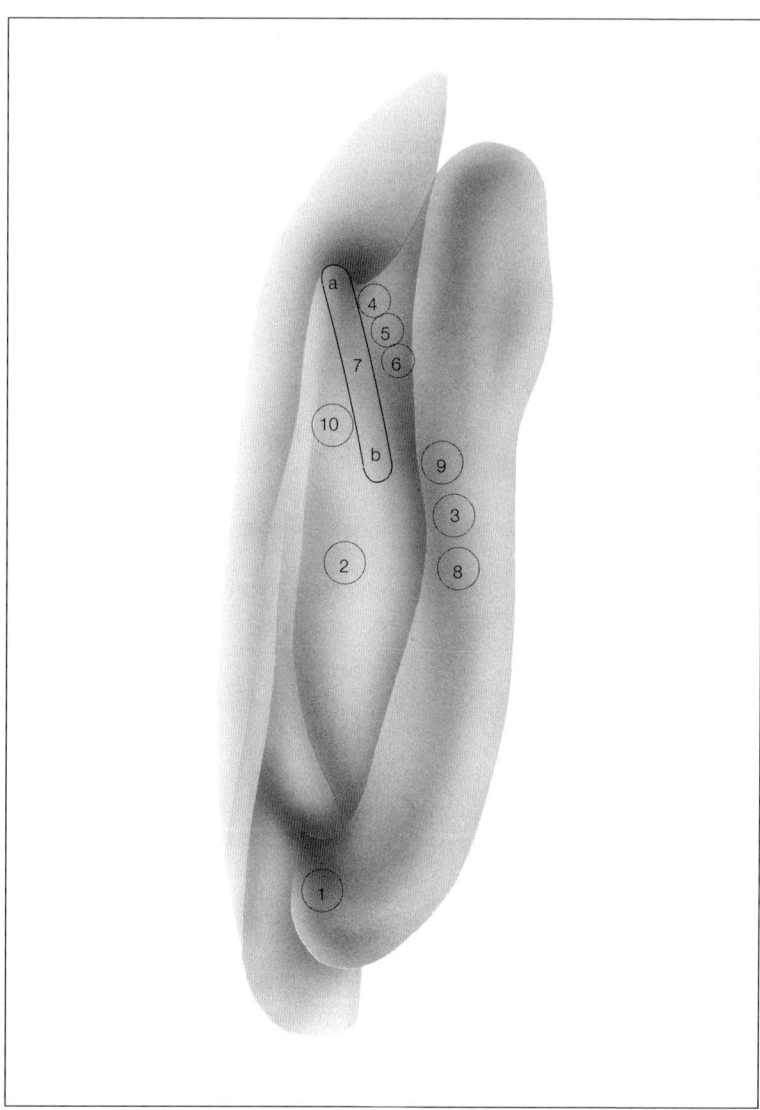

Abb. 20 ① PGE 1 ② Nullpunkt retro ③ Motorischer Herzpunkt ④ Sprung-gelenk – muskulär ⑤ Kniegelenk – muskulär ⑥ Hüftgelenk – muskulär ⑦ Darmareal – motorisch (a – Dickdarm, b – Dünndarm) ⑧ Schulterpunkt – muskulär ⑨ Ellenbogenpunkt – muskulär ⑩ Blasenpunkt – muskulär.

1.3.12 Punktlokalisationen außerhalb des Ohres

1.3.12.1 Bourdiolpunkt

(L) Knapp ventral (vor) dem Helixknie auf der Gesichtshaut in etwa auf Höhe des Crus inferius der Anthelix.

(B) Übergeordneter Punkt
Psychischer Punkt, benannt nach dem französischen Psychiater BOURDIOL, der ein Schüler von NOGIER ist.

(I) ● Der Bourdiolpunkt besitzt eine tiefe entspannende Wirkung auf die Psyche. Seine Hauptindikation sind psychosomatische Beschwerden, doch kann er auch bei Psychotherapien unterstützend eingesetzt werden (5).

● Wetteranfälligkeit

(T) Am dominanten Ohr in Silber

1.3.12.2 Lateralitätssteuerpunkt (LTSP)

(L) Von der Mitte des Tragus ca. 3 cm in Richtung Gesicht (Wange) auf dem Os zygomaticus.

(B) Übergeordneter Punkt

(I) ● Lateralitätsinstabilität (siehe »Therapiehindernisse«!)

(T) Am dominanten Ohr in Gold, eventuell zur Wirkungsverstärkung am nicht dominanten Ohr zusätzlich in Silber!

Punktlokalisationen außerhalb des Ohres

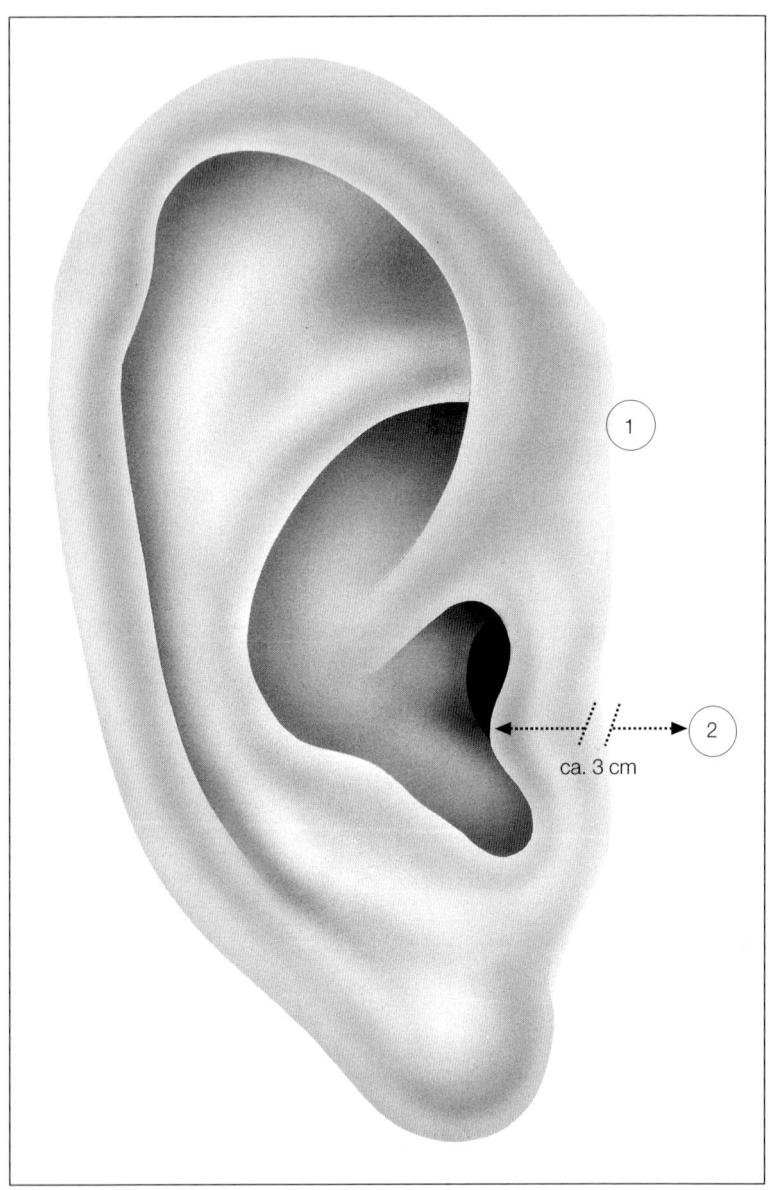

ca. 3 cm

Abb. 21 ① Bourdiolpunkt ② Lateralitätssteuerpunkt (LTSP)

2. Spezielle übergeordnete Punkte und wichtige Energielinien

2.1 Analgetisch wirksame Punkte

Bei Schmerzzuständen gleich welcher Ursache können zur rein symptomatischen Behandlung die folgenden übergeordneten analgetisch wirksamen Punkte eingesetzt werden:

> Die Analgetisch wirksamen Punkte können einzeln behandelt oder mit jeder anderen Reflexlokalisation kombiniert werden.

Analgetisch wirksame Punkte

Thalamuspunkt
PGE 1
Analgesiepunkt
LTSP

Analgetisch wirksame Punkte

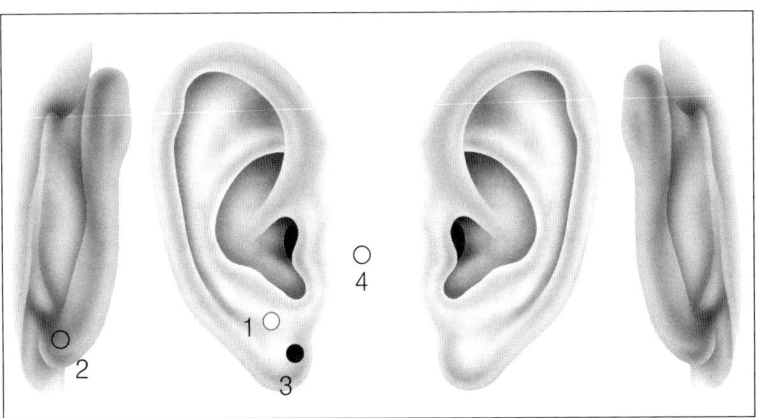

Abb. 22 ① Thalamuspunkt re Go (verdeckt hinter dem Antitragus) ② PGE 1 re Go ③ Analgesiepunkt re Si ④ LTSP re Go

Psychische Punkte, die das Schmerzerleben beeinflussen

Omegahauptpunkt
Bourdiolpunkt
Antidepressionspunkt

Psychische Punkte, die das Schmerzerleben beeinflussen

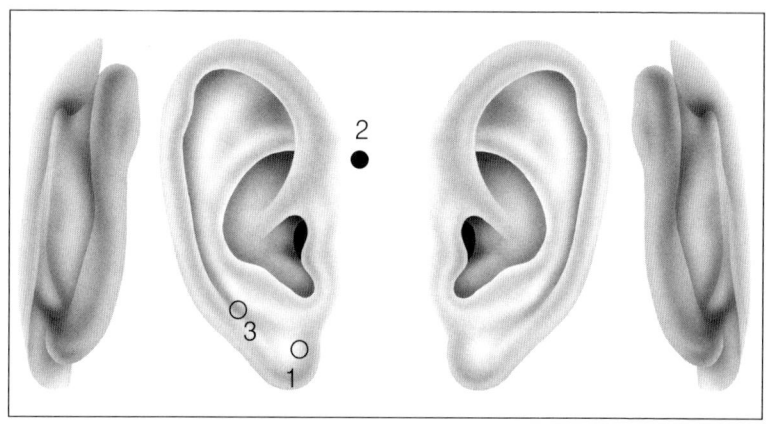

Abb. 23 ① Omegahauptpunkt re Go ② Bourdiolpunkt re Si ③ Antidepressionspunkt re Go

Als analgetischer, d.h. schmerzlindernder Hauptpunkt mit besonderer Affinität zu Schmerzzuständen jeder Art gilt der **Thalamuspunkt.** Diese Beobachtung steht im Einklang mit den neuroanatomischen Erkenntnissen, nach denen der Thalamus die wichtigste Zwischenstation für alle peripheren Schmerzsignale ist, in der diese Informationen verarbeitet und von dort an die Großhirnrinde weitergeleitet werden. Sein analgetischer Effekt ähnelt in etwa der Wirkung des Medikamentes *Novalgin.*
Ein weiterer Hauptpunkt der Schmerzbehandlung stellt der **PGE 1** dar. Seine Wirkung läßt sich mit dem Medikament *Voltaren* vergleichen, und er besitzt neben einer analgetischen noch eine antientzündliche Komponente. Auch gehört der PGE 1 zu den Kardinalpunkten, d.h. er vermag ruhende Energien zu mobilisieren, die das erkrankte Organ zusätzlich stärken können. Seine Wirkung erhöht sich durch die Mitbehandlung des gekoppelten Kardinalpunktpartners Thymus, der auch noch eine allgemeine Antistörfeldwirkung besitzt.

Als weitere Lokalisation mit generell schmerzlindernder Eigenschaft ist der **Analgesiepunkt** zu nennen. Er liegt zwischen dem Omegahaupt- und Angstpunkt und wird grundsätzlich sediert, d.h. am dominanten Ohr in Silber gestochen. In Kombination mit dem Thalamuspunkt läßt sich seine analgetische Potenz in etwa mit dem Medikament *Valoron* vergleichen.

Bei Schmerzzuständen ist ebenfalls vielfach der Lateralitätssteuerpunkt (LTSP) nachweisbar als Hinweis für eine instabile Lateralität. Genaueres zum Thema Lateralität findet sich im Kapitel »Praxis der Ohrakupunktur, Sonderfall: Lateralitätsinstabilität«. Untersuchungen haben gezeigt, daß die Lateralität bei der Schmerzverarbeitung eine bedeutende Rolle spielt. Versetzt man z.b. einen Patienten in den Zustand einer »Überlateralität«, indem man die vorhandene Lateralität mit Hilfe eines Magnetfeldes verstärkt, werden Schmerzen stark abgeschwächt empfunden. Auf der anderen Seite kann eine »Unter-«, d.h. instabile Lateralität dazu führen, daß Schmerzen stärker wahrgenommen werden. Aus diesen Gründen sollte bei allen Schmerzzuständen der LTSP kontrolliert und bei einer Instabilität mitbehandelt werden.

Vor allem langbestehende Schmerzzustände können beim Patienten zu Stimmungsschwankungen und psychischen Veränderungen führen. Diese lassen sich über die psychosomatischen Lokalisationen **Bourdiol**- und **Omegahauptpunkt** ausgleichen. Auch der **Antidepressionspunkt** sollte überprüft werden, da er bei chronischen Schmerzzuständen oft nachzuweisen ist. Durch seine Behandlung läßt sich vielmals die Stimmung des Patienten aufhellen, so daß er den Schmerz besser verarbeiten und tolerieren kann.

2.2 Kardinalpunkte

Nach traditioneller chinesischer Vorstellung schalten Kardinalpunkte sogenannte »*außerordentliche Meridiane*« ein. Diese, auch Sonder- oder Wundermeridiane genannt, nehmen nicht am normalen Energiekreislauf teil, sondern entsprechen vorhandenen, konstitutionellen Reserveenergiespeichern. Man kann diese Speicher mit Stauseen vergleichen, deren Energie durch Öffnen der Schleusentore schlagartig freisetzbar wird. Die Akupunktur eines Kardinalpunktes aktiviert die ruhenden Speicher und führt dem geschwächten Reflexkreis (erkrankten Organ) *zusätzliche* Energie zu.

Jeweils zwei außerordentliche Meridiane sind miteinander gekoppelt, d.h. stehen in enger energetischer Beziehung zueinander. Durch die

Behandlung ihres Kardinalpunktes können sie »eingeschaltet«, d.h. aktiviert werden.

Die acht Kardinalpunkte der Körperakupunktur sind seit Jahrhunderten bekannt. Mit Hilfe spezieller Untersuchungstechniken konnte BAHR ihre Lokalisationen am Ohr ermitteln (11).

Die Kardinalpunkte der Körperakupunktur entsprechen folgender Lokalisation am Ohr:

Körperakupunktur ————►◄——— Ohrakupunktur	
Lunge 7	Lungenpunkt
Dünndarm 3	Nullpunkt retro
Kreislauf-Sexus 6	Ganglion Stellatum
Gallenblase 41	PGE 1
Blase 62	Epiphysenpunkt
Niere 6	Valiumpunkt
Milz-Pankreas 4	Interferonpunkt
Dreifacher Erwärmer 5	Thymuspunkt

In der folgenden Übersicht finden sich die beiden Kardinalpunkte am Ohr gegenübergestellt, die zu den jeweils gekoppelten außerordentlichen Meridianen gehören. Neben den Angaben über das zu wählende Nadelmetall und die zu behandelnde Ohrseite werden der korrespondierende Körperakupunkturpunkt sowie die Bezeichnung des außerordentlichen Meridianes aufgeführt, der durch die Behandlung dieses Kardinalpunktes *eingeschaltet* wird. Die chinesische Bezeichnung findet sich in Klammern darunter.

94

PGE 1	Thymuspunkt
am dominanten Ohr in Gold	am nichtdominanten Ohr in Gold
entspricht Gallenblase 41	entspricht Dreifacher Erwärmer 5
für das Gürtelgefäß	für den Bewahrer des Yang
(Tai Mo)	(Yang Oe)

PGE 1 – Thymuspunkt

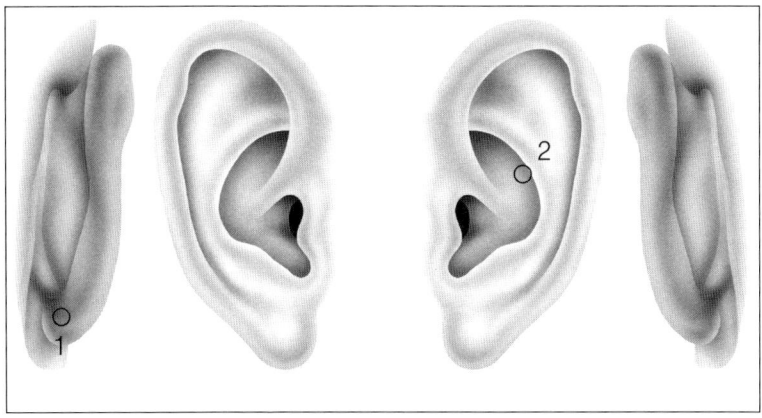

Abb. 24 ① PGE 1 re Go ② Thymuspunkt li Go

Nullpunkt retro ──────┬────── **Epiphysenpunkt**

Nullpunkt retro ─────────┬───────── **Epiphysenpunkt**

am dominanten Ohr in Gold	am nicht dominanten Ohr in Gold
entspricht Dünndarm 3	entspricht Blase 62
für das Lenkergefäß	für das aufsteigende Yang Gefäß
(Du Mai)	(Yang Keo)

Nullpunkt retro – Epiphysenpunkt

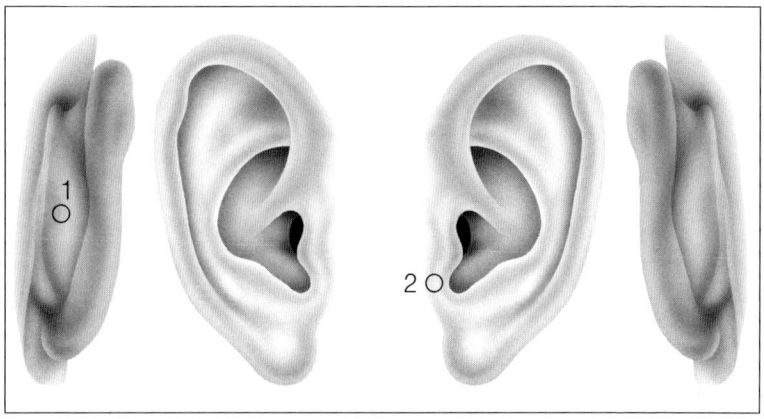

Abb. 25 ① Nullpunkt retro re Go ② Epiphysenpunkt li Go

Lungenpunkt

am dominanten Ohr in Gold
entspricht Lunge 7
für das Konzeptionsgefäß
(Ren Mai)

Valiumpunkt

am nicht dominanten Ohr in Gold
entspricht Niere 6
für das aufsteigende Yin Gefäß
(Yin Keo)

Lungenpunkt – Valiumpunkt

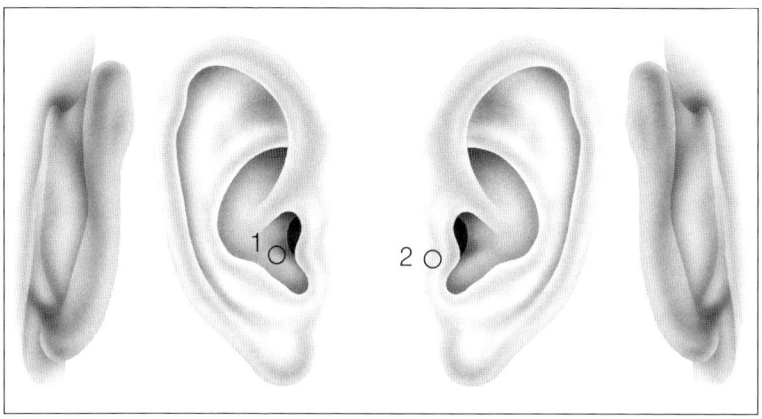

Abb. 26   ① Lungenpunkt re Go   ② Valiumpunkt li Go

Ganglion Stellatum ──────┬──────	**Interferonpunkt**
am dominanten Ohr in Gold	am nicht dominanten Ohr in Gold
entspricht Kreislauf – Sexus 6	entspricht Milz-Pankreas 4
für den Bewahrer des Yin	für den Regulator der Energie
(Yin Oe)	(Tchong Mo)

Ganglion Stellatum – Interferonpunkt

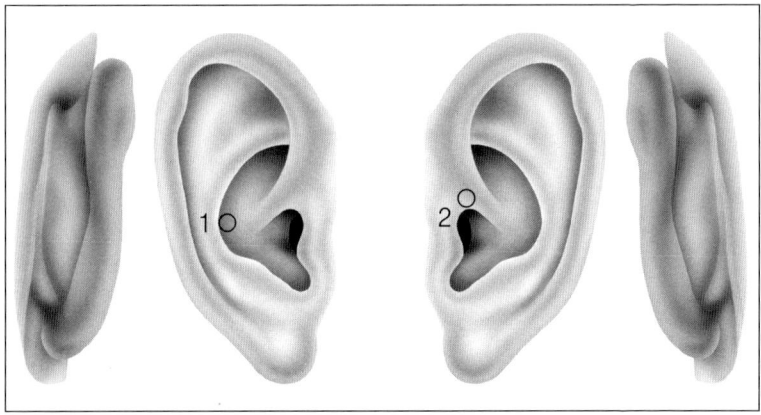

Abb. 27 ① Ganglion Stellatum re Go ② Interferonpunkt li Go

Indikationen

Der Einsatz von Kardinalpunkten ist indiziert, wenn sie *rein symptomatisch* in das Behandlungskonzept passen (siehe »Punktlokalisationen im einzelnen«), bei *therapieresistenten* oder *rezidivierenden* Erkrankungen, bei *chronischen Schmerzzuständen* sowie bei *vegetativen Störungen*.

Therapie

Nach traditioneller chinesischer Auffassung sollte eine Akupunkturbehandlung mit dem ersten Kardinalpunkt begonnen und mit dem gekoppelten Partner abgeschlossen werden. Diese Regel ist nicht obligat, d.h. es kann in einer Akupunktursitzung auch nur ein oder gar kein Kardinalpunkt behandelt werden. Ihr Einsatz bewährt sich in der täglichen Praxis aber immer wieder.

Es gilt zu beachten, daß der *Thymuspunkt immer als letzte Lokalisation gestochen* werden muß, da nach seiner Behandlung die lokalen pathologischen Punkte oft nicht mehr nachweisbar sind.

Der Einsatz der außerordentlichen Meridiane führt in manchen Fällen zu einer ausgeprägten Überreaktion im Sinne einer Erstverschlimmerung. Aber auch allgemeine vegetative Symptome wie eine hypotone Kreislaufsituation mit *Kollapsneigung* können auftreten. Aus diesem Grund sollten *pro Sitzung nie mehr als 2 Kardinalpunkte* genadelt werden. Eine andere Methode, um Überreaktionen zu vermeiden, besteht darin, den Kardinalpunkt mit einer *Stahl-* anstatt Goldnadel zu behandeln.

2.3 Medikamenten vergleichbare Punkte

Einige Ohrpunkte lassen sich in ihrer Wirkung mit Medikamenten vergleichen, die aus der Schulmedizin bekannt sind. In dieser Eigenschaft kann man sie am Ohr einsetzen, um bei gleichem positiven Effekt auf den Organismus die Nebenwirkungen des Medikamentes zu umgehen. Ihre Indikation entspricht den Krankheiten, bei denen man das vergleichbare Medikament einsetzen würde. Es handelt sich hierbei um Punkte, die alleine behandelt oder aber mit allen anderen Lokalisationen am Ohr kombiniert werden dürfen.

> Alle Angaben bei den Ohrpunkten bezüglich Nadelmetall und zu behandelnder Ohrseite beziehen sich auf den Rechtshänder. Beim Linkshänder wird die Akupunktur auf der entgegengesetzten Seite durchgeführt.

Substanz: **Afranil**
(Antidepressivum)
entspricht dem Antidepressionspunkt

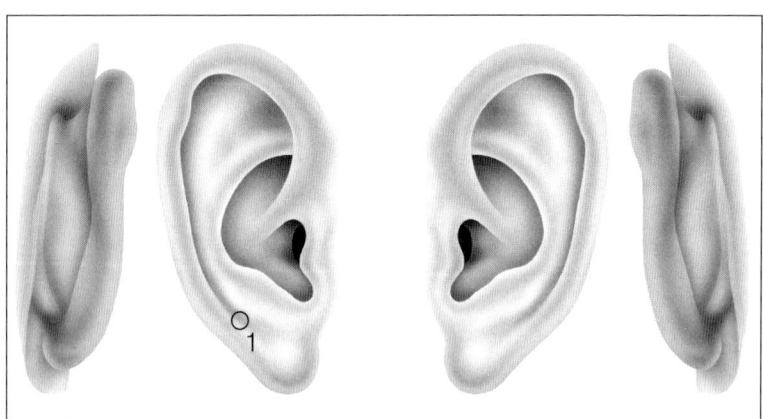

Abb. 28 ① Antidepressionspunkt re Go

Substanz: **Briserin**
(Blutdrucksenkend)
entspricht den Punkten Thalamus (am dominanten Ohr in Gold) und
Renin/Angiotensinpunkt (am dominanten Ohr in Silber)

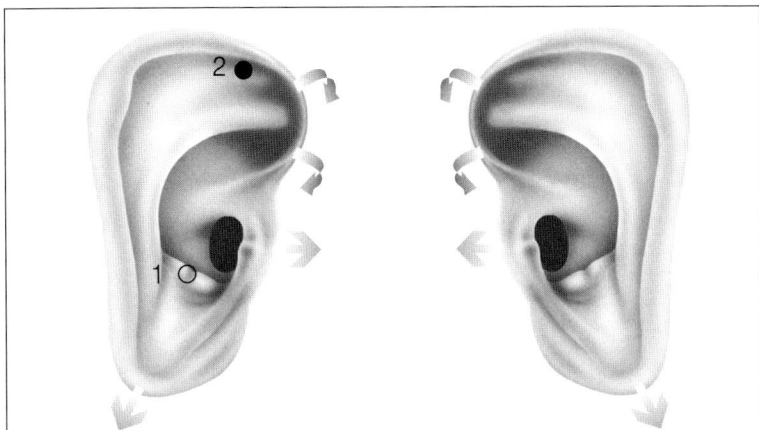

Abb. 29   ① Thalamuspunkt re Go ② Renin/Angiotensinpunkt re Si

Substanz: **Cortisol**
(Antiallgergisch, Antientzündlich)
entspricht der Punktekombination Nebenniere (Endokrin) und ACTH-
Punkt

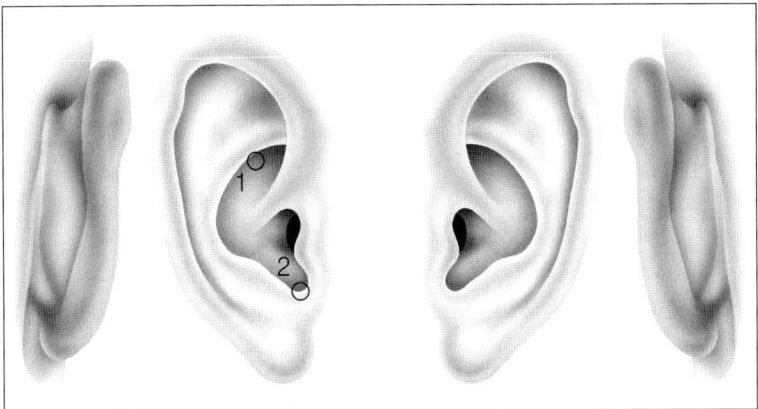

Abb. 30   ① Nebenniere (endokrin) re Go ② ACTH re Go

101

Substanz: **Effortil**
(Blutdrucksteigernd)
entspricht den Punkten Thalamus (am dominanten Ohr in Silber) und
Renin/Angiotensinpunkt (am dominanten Ohr in Gold)

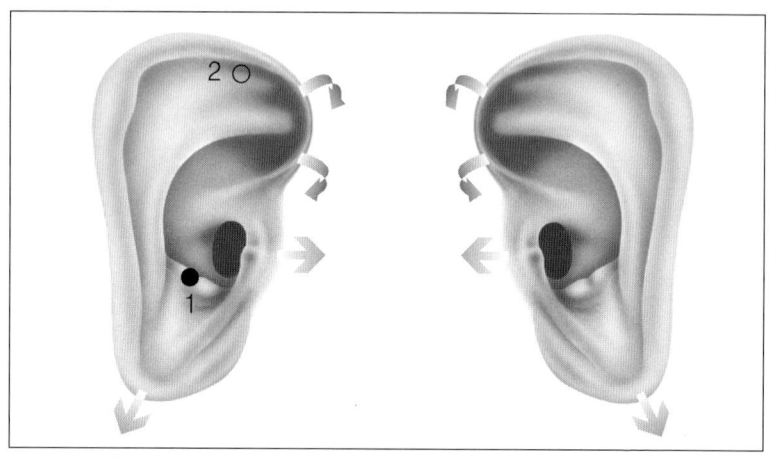

Abb. 31 ① Thalamuspunkt re Si ② Renin/Angiotensinpunkt re Go

Substanz: **Interferon**
(Antiinfektiös [viral, bakteriell])
entspricht dem Interferonpunkt

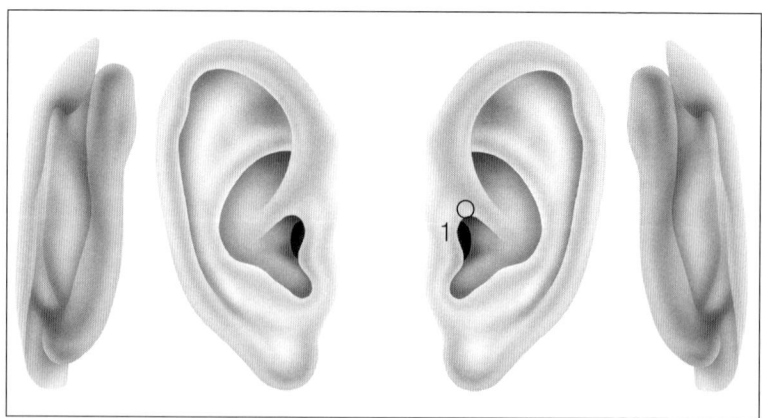

Abb. 32 ① Interferonpunkt li Go

Substanz: **Koffein**
(Stimulans, Aufputschend)
entspricht dem Barbituratpunkt am dominanten Ohr in Gold
Vorsicht:
Am nicht dominanten Ohr in Gold gestochen entspricht die Wirkung
der Substanz **Phenobarbital!**

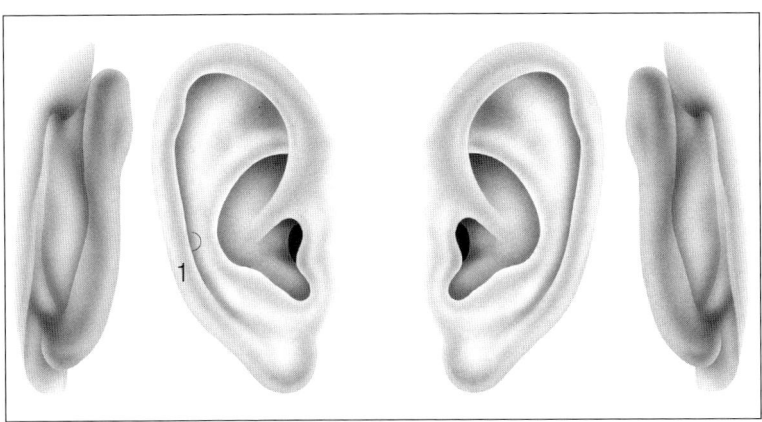

Abb. 33   ① Barbituratpunkt re Go

Substanz: **Lexotanil**
(Psychische Tiefenentspannung)
entspricht dem Omegahauptpunkt

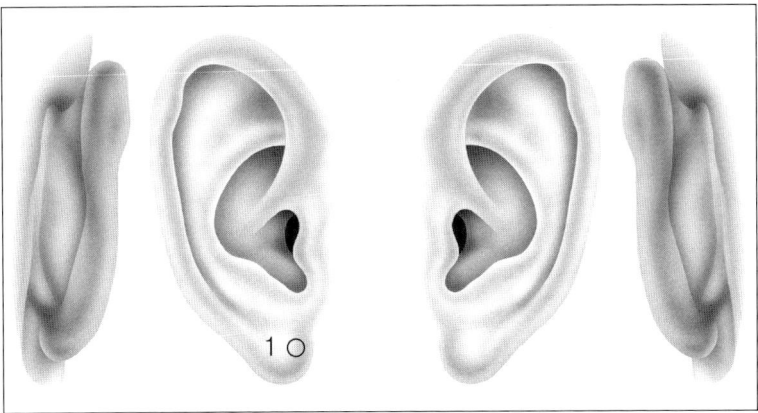

Abb. 34   ① Omegahauptpunkt re Go

Substanz: **Novalgin**
(Schmerzstillend [analgetisch])
entspricht dem Thalamuspunkt

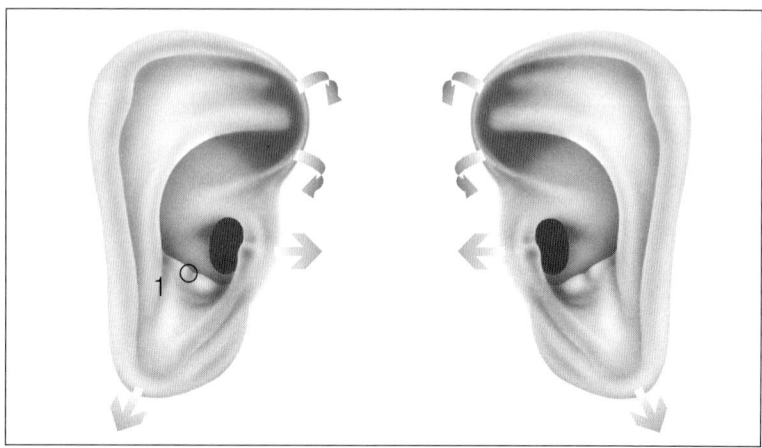

Abb. 35 ① Thalamuspunkt re Go

Substanz: **Phenobarbital**
(Schlaffördernd, Hypnotikum)
entspricht dem Barbituratpunkt am nicht dominanten Ohr in Gold
Vorsicht:
Am dominanten Ohr in Gold gestochen, entspricht die Wirkung der
Substanz Koffein!

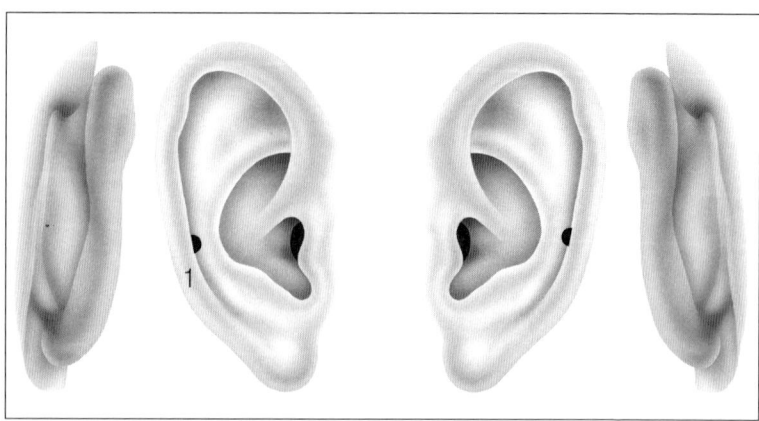

Abb. 36 ① Barbituratpunkt li Go

Substanz: **Tavegil**
(Antiallergisch)
entspricht dem Antihistaminpunkt

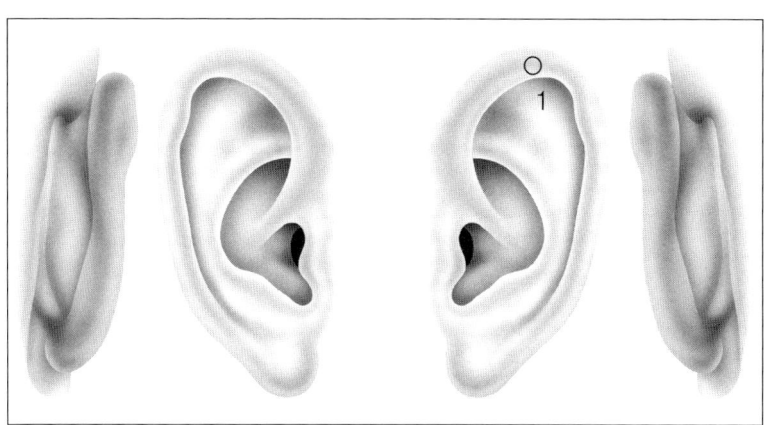

Abb. 37   ① Antihistaminpunkt li Go

Substanz: **Tranxilium** bzw. **Tavor**
(Angstlösend [anxiolytisch])
entspricht dem Angstpunkt

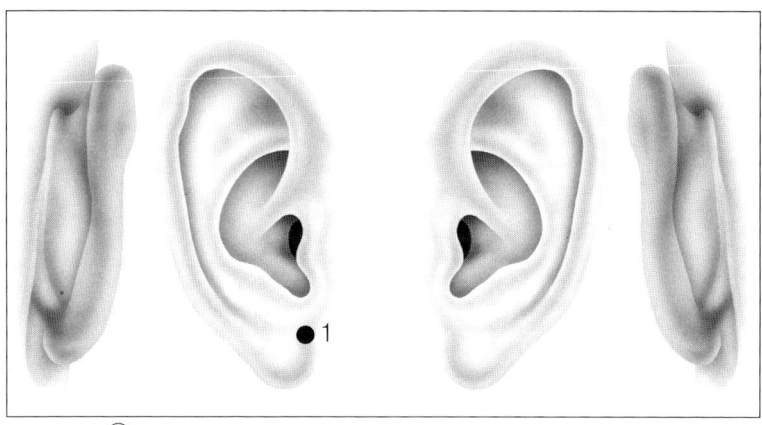

Abb. 38   ① Angstpunkt re Si

Substanz: **Valium**
(Beruhigend, Muskelentspannend, Angstlösend)
entspricht dem Valiumpunkt

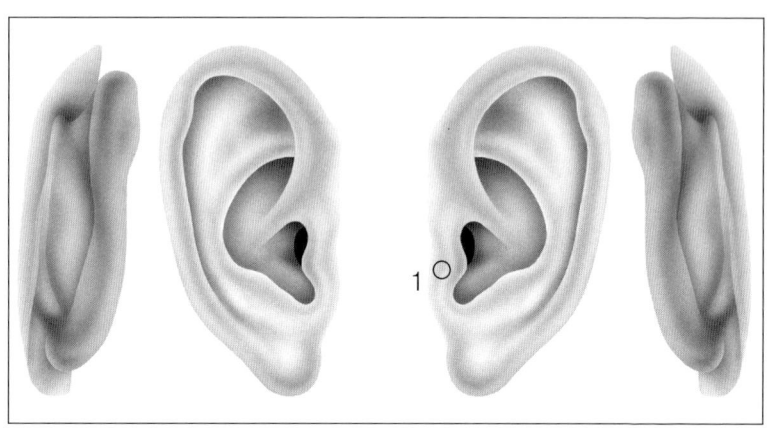

Abb. 39 ① Valiumpunkt li Go

Substanz: **Valoron**
(Schmerzstillend [analgetisch], Antientzündlich)
entspricht der Punktekombination Thalamus und Analgesiepunkt

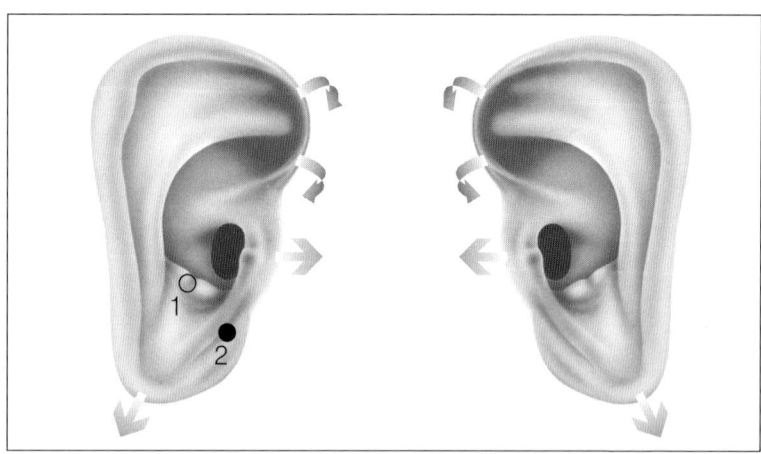

Abb. 40 ① Thalamuspunkt re Go ② Analgesiepunkt re Si

Substanz: **Voltaren**
(Schmerzstillend [analgetisch], Antientzündlich) entspricht dem Punkt
PGE 1

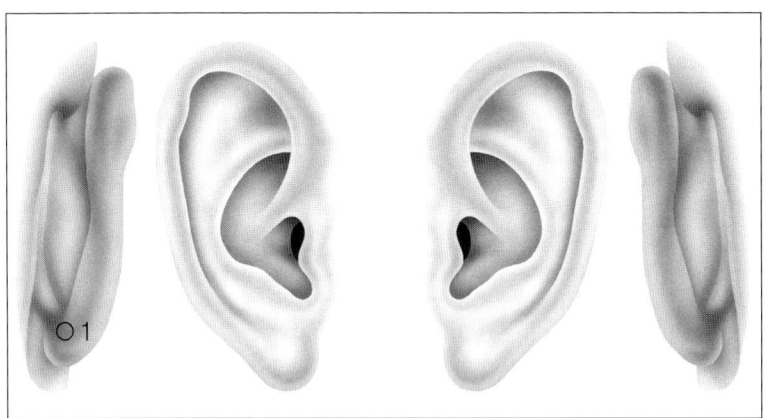

Abb. 41 ① PGE 1 re Go

2.4 Psychische Punkte

Mit Hilfe der Ohrakupunktur läßt sich die Psyche tiefgreifend und wirkungsvoll positiv beeinflussen, die oft an einem Krankheitsgeschehen
ursächlich beteiligt ist oder aber das Leiden unterhält. Eine starke Angst
z.b. oder auch große Sorge, Frustration, Aggression etc. kann mit einer
Krankheit in engem Zusammenhang stehen. Eine genaue Anamnese
(Fallaufnahme) gibt die entscheidenden Hinweise dafür, wo beim Patienten psychogene Problematiken bestehen. Durch die Ohrakupunktur
kann man die Probleme angehen und mit Hilfe der Psychischen Punkte
behandeln.
Die wichtigsten Lokalisationen werden im Folgenden beschrieben:
Der **Ärgerpunkt** entspricht dem *nervalen Leberpunkt,* d.h. den zur Leber
zugehörigen sympathischen Ganglien im Grenzstrang und kann bei
Ärger, Reizbarkeit oder cholerischem Charakterzug behandelt werden.

Der Ärgerpunkt wird immer am rechten Ohr in Silber gestochen!

Der **Aggressionspunkt** sollte dann eingesetzt werden, wenn Aggressionen ein wichtiger Faktor bei der Krankheitsentstehung oder -unterhal-

tung sind. Dieser Punkt muß immer sediert werden, d.h. er wird auf der dominanten Seite in *Silber* gestochen.

Der **Angstpunkt** kann bei Ängsten und Angstzuständen z.b. vor Prüfungen, bei Lampenfieber, Angstneurosen etc. eingesetzt werden. Oftmals sind dem Patienten die Ängste aber nicht bewußt und können in der Tiefe der Psyche verborgen den Organismus energetisch so schwächen, daß somatische Erkrankungen verursacht oder unterhalten werden. Den Angstpunkt sollte man aus diesem Grund auch dann überprüfen, wenn der Patient anamnestisch keine Hinweise diesbezüglich angibt. Da nach traditioneller chinesischer Auffassung das Gefühl Angst eng mit dem Organ Milz gekoppelt ist, kann die zusätzliche Behandlung des *Milzpunktes* seine Wirkung verstärken (Organkoppelung). Der Angstpunkt wird in Silber am dominanten Ohr gestochen.

Der **Antidepressionspunkt,** auch Punkt der Freude genannt, führt zur Stimmungsaufhellung z.b. bei einer depressiven Verstimmung. Seine Wirkung läßt sich verstärken, indem das nach traditioneller chinesischer Auffassung gekoppelte Organ Lunge *(Lungenpunkt)* mitbehandelt wird (sogenannte Organkoppelung). Weitere Indikationen sind langbestehende Schmerzzustände, psychosomatische Beschwerden, Angst, Unruhezustände und Beklemmungsgefühle. Der Antidepressionspunkt findet sich am dominanten Ohr und wird in *Gold* gestochen.

Der **Barbituratpunkt** entspricht dem Budgetzentrum des intermediären Sympathikus. Er wirkt in *Silber* am dominanten Ohr gestochen beruhigend und sedierend auf die Psyche und Seele – in etwa ähnlich dem Medikament Phenobarbital. Zu seiner Hauptindikation zählen Schlafstörungen (gemeinsam mit dem Epiphysenpunkt). Behandelt man den Barbituratpunkt am dominanten Ohr in *Gold* anstatt in Silber, so dreht sich seine Wirkung um, d.h. er stimuliert und belebt in etwa so wie die Substanz Koffein. Also – *Vorsicht mit der Wahl des Nadelmetalles!*

Der **Bourdiolpunkt,** benannt nach dem französischen Psychiater und Ohrakupunkteur BOURDIOL, besitzt eine tiefe entspannende Wirkung auf die Psyche. Seine Hauptindikation sind psychosomatische Beschwerden, doch kann er auch bei Psychotherapien unterstützend eingesetzt werden (5).

Der **Eifersuchtspunkt** liegt nahe dem Aggressionspunkt und ist dann indiziert, wenn diese Eigenschaft beim Patienten (eventuell unbewußt) ausgeprägt vorhanden ist.

Der **Epiphysenpunkt,** ein Kardinalpunkt, besitzt großen Einfluß auf das Vigilanzsystem des Körpers, das für den Schlaf- und Wachrhythmus verantwortlich ist. Aus diesem Grund wird er *Meisterpunkt der Schlafstörungen* (vor allem Einschlafstörungen) genannt. Zusätzlich kann er als psychosomatisch wirksamer Punkt eingesetzt werden, um übermäßige

Gefühlsschwankungen auszugleichen. Seine Wirkung beruht auf der Anregung des Gehirnes, vermehrt Botenstoffe (z.B. Melatonin) zu produzieren, die für die Psyche wichtig sind. Der Epiphysenpunkt kann in diesen Eigenschaften noch verstärkt werden, indem sein gekoppelter Kardinalpunktpartner *Nullpunkt retro* mitbehandelt wird.

Der **Frustrationspunkt** ist dann indiziert, wenn dieses Gefühl beim Patienten stark ausgeprägt ist. Dieser Punkt spielt besonders bei den Suchtprogrammen eine große Rolle.

Der **Kummerpunkt** liegt dem Antidepressionspunkt am nicht dominanten Ohr genau gegenüber. Er wid in Gold gestochen und sollte dann eingesetzt werden, wenn Kummer beim Krankheitsgeschehen ursächlich beteiligt ist.

Der **Lateralitätssteuerpunkt (LTSP)** sollte immer dann überprüft werden, wenn Streß eine wichtige Rolle spielt. Denn Streß führt zur Überlastung des festgelegten Zusammenspiels beider Hirnhälften und in der Folge zu einer instabilen Lateralität (siehe Lateralitätsinstabilität). Aber auch eine Lateralitätsinstabilität anderer Ursache kann psychogene Störungen auslösen oder unterhalten. Der LTSP sollte daher bei jedem Patienten kontrolliert werden (siehe »Therapiehindernisse«).

Eine generell ausgleichende Wirkung auf die Psyche besitzen die drei Omegapunkte: **Omegahauptpunkt, Omega-1** und **Omega-2**, die bei den Achsenprogrammen genau beschrieben sind (siehe Omegaachse).

Der **Sorgenpunkt** ist besonders dann indiziert, wenn (übertriebene) Sorge beim Patienten der Auslöser einer Erkrankung ist oder in seiner Biographie eine große Rolle spielt. Mit diesem Punkt gekoppelt ist der Organpunkt *Galle* (Organkoppelung), der zur Wirkungsverstärkung zusätzlich behandelt werden kann. Auch der Sorgenpunkt wird in *Silber* und zwar immer am nichtdominanten Ohr gestochen.

Der **Valiumpunkt,** der nach dem Medikament benannt ist, dessen Eigenschaft er ähnelt, besitzt eine angstlösende (anxiolytische), eine muskelentspannende (relaxierende) sowie eine allgemein beruhigende und sedierende Wirkung. Zudem ist er Kardinalpunkt, d.h. er vermag ruhende Energien zu mobilisieren. Die Mitbehandlung des gekoppelten Kardinalpunktepartners *Lunge* verstärkt seine Wirkung. Der Valiumpunkt wird hauptsächlich zur Beruhigung z.B. auch nach Schreck, bei Furcht, Angst (Prüfungsangst) oder auch Schlafstörungen eingesetzt. Eine weitere Indikation sind Muskelverspannungen.

Psychische Punkte

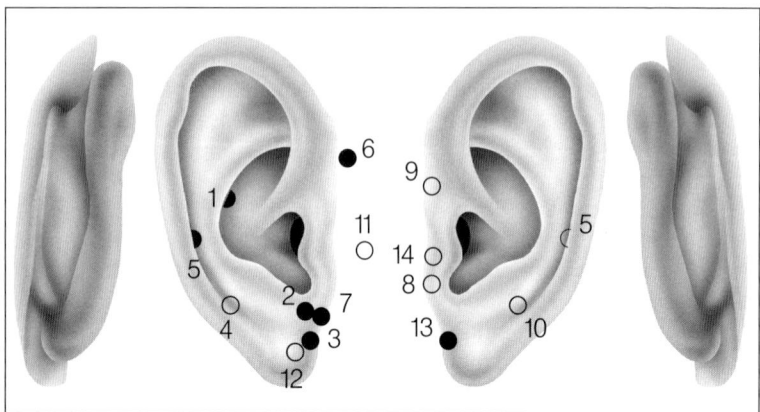

Abb. 42 ① Ärgerpunkt re Si ② Aggressionspunkt re Si ③ Angstpunkt re Si ④ Antidepressionspunkt re Go ⑤ Barbituratpunkt li Go ⑥ Bourdiolpunkt re Si ⑦ Eifersuchtspunkt re Si ⑧ Epiphysenpunkt li Go ⑨ Frustrationspunkt li Go ⑩ Kummerpunkt li Go ⑪ LTSP re Go ⑫ Omegahauptpunkt re Go ⑬ Sorgenpunkt li Si ⑭ Valiumpunkt li Go.

2.5 Organkoppelungen

Aus traditioneller chinesischer Anschauung weiß man um den Zusammenhang zwischen der *Psyche und Körperorganen*. Beide stehen in enger energetischer Beziehung. So läßt sich z.b. bei
- Ärger der Leberpunkt,
- bei Angst der Milzpunkt,
- bei Depression der Lungenpunkt und
- bei Sorge der Gallenpunkt
nachweisen.

In der Praxis kann diese Koppelung dazu genutzt werden, die Wirkung eines Punktes durch die Mitbehandlung seines verbundenen Partners zu verstärken.

Folgende Paare sind bekannt:

Ärger – Leber

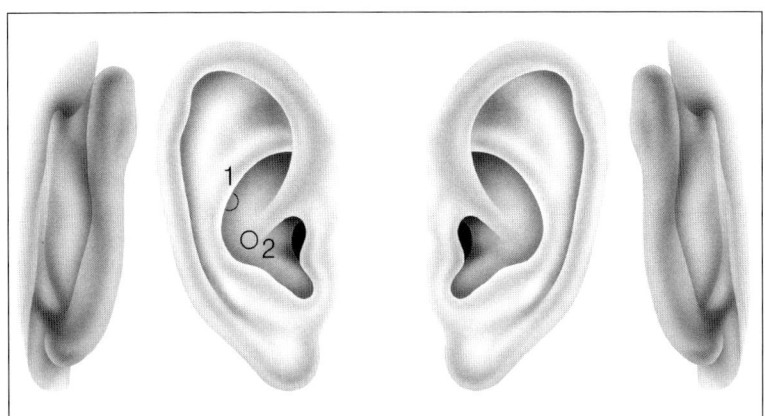

Abb. 43 ① Ärgerpunkt re Si ② Leberpunkt re Go

Angst – Milz

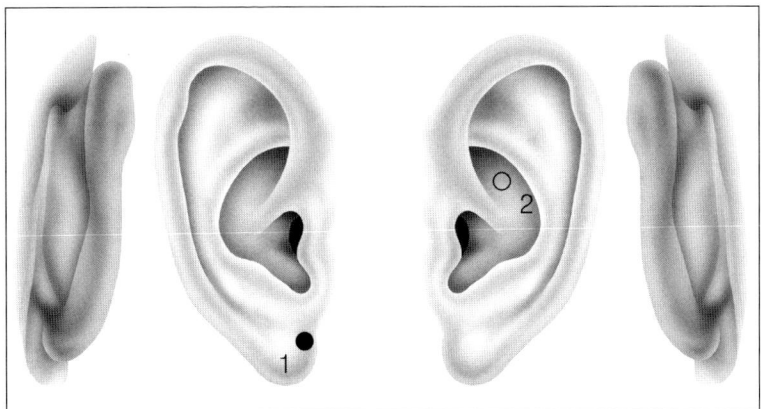

Abb. 44 ① Angstpunkt re Si ② Milzpunkt li Go

Depression – Lunge

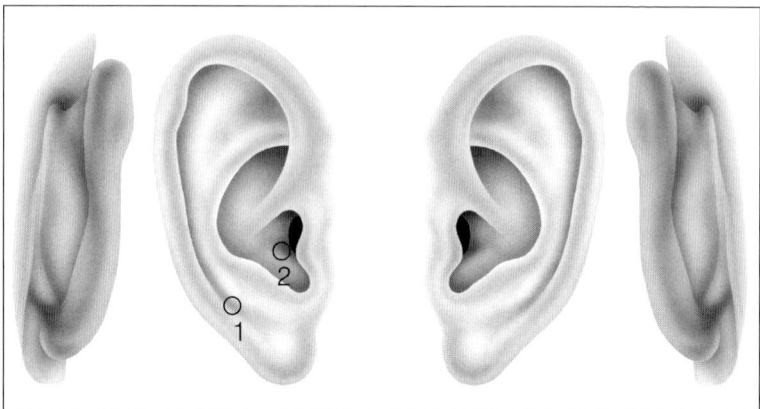

Abb. 45   ① Antidepressionspunkt re Go   ② Lungenpunkt re Go

Sorge – Galle

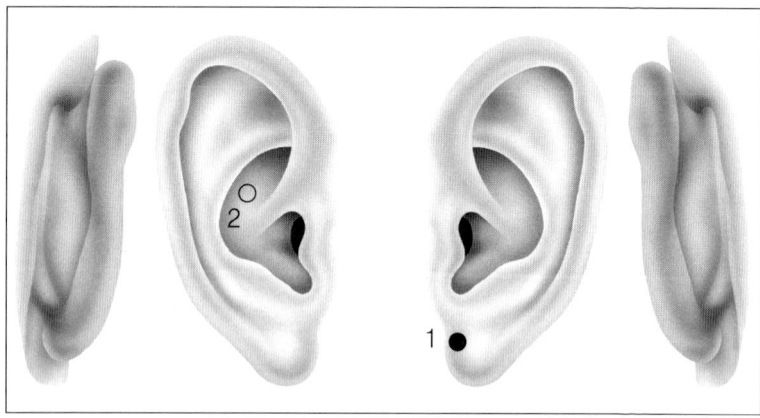

Abb. 46   ① Sorgenpunkt li Si   ② Gallenpunkt re Go

2.6 Achsenprogramme

Die Behandlung über sogenannte Achsen stellt eine Methode dar, die eigentlich *fortgeschrittenen Akupunkteuren* vorbehalten ist. Denn das Auffinden der Achsenpunkte setzt das Beherrschen der Pulstastung (RAC) und spezielle Untersuchungstechniken voraus. In vielen Fällen ist es aber möglich, zumindest einige, manchmal auch alle Achsenpunkte mit dem elektrischen Punktesuchgerät nachzuweisen. Aus diesem Grund und weil sich der Einsatz der Achsenprogramme in der täglichen Praxis immer wieder aufs neue bewährt, werden sie auch schon im Rahmen dieses Buches vorgestellt (3).

Alle Achsen, auch »Energielinien« genannt, verlaufen durch den *Nullpunkt,* dem energetischen und geometrischen Zentrum des Ohres. Er bildet den Mittelpunkt jeder Energielinie. Von einigen Ausnahmen abgesehen besteht jede Achse aus 4 Punkten, von denen *zwei in Gold* und *zwei in Silber* erscheinen und deren Anordnung sich spiegelbildlich zum Nullpunkt verhält. Dieser Zusammenhang vereinfacht die genaue Lokalisation der Achsenpunkte.

Zwei bis drei Punke jeder Energielinie sind schon aus anderen Indikationen bekannt und leicht mit dem Punktesuchgerät auffindbar. Die Spiegel- bzw. Ohrrandpunkte lassen sich nach den beschriebenen geometrischen Gesetzmäßigkeiten ableiten, sofern man sie nicht auf eine andere Art nachweisen kann. Es hat sich gezeigt, daß es gesamtenergetisch vorteilhafter ist, die genannten Punkte *in einer Linie* zu behandeln, auch wenn manche Reflexlokalisationen hierdurch in einem kybernetisch ungünstigeren Nadelmetall z.B. Silber und auf der kontralateralen Ohrseite gestochen werden müssen. Diese *geometrische Symmetrie* bewirkt nämlich eine besonders starke energetische Wirkung, die so tief geht, daß konstitutionell angelegte Schwächen des Patienten günstig beeinflußt werden können, wie z.B. eine vererbte Allergieneigung, eine Infektionsanfälligkeit etc.. Die Erbanlagen selbst können natürlich nicht verändert, die hieraus resultierenden Beschwerden hingegen stark vermindert werden.

Achsenprogramme können einzeln behandelt oder mit anderen Punkten kombiniert werden.

Indikation:
Die Achsenprogramme sind bei allen hartnäckigen, rezidivierenden, chronischen und auch therapieresistenten Erkrankungen einsetzbar, vor allem auch dann, wenn es sich um *konstitutionelle Schwächen* handelt.

Folgende Energielinien/Achsenprogramme sind bekannt:

Allergieachse	Depressionsachse	Hormonelle Achse

Immunachse	Omegaachse	Suchtachse

Vegetative Achse

2.6.1 Allergieachse

Die Allergieachse kann bei Krankheiten *allergischer Genese* wie Ekzem, Heuschnupfen, allergischem Asthma, Neurodermitis etc. indiziert sein. Neben dem *Ohrrandpunkt,* der nahe dem Antihistaminpunkt liegt, besteht die Achse aus den beiden Lokalisationen *Nebennieren-* und *ACTH-Punkt,* die eine cortisonähnliche Wirkung entfalten. Nach unten (kaudal) wird diese Energielinie durch den *Spiegelpunkt* abgeschlossen, der sich spiegelbildlich zum Ohrrandpunkt knapp unter dem Ohrläppchenansatz auf der Gesichtshaut befindet. Die Allergieachse wird am dominanten Ohr genadelt.

In besonderen Fällen kann diese Achse auch mit der Immunachse (auch Allergieachse 2 genannt) kombiniert werden, die ebenfalls bei Krankheiten allergischer Genese einen guten Effekt erzielt.

Allergieachse

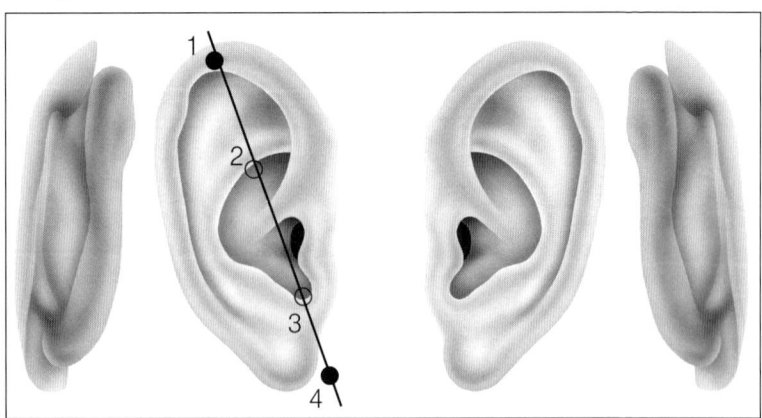

Abb. 47 ① Ohrrandpunkt re Si ② Nebenniere endokrin re Go ③ ACTH re Go ④ Spiegelpunkt re Si

2.6.2 Depressionsachse

Zieht sich ein depressiver Charakterzug durch die Biographie des Patienten, der als Auslöser für die Erkrankungen verantwortlich gemacht werden kann, sollte ein Therapieversuch mit Hilfe der Depressionsachse unternommen werden.
Diese Energielinie besteht aus dem
● *Antidepressionspunkt,*
● dem Punkt des *Plexus bronchopulmonalis,*
● dem *Bourdiolpunkt* und einem
● *Spiegelpunkt,*
der außerhalb der Ohrmuschel spiegelbildlich zum Antidepressionspunkt liegt.
Die Behandlung erfolgt am dominanten Ohr.

Depressionsachse

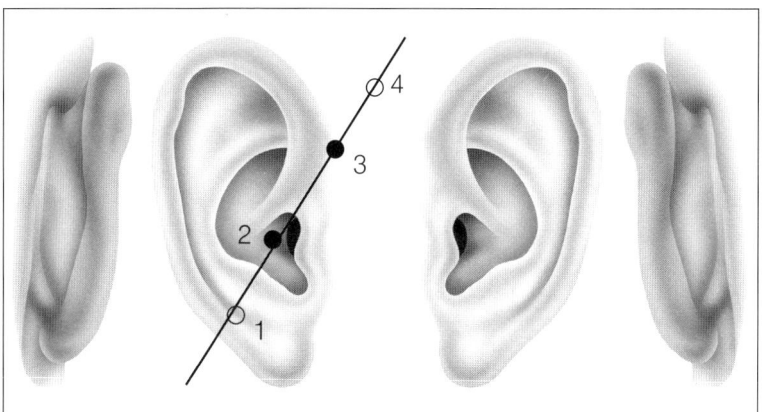

Abb. 48 ① Antidepressionspunkt re Go ③ Punkt des Plexus bronchopulmonalis re Si ③ Bourdiolpunkt re Si ④ Spiegelpunkt re Go

2.6.3 Hormonelle Achse

Hormonelle Dysfunktionen, d.h. Funktionsstörungen, wie Regelanomalien und -beschwerden, klimakterische Veränderungen, hormonelle Migräne etc. lassen sich günstig über die Behandlung der hormonellen Achse beeinflussen.

Die Achsenpunkte bestehen aus dem *Gestagen-,* dem *Östrogen-,* dem *Gonadotropin-* sowie einem *Spiegelpunkt,* der in unmittelbarer Nähe zum Omegahauptpunkt liegt.

Die Behandlung erfolgt am dominanten Ohr.

Hormonelle Achse

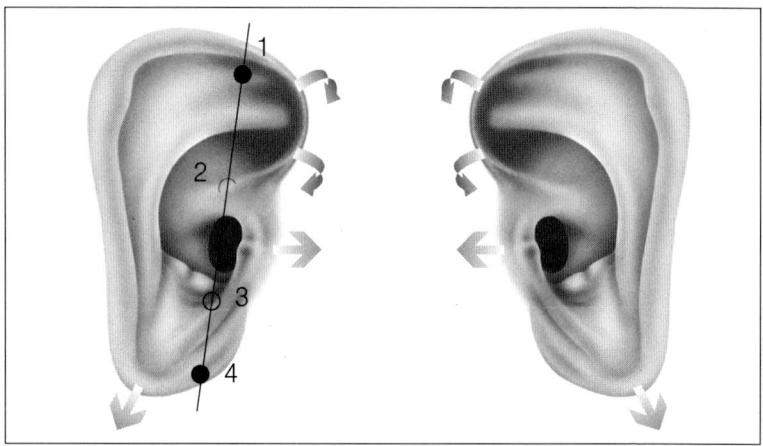

Abb. 49 ① Gestagenpunkt re Si ② Östrogenpunkt re Go ③ Gonadotropinpunkt re Go ④ Spiegelpunkt re Si

2.6.4 Immunachse

Besteht beim Patienten eine konstitutionelle Schwäche für Krankheiten infektiöser Genese, so stellt die Immunachse, die auch »Allergieachse 2« genannt wird, eine gute Indikation zur Akupunktur dar. Hierzu zählen chronisch rezidivierende Tonsillitiden, Erkältungen, Blasenentzündungen, Harnwegsinfektionen, Herpes Zoster etc.
Die Achsenpunkte, die auf einer Linie durch den Nullpunkt liegen, sind der *LTSP,* der *Interferonpunkt,* der *Thymuspunkt* und ein *Ohrrandpunkt,* der sich spiegelbildlich zum LTSP auf der Helixkrempe befindet.
Die Behandlung erfolgt am nicht dominanten Ohr.

Immunachse

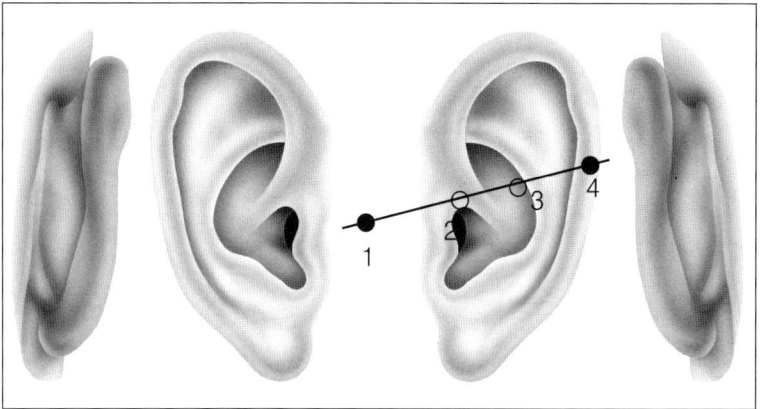

Abb. 50   ① LTSP li Si ② Interferonpunkt li Go ③ Thymuspunkt li Go ④ Ohrrandpunkt li Si

2.6.5 Omegaachse

Die Behandlung der Omegaachse führt zu einem generellen psychischen Ausgleich, zur Harmonisierung und psychischen Stabilisierung. Sie ist bei *psychosomatischen Erkrankungen* und *psychogenen Störungen* indiziert.
Den wichtigsten Punkt dieser Achse stellt der **Omegahauptpunkt** dar, der auch »**Meister der Energie**« genannt wird und bei allgemeinen Energiestörungen (z.b. bei psychosomatischen Krankheiten) eingesetzt werden kann. Seine ausgleichende und entspannende Wirkung läßt sich mit der des Medikamentes *Lexotanil* vergleichen. Er besitzt auch eine besondere Affinität zu chronischen Schmerzzuständen. Der Omega-

hauptpunkt steht mit der intellektuellen Entfaltung des Patienten, d.h. mit seiner Persönlichkeit in Zusammenhang, die zum einen die Beziehung zu sich selbst aber auch die zur Umwelt wie Familie, Beruf und Gesellschaft umfaßt.

Der Punkt **Omega 1** reflektiert die vegetative Persönlichkeit des Patienten und besitzt eine besondere Beziehung zur Ernährung, d.h. zu dem, was der Patient zu sich aufnimmt (z.b. Eßsucht als Ersatzbefriedigung). Normalerweise wird er in *Silber* gestochen. Liegt eine Quecksilberempfindlichkeit gegenüber Nahrung (z.b. Nordseefisch) oder Amalgamfüllungen vor, erscheint dieser Punkt in *Gold* und muß neben einer Quecksilberkarenz (Nahrungsumstellung, Amalgamsanierung) auch in diesem Metall behandelt werden.

Der Punkt **Omega 2** ist ein Hinweispunkt für die Vitamine B und E. Seine psychische Bedeutung liegt ebenfalls wie beim Omegahauptpunkt in der Beziehung des Patienten zu anderen Menschen (Umwelt) mit dem Unterschied, daß hier vor allem die sexuelle Entfaltung in der zwischenmenschlichen Beziehung gemeint ist.

Die Kombination aus der **Omegaachse** mit dem **Aggressionspunkt** wird als **Suchtachse** bezeichnet (siehe »Suchtbehandlung«).

Die Behandlung der Omegaachse erfolgt am dominanten Ohr.

Omegaachse

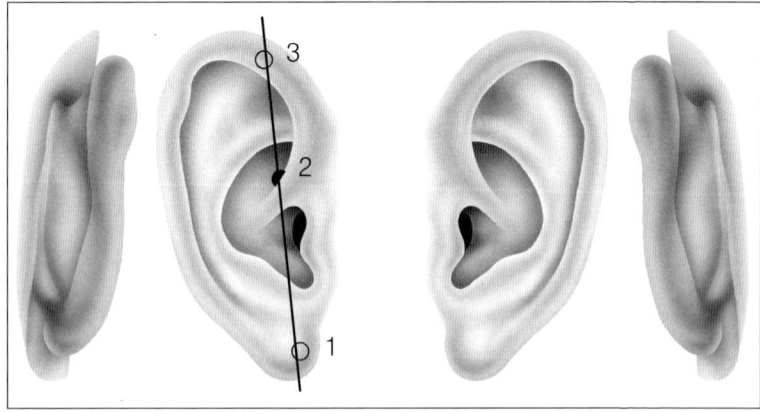

Abb. 51   ① Omegahauptpunkt re Go ② Omega 1 re Si ③ Omega 2 re Go

2.6.6 Vegetative Achse

Die Vegetative Achse kann bei *vegetativen Beschwerden* wie z.B. vegetativer Kreislaufdysregulation, einem Morbus Sudeck etc. eingesetzt werden.
Sie besteht neben dem *Valium-* und *Milzpunkt* aus dem sogenannten *Zonendominanten Punkt* (Ohrrandpunkt) sowie einem *Spiegelpunkt* außerhalb der Ohrmuschel. Die beiden letzteren Lokalisationen lassen sich nur schwer mit dem elektrischen Punktesuchgerät nachweisen, doch sollte man es versuchen.
Die Behandlung erfolgt am nicht dominanten Ohr.

Vegetative Achse

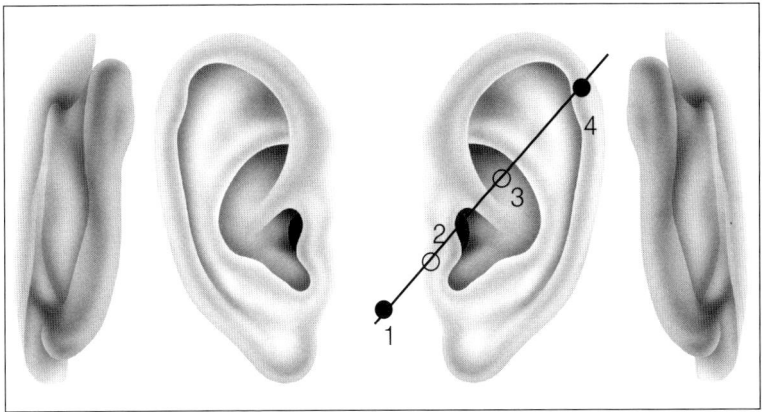

Abb. 52 ① Spiegelpunkt li Si ② Valiumpunkt li Go ③ Milzpunkt li Go ④ Ohrrandpunkt li Si

III.

Praxis der Ohrakupunktur

1. Therapeutische Grundlagen

1.1 Indikationen und Kontraindikationen

> Die Behandlung einer Erkrankung durch Ohrakupunktur setzt ihre
> ärztliche Abklärung, d.h. eine schulmedizinisch fundierte Diagnose
> voraus.

Steht die Diagnose fest, lautet die Kernfrage bei jedem Patienten: Ist die
Ohrakupunktur in diesem Falle angezeigt oder nicht?

1.1.1 Indikationen

Die beste Wirkung entfaltet die Akupunktur bei allen Formen von
Schmerzen. Es spielt keine Rolle, ob als Auslöser ein Trauma, eine Operation, eine Infektion, ein degenerativer Prozeß oder ähnliches in Frage
kommt. Die Ursache selbst, z.b. eine fortgeschrittene Arthrose, kann
natürlich nicht rückgängig gemacht werden.
Als weitere Hauptindikation gelten alle funktionellen, reversiblen Störungen des Organismus. Hierzu zählen Funktionseinschränkungen
oder -störungen von *Leber, Galle, Pankreas, Niere, Magen, Darm, Schilddrüse, Thymus, Nebenniere* etc.
Ebenso stellen *allergische* Erkrankungen wie z.b. *Heuschnupfen, Neurodermitis* oder allergisches *Asthma* ein gutes Behandlungsterrain dar.
Durch Ohrakupunktur kann auch die Psyche tief und wirkungsvoll
beeinflußt werden. Dies ermöglicht eine effektive Behandlung von
Suchtkrankheiten, Schlafstörungen, Prüfungs- und anderen *Ängsten,
depressiven Verstimmungen* etc. Im Gegensatz zur Körperakupunktur ist
die Behandlung über Reflexzonen am Ohr bei psychischen Störungen
wesentlich direkter, wirkungsvoller und tiefgehender.

1.1.2 Kontraindikationen

Bei den folgenden Kontraindikationen darf keine Akupunktur durchgeführt werden:

> ◀ Bei allen Schmerzzuständen (vor allem, wenn sie akut aufgetre-
> ten sind), die nicht ärztlich abgeklärt wurden.

Schmerzen sind ein Alarmsignal des Körpers und dürfen nicht einfach zum Verschwinden gebracht werden. Vor der Behandlung durch Akupunktur müssen ernstere Leiden ausgeschlossen werden, die einer weiterführenden Therapie bedürfen wie z.b. akute Appendizitis etc.. Es wäre unverzeihbar, auch nur bei einem Patienten durch symptombezogene Schmerztherapie eine tieferliegende Erkrankung (z.b. Krebsleiden) zu übersehen und somit eine adäquate Behandlung zu verzögern oder gar zu verhindern. Ein solches Verhalten wäre grob fahrlässig und würde nicht nur die Inkompetenz des Therapeuten beweisen, sondern die Ohrakupunktur als nebenwirkungsfreie Behandlungsalternative in Mißkredit bringen. Daher der eindrückliche Appell:

Ohne saubere Diagnose keine Therapie!

◀ bei neurologischen Erkrankungen, bei denen entzündliche, degenerative und demyelinisierende Prozesse im Rückenmark, Gehirn oder den peripheren Nerven zu Lähmungen führen. Hierzu zählt *amyotrophische Lateralsklerose, Multiple Sklerose, Poliomyelitis* (Kinderlähmung) etc.

◀ bei psychiatrischen Erkrankungen wie *Schizophrenie* und *endogener Depression*. Es ist aber erlaubt, eine depressive Verstimmung zu behandeln.

◀ bei *Krebsleiden*. Allerdings darf versucht werden, den tumorbedingten Schmerz therapeutisch anzugehen.

◀ bei Frauen sollten während der *Menstruation* keine hormonaktiven Punkte gestochen werden. Dies gilt auch für die *Schwangerschaft:* Bei Graviden ist neben den hormonellen Punkten (Hypothalamus, Gonadotropin, Prolaktin, Thalamus, Gestagen, Ovarien) auch die Lokalisation des Uterus tabu.

▷ Andere Erkrankungen, die während der Schwangerschaft auftreten, wie z.B. eine Lumboischialgie, Schwangerschaftsübelkeit oder -erbrechen etc. dürfen selbstverständlich behandelt werden. Sie eignen sich hervorragend für die Akupunktur, da ohne schädliche Nebenwirkungen weder für die Mutter noch das Kind therapiert werden kann.

◀ bei Entzündungen, Vereiterungen oder sonstigen akuten Erkrankungen der Ohrmuschel wie auch bei Hautveränderungen (Ekzem, Muttermal etc.) auf der Ohroberfläche.

◀ bei allen Erbkrankheiten.

◀ bei allen Infektions- und Geschlechtskrankheiten.

1.2 Die Fallaufnahme (Anamnese)

Entschließt man sich auf Grund der vorausgegangenen Überlegungen zur Ohrakupunktur, sollten einige Punkte mit Hilfe der Anamnese geklärt werden, da sich aus ihnen das Behandlungskonzept ergibt. Neben der genauen Lokalisation der Beschwerden ist es wichtig, die Ursachen zu erfragen, die für die Entstehung der Krankheit von Bedeutung sind. Handelt es sich um eine Infektion, sind degenerative Prozesse für die Beschwerden verantwortlich oder liegt die Ursache in einer Störung auf psychischer Ebene? Der *psychosomatische Aspekt* ist nicht zu unterschätzen, denn oftmals kann eine chronisch depressive Stimmungslage oder auch starke Angst, tiefe Sorge, krankhafte Eifersucht etc. der Auslöser für körperliches Gebrechen sein.

Ein weiterer Schwerpunkt der Fallaufnahme sollte sich auf die Faktoren beziehen, die einer erfolgreichen Akupunkturtherapie im Wege stehen könnten – die sogenannten *Störherde.* Hierzu zählen alte Operations- und sonstige Narben, chronische Entzündungsherde oder auch Belastungen durch Umweltgifte, wie sie im Kapitel»Therapiehindernisse« genauer beschrieben sind.

In der Ohrakupunktur hängt die Nadelwahl, Gold oder Silber, entscheidend davon ab, ob der Patient Rechts- oder Linkshänder ist (siehe Kapitel»Der Ohrakupunkturpunkt«). Kann die Frage nach der Händigkeit nicht spontan eindeutig beantwortet werden, können kurze Tests Aufschluß geben. Hierzu zählt der **Klatschversuch** (der *Rechtshänder* klatscht mit der *rechten* Hand auf die ruhende linke und umgekehrt). Als weiterer Test gilt der **Nagelfeil-** oder **bürstversuch,** bei denen der *Rechtshänder* die aktive Bewegung mit der *rechten Hand* ausführt und umgekehrt. Die gilt ebenso für andere feine Arbeiten. Man kann den Patienten auch bitten, die Arme zu verschränken **(Armverschränktest).** Der Rechtshänder legt normalerweise seinen rechten Unterarm unter den linken und hält sich mit der rechten Hand am linken Oberarm fest. Des weiteren kann der **Omegahauptpunkt** für die Beurteilung der Händigkeit benutzt werden. Dieser Punkt ist auf der Seite der Händigkeit gegenüber mechanischem Druck (Drucktaster) schmerzempfindlicher als am anderen Ohr, d.h. beim Rechtshänder rechts, beim Linkshänder links.

Doch **Vorsicht** bei sogenannten *»umerzogenen Linkshändern«,* die zwar alle Tätigkeiten mit der rechten Hand erledigen, vom Gehirn aus aber als Linkshänder festgelegt sind. Diese Patienten müssen als Linkshänder behandelt werden.

1.3 Das Auffinden der Punkte am Ohr

1.3.1 Inspektion

Die Punktsuche beginnt mit der Inspektion des Ohres. Kleine Narben, Einrisse (Rhagaden), Bläschen, Knötchen, Poren, venöse Zeichnungen oder Schuppenbildung können auf Erkrankungen der Organe hinweisen, in deren Reflexzonen am Ohr sie liegen.

1.3.2 Mechanische Punktsuche

Bei der mechanischen Punktsuche macht man sich die Druckschmerzhaftigkeit pathologischer Reflexlokalisationen zunutze. Als Hilfsmittel eignet sich jede *stumpfe Sonde* wie z.b. eine Stricknadel, die Spitze eines Stiftes, ein Holz-, Glasstab oder ähnliches. Um eine Verzerrung des Untersuchungsergebnisses durch unterschiedlichen Aufdruck bei der Testung einzelner Ohrpunkte zu verhindern, entwickelte NOGIER einen mechanischen Drucktaster mit gefederter Spitze. Dieser gewährleistet einen konstanten Druck von 130–150 Gramm. Mit diesem oder den anderen Hilfsmitteln untersucht man Punkt für Punkt am Ohr, bis der Patient eine unangenehme oder schmerzhafte Empfindung angibt. Im extremen Fall kneift er das Gesicht vor Schmerz zusammen, was NOGIER als »*Grimassenphänomen*« bezeichnet hat. Da die unterschiedlichen Ohrregionen (auch beim Gesunden) verschieden empfindlich reagieren, muß jeder Punkt immer im Vergleich zur anderen Seite beurteilt werden. Ein großer Nachteil dieser Methode ist die lange Untersuchungsdauer, da für eine sichere Aussage pro Punkt längere Zeit (1–2 Minuten) Druck ausgeübt werden muß. Außerdem ist das Verfahren abhängig von der aktiven Mitarbeit des Patienten und seiner subjektiven Schmerzempfindung. Des weiteren gibt diese Technik keine Information darüber, ob der gefundene Punkt tonisiert (Goldnadel) oder sediert (Silbernadel) werden muß.
Ich empfehle die mechanische Punktsuche *nur in Notsituationen* wie z.B. auf Reisen, wenn kein elektrisches Suchgerät zur Hand ist.

1.3.3 Elektrische Punktsuche

Eine genauere Bestimmung pathologischer Reflexlokalisationen am Ohr erreicht man durch die elektrische Punktsuche mit Hilfe des sogenannten *Punktoskopes.* Hierbei wird der veränderte Hautwiderstand der kleinen Ohrpunkte (ca. 0,2 mm Durchmesser) im Vergleich zur Umgebung gemessen. Die Größe der Potentialdifferenz wird durch ein Lichtsignal und/oder einen Summton angezeigt. Dieses Verfahren stellt eine objektive Untersuchungsmethode dar, die weder vom Schmerzempfinden noch der Mitarbeit des Patienten abhängig ist. Sie ist leicht erlernbar und einfach durchzuführen.

Das Punktoskop
Im Handel existieren verschiedene Geräte, deren Aufbau vom Prinzip her ähnlich ist. Das Kernstück jedes Punktoskopes ist seine Untersuchungsspitze, die aus einer zylindrischen Rundelektrode besteht, in deren Mitte sich ein Meßstift von ca. 0,5 mm Durchmesser befindet. Diese Doppelelektrode mißt den Hautwiderstand eines Punktes im Verhältnis zu seiner unmittelbaren Umgebung (sogenannte Differentialmessung). Ihre eingestellte Empfindlichkeit gibt an, wie groß die Differenz zwischen dem gemessenen Punkt und seiner Umgebung ist und läßt sich durch ein Potentiometer steuern, das meist in 10 Stufen unterteilt ist. Auf der unsensibelsten Einstellung, der Stufe 10, werden sehr viele, auch gesunde Punkte angezeigt.

> Prinzipiell gilt: Je tiefer, d.h. sensibler, die Einstellung des Potentiometers, bei der ein Punkt noch angezeigt wird, desto pathologischer, d.h. krankhafter ist er.

Aus diesem Grund beginnt die elektrische Punktsuche bei einer Potentiometereinstellung von 8 oder tiefer. Hat man eine Lokalisation gefunden, bei der das Gerät durch ein optisches Signal und/oder Summton einen veränderten Hautwiderstand anzeigt, reduziert man die Empfindlichkeit schrittweise. Goldpunkte sollten mindestens bis Stufe 5-6 und tiefer, Silberpunkte auf Position 3-4 und weniger nachgewiesen werden können, um sie als behandlungsbedürftig einzuschätzen. In manchen Fällen geht die Messung bis Stufe 1 als Zeichen eines besonders pathologischen Geschehens des zugeordneten Organes.
Die tiefste Potentiometereinstellung, bei der ein Punkt noch anspricht, ist ein Anhaltspunkt dafür, wie »stark pathologisch«, d.h. krankhaft verändert er ist. Die Messung läßt allerdings nur eine ungefähre quantitative (d.h. semiquantitative) Aussage zu, denn viele *unkontrollierbare*

Faktoren beeinflussen die elektrischen Ladungsverhältnisse am Ohr. Hierzu zählen vor allem *elektrostatische Aufladungen* des Patienten und der Umgebung (z.b. Wettereinflüsse) sowie *elektromagnetische Felder.* Aber auch die *lokalen Feuchtigkeitsverhältnisse* (z.b. Schwitzen) am Ohr, die isolierende Wirkung von *Haarsprays,* ein unterschiedlicher *Elektrodenaufdruck,* die *Dauer* der Messung, *individuelle vegetative* Regulationsmechanismen des Patienten etc. können das elektrische Potential verändern. Ein gewisses Maß an Objektivität der Meßergebnisse erreicht man durch die Verwendung einer Erdung. Sie leitet die störenden Einflüsse sowohl von elektromagnetischen Feldern wie auch von elektrostatischen Aufladungen nach außen ab und schaltet somit die Hauptstörfaktoren aus, die zu einer Verfälschung der Meßergebnisse führen können. Die Erdung besteht aus einer Ohrklammer, die am untersuchten Ohr befestigt ist und mit einer geerdeten Masse verbunden wird. Hierfür bietet sich das Heizungs- oder Wasserleitungssystem an, sofern es ausschließlich aus Metallrohren besteht. Ansonsten beschafft man sich eine spezielle Erdungssteckdose, die ebenfalls wie die Ohrklammer im Akupunkturfachhandel erhältlich ist.

Zusammengefaßt läßt die *tiefste* Potentiometereinstellung, bei der ein Punkt noch anspricht, eine semiquantitative Aussage darüber zu, wie stark *pathologisch* er ist. Voraussetzung ist eine Erdung. Dieser Zahlenwert sollte zur Dokumentation notiert werden und erlaubt die Beurteilung einer Akupunkturbehandlung. Im Normalfall wird der Punkt im Laufe der Behandlungen immer schwächer pathologisch, d.h. er läßt sich nur noch mit immer höheren, d.h. unsensibleren Potentiometereinstellungen nachweisen, bis er gar nicht mehr auffindbar ist. Parallel hierzu normalisiert sich die Funktion des korrespondierenden Organes, d.h. die Beschwerden lassen nach.

Neben dem Meßgriffel verfügt das Gerät über eine Masseelektrode, die der Patient in der Hand hält. Diese ist für den Schluß des Stromkreises notwendig.

Am Punktoskop befindet sich außerdem ein *Hebel* mit der Position »Gold« oder »Silber«. Steht der Hebel auf »Gold«, so werden ausschließlich Punkte angezeigt, deren Hautwiderstand im Vergleich zur Umgebung erniedrigt ist, und die daher einer Tonisierung, d.h. einer Goldnadel, bedürfen. Unter »Silber« werden nur Punkte gefunden, deren Hautwiderstand erhöht ist und die deshalb sediert werden müssen (Silbernadel). Inzwischen gibt es auf dem Markt Geräte, die *automatisch* anzeigen, ob es sich um einen Gold- oder Silberpunkt handelt.

Bei der praktischen Durchführung der elektrischen Punktsuche sollten die folgenden Ratschläge beachtet werden, um Fehlmessungen zu vermeiden.

Die *Spitze* des Meßgriffels muß immer senkrecht, d.h. *im Winkel von 90°* zum untersuchten Ohrpunkt, aufgesetzt werden. An Kanten wie z.B. der Anthelix wird man dies nicht immer erreichen können. Hier sollte man den Meßgriffel so gerade wie möglich, d.h. senkrecht zum Punkt, halten. In der Praxis bedeutet dies, daß die Meßspitze bei der Punktsuche in der Concha, in der Scapha und auf der Helix senkrecht zum Ohr, bei der Messung in der Helixkrempe jedoch tangential zum Ohr gehalten wird.

Da eine exakte Messung einen konstanten Auflagedruck voraussetzt, ist die Spitze gefedert gelagert. Sie sollte bei der Untersuchung jedoch nicht tiefer als 2–3 mm eingedrückt werden, da ein zu starker Aufdruck das Meßergebnis verfälscht.

Nach jeder Messung wird die Teleskopspitze kurz von der Haut abgehoben und an der nächsten Lokalisation neu aufgesetzt. Ein *»Entlangfahren«* auf der Ohroberfläche sollte *vermieden* werden, da es zu fehlerhaften Ergebnissen führt.

Während der Untersuchung muß die *Spitze* des Punktoskopes immer wieder von Hautschuppen, Talgresten etc., die sich zwischen den gefederten Elektroden ansammeln, *gesäubert* werden. Zur Reinigung eignet sich am besten eine trockene oder alkoholgetränkte Kompresse.

Manchmal machen Haarspray, Talg und Fett auf der Oberhaut eine elektrische Messung unmöglich, da sie wie eine Isolationsschicht wirken können. Hier ist es notwendig, das Ohr zuvor mit Wundbenzin oder Alkohol zu reinigen. Es darf allerdings erst dann mit der Untersuchung begonnen werden, wenn die *Haut vollständig getrocknet* ist.

In regelmäßigen Abständen müssen die *Batterien* überprüft werden, denn bei mangelnder Stromreserve zeigt das Gerät zu viele und falsche Punkte an.

Die von manchen Autoren und Akademikern empfohlene »Eichung« des Gerätes vor der Untersuchung am Nullpunkt des Patienten als Anhaltspunkt für die individuelle aktuelle Sensibilität sollte nicht durchgeführt werden, da der als Vergleich dienende Nullpunkt oft selbst pathologisch verändert sein kann.

Die häufigsten Gründe für Fehlmessungen:
- (Fast) leere Batterien
- Der Patient hat die Maßeelektrode losgelassen und somit den Stromkreis unterbrochen.
- Die Punktsuche erfolgt mit der falschen Einstellung am Punktoskop. Man sucht z.B. Goldpunkte, der Schalter steht jedoch auf Silber und umgekehrt.

- Die Punktsuche wird bei einer zu tiefen Potentiometereinstellung begonnen.
- Das Ohr ist durch Fett, Haarspray, Hautschuppen etc. verunreinigt.

1.3.4 Manuelle Punktsuche mit der Pulstastung (RAC)

Im Gegensatz zur traditionellen chinesischen Medizin kennt die europäische Schule der Akupunktur den sogenannten »réflexe auriculocardiaque«. Der französische Arzt NOGIER entdeckte dieses Phänomen 1968. Während er bei der Punktsuche die Ohrmuschel einer Patientin mechanisch reizte, spürte er plötzlich eine Veränderung der Pulsqualität über der Arteria radialis (übliche Pulstaststelle). Die Beobachtung eines Zusammenhanges zwischen der Reizung am Ohr und einer Reaktion des Herzens bzw. des Pulses führte zu der Bezeichnung *Reflex Auriculocardiaque* (RAC).

Der Begriff ist eigentlich nicht ganz richtig, da es sich um einen vom sympathischen Nervensystem gesteuerten kutivaskulären Reflex handelt. Aus historischen Gründen hält dieses Buch trotzdem an der Bezeichnung RAC fest, der auch *Nogier-Reflex, Auriculocardial-Reflex* (ACR) oder *vaskuläres autonomes Signal* (VAS) genannt wird. Mit Hilfe der manuellen Pulstastung ist es möglich, pathologische Punkte am Ohr aufzuspüren und auch zu entscheiden, ob sie tonisiert (d.h. Goldnadel) oder sediert (d.h. Silbernadel) werden müssen. Im Vergleich zur elektrischen Messung erlaubt die Anwendung des RAC darüber hinaus aber auch den Nachweis und die Behandlung von Therapiehindernissen. Hierzu zählen hauptsächlich die sogenannten *Störfelder,* deren Beseitigung bei scheinbar therapieresistenten Fällen noch zur Heilung führen kann.

Das Erlernen und Beherrschen des RAC kann nur unter Anleitung eines erfahrenen Untersuchers am Patienten erfolgen. Es wäre sinnlos zu versuchen, sich diese Methode aus einem Buch anzueignen. Aus diesem Grund möchte ich die Einzelheiten der Durchführung nicht näher beschreiben, sondern auf die verschiedenen Ausbildungsangebote der Akademien verweisen.

Der große Nachteil des RAC besteht in der *Abhängigkeit vom subjektiven Empfinden des Untersuchers* und setzt ein dauerndes Üben voraus. Schon die Hektik eines Praxisalltages, aber auch eine Hornhautschwiele an den Fingern, z.B. nach Gartenarbeit, kann es unmöglich machen, sich auf die feinen qualitativen Pulsunterschiede zu konzentrieren. Dies ist auch der Grund dafür, daß sehr viele Therapeuten, die sich in ihrer Praxis nicht ausschließlich mit Akupunktur beschäftigen, im Alltag auf die elektrische Punktsuche zurückgreifen, auch wenn sie den RAC erlernt haben.

1.3.5 Markierung der Punkte

Ist ein pathologischer Punkt gefunden, wird die Elektrodenspitze kurz bis zum Anschlag durchgedrückt. Dies führt zu einem kreisförmigen Abdruck auf der Hautoberfläche, der sich leicht mit einem Stift markieren läßt. Der Farbstift sollte schwer alkohollöslich sein, da er auch noch nach der Hautdesinfektion sichtbar bleiben muß. Am besten eignet sich hierfür ein dünner Filzschreiber, ein Ball Pen o.ä.

1.4 Wahl der Punkte zur Behandlung

Vor jeder Behandlung sollten alle in Frage kommenden Punkte in einem ersten diagnostischen Schritt aufgesucht und markiert werden, um sie anschließend in einem zweiten therapeutischen Schritt nacheinander stechen zu können. Die Auswahl richtet sich nach den anamnestischen Angaben des Patienten über Lokalisation und Ursache der Beschwerden sowie nach pathophysiologischen Zusammenhängen. Der **therapeutische Ansatz** der Ohrakupunktur besteht im Prinzip aus den folgenden Schritten:

Lokale Punkte
An erster Stelle stehen die sogenannten lokalen (Schmerz-)Punkte, die auch *symptombezogene Organpunkte* oder *loci dolendi* genannt werden. Man versteht hierunter die sensiblen Reflexlokalisationen auf der Ohrvorderseite, die mit den Körperteilen korrespondieren, in denen die Beschwerden lokalisiert sind. Es handelt sich fast ausschließlich um *Goldpunkte*. Bei Knieschmerzen wäre dies z.B. der Kniepunkt, bei einem Tennisellenbogen der Ellenbogenpunkt, bei einer Gastritis der Magenpunkt etc. In den meisten Fällen ist es vorteilhaft, den lokalen Punkt nach der Akupunktursitzung mit einer *Dauernadel* zu stechen, um an diesem Punkt der Beschwerden eine verlängerte Wirkung zu erreichen.

Korrespondierende Punkte
Mit dem systembezogenen Organpunkt auf der Ohrvorderseite steht meistens ein korrespondierender Punkt auf der Ohrrückseite in direkter

130

Verbindung. Diese Beziehung gilt nicht nur für die Projektionszonen des Bewegungsapparates, sondern auch für die Punkte der inneren Organe wie Gallenblase, Herz, Darm etc. Die Punkte auf der Rückseite des Ohres sind fast ausschließlich *Silberpunkte,* was bei der Punktsuche mit dem Punktoskop (auf richtige Einstellung »Silber« achten!) berücksichtigt werden muß.

Übergeordnete Punkte

An dritter Stelle folgen die sogenannten übergeordneten Punkte, die eine allgemeine energetisch ausgleichende Wirkung besitzen. Hierzu zählt z.b. der **Darwinpunkt,** der in dieser Eigenschaft eine besondere Affinität zu allen Erkrankungen der unteren Extremitäten besitzt. Eine weitere Lokalisation stellt der **Nullpunkt** dar, der auf den gesamten abdominalen Bereich energetisch ausgleichend wirkt und bei allen Affektionen im Bauchraum eingesetzt werden kann.

Auch die **Analgetisch wirksamen Punkte** Thalamus, Analgesiepunkt, PGE 1 und LTSP sind an dieser Stelle zu nennen, die eine allgemein schmerzlindernde Wirkung besitzen. Ebenso gehören die **Psychischen Punkte** dazu, die im Sinne der sogenannten *Organkoppelung* mit einem Organpunkt in direktem energetischen Zusammenhang stehen. Hierzu zählen die Punktepaare Milz – Angst, Galle – Sorge, Lunge – Depression sowie Leber – Ärger (siehe **Organkoppelung).** Desweiteren können an dieser Stelle auch die sogenannten **Achsenprogramme** in die Behandlung integriert werden, die eine besondere energetische Wirkung besitzen und konstitutionelle Schwachstellen ausgleichen können.

Schließlich handelt es sich auch bei den sogenannten **Medikamenten vergleichbaren Punkten** um übergeordnete Reflexlokalisationen, die zur rein symptomatischen Therapie bei den entsprechenden Indikationen behandelt werden können (siehe »**Medikamenten vergleichbare Punkte«).**

Psychische Punkte

Als vierter Schritt sind die **Psychischen Punkten** zu überprüfen. Im Einklang mit der Anamnese müssen diejenigen psychischen Lokalisationen mitbehandelt werden, die für die Entstehung oder Unterhaltung der Beschwerden verantwortlich sind (siehe »**Psychische Punkte«).** Als Punkte mit allgemein psychosomatischer Wirkung sind der *Omega-* und der *Bourdiolpunkt* zu nennen. Aber auch die Omegaachse, die eine sehr tiefgreifende Wirkung in Bezug auf den Patienten und seine Umwelt besitzt, kann zum Ausgleich psychogener Störungen genadelt werden.

Kardinalpunkte

Im Einklang mt der traditionellen chinesischen Medizin und weil es sich in der Praxis immer wieder bewährt, ist es empfehlenswert, die sogenannten »Kardinalpunkte« in das Behandlungskonzept miteinzubeziehen. Sie schalten nach traditioneller chinesischer Auffassung außerordentliche Meridiane ein und führen dem geschwächten Reflexkreis, d.h. dem erkrankten Organ, (zusätzliche) ruhende Energien zu. Die einzelnen Punkte und ihre Indikationen sind im Kapitel »Kardinalpunkte« bzw. »Punktlokalisationen im einzelnen« beschrieben. Aus traditionellen Gründen wird die Akupunktur mit einem Kardinalpunkt begonnen und durch einen weiteren abgeschlossen. Hierbei ist zu beachten, daß der Thymuspunkt grundsätzlich am Schluß gestochen wird, weil sonst die lokalen pathologischen Punkte nicht mehr auffindbar sind. Pro Sitzung sollten nicht mehr als zwei Kardinalpunkte gestochen werden, um Überreaktionen des Patienten zu vermeiden.

Der Aufbau einer Akupunkturtherapie am Ohr läßt sich in etwa wie folgt zusammenfassen:

1. Sofern Kardinalpunkte in das Behandlungskonzept einbezogen werden, steht die Nadelung des **ersten Kardinalpunktes** am Therapiebeginn. (Cave: An erster Stelle niemals den Thymuspunkt stechen!)

2. Behandlung der **lokalen Schmerz- bzw. Organpunkte** Es empfiehlt sich oft, diese Punkte am Ende der Akupunktursitzung mit einer Dauernadel zu stechen.

3. **Direkt zugehörige Punkte** auf der (muskulären) Ohrrückseite (meistens Silberpunkte, sogenannte Zangentechnik) nadeln.

4. Auswahl geeigneter **übergeordneter Punkte**
   - Darwinpunkt bei allen Affektionen der unteren Extremität
   - Nullpunkt bei allen Affektionen des Bauchraumes
   - Analgetische Punkte
   - Psychische Punkte im Sinne der Organkoppelung
   - Achsenprogramme
   - Medikamenten vergleichbare Punkte

5. **Psychische Punkte** im Einklang mit den anamnestischen Angaben

6. Nadelung des **zweiten Kardinalpunktes**

7. Bei Therapieresistenz muß nach **Störfeldern** gesucht und diese ausgeschaltet werden (siehe »Therapiehindernisse«).

Dieses sind die Säulen, auf die sich jedes Behandlungskonzept aufbaut. In der Praxis kommt es vor, daß auf Grund dieses Schemas die optimale Anzahl von 4–7 Nadeln pro Sitzung überschritten wird. In diesen Fällen läßt man z.b. in der ersten Sitzung die übergeordneten Punkte wie Psyche oder Kardinalpunkte weg und konzentriert sich nur auf das lokale Geschehen. In der zweiten Sitzung werden dann die weiteren Punkte gestochen. Andererseits gibt es auch Fälle, in denen eine einzige Nadel für die Behandlung ausreicht, die sogenannte **Einnadeltherapie.**

2. Therapeutisches Vorgehen

2.1 Akupunktur

Die wirksamste Behandlung eines Akupunkturpunktes ist seine *Nadelung*. Sie ist den anderen Manipulationsmöglichkeiten wie Massage, Quaddelung, elektrische Reizung oder dem Laser in Wirkungstiefe und -dauer überlegen. Im Gegensatz zu diesen unspezifischen Behandlungsmöglichkeiten stellt die Nadelwirkung einen *eindeutigen* Reiz dar. Die Wahl des Nadelmetalles *Gold* bewirkt *Energiezufuhr* (Tonisierung, bzw. Anregung), die von *Silber Energiewegnahme* (Sedierung, bzw. Dämpfung). Außerdem verursacht der Nadelstich ein Mikrotrauma, das einige Tage (ca. 7) bis zur narbenlosen Abheilung benötigt. Dieser Wundheilungsreiz wirkt ebenfalls auf das zugehörige Organ im Sinne einer Heilung energetisch ausgleichend.

2.1.1 Nadelwahl

Bei der Ohrakupunktur werden hauptsächlich Gold, Silber- und Stahlnadeln verwendet. Nach der Wasserstoffskala besitzen diese Metalle ein unterschiedliches elektrisches Potential von z.B. 0.285 für Gold. Silber hat einen wesentlich geringeren Wert von plus 0.048. Man nimmt an, daß die Potentialdifferenz der gestochenen Nadel im Gewebe, aus der ihre Wirkung resultiert, noch um ein Vielfaches größer ist.

> Generell gilt: Gold wird bei Punkten mit erniedrigtem Hautwiderstand eingesetzt und wirkt tonisierend. Silber dämpft, d.h. sediert und findet Verwendung bei Punkten mit erhöhtem Hautwiderstand.

In der Ohrakupunktur ist es für den Therapieerfolg entscheidend, ob Silber oder Gold verwendet wird, weil durch das Nadelmetall dem Organismus eine eindeutige Information (Tonisierung oder Sedierung) vermittelt wird.

> Wichtiger als die Nadelwahl ist aber das exakte Stechen des pathologischen Punktes.

Aus kybernetisch-energetischen Überlegungen und weil es sich in der Praxis bewährt, sollte man versuchen, *grundsätzlich* mit *Goldnadeln* zu behandeln. Reflexlokalisationen, die als Silberpunkte erscheinen, sind am anderen Ohr fast immer in Gold zu finden und sollten dann auf dieser Seite gestochen werden. Selbstverständlich gibt es Ausnahmen, d.h. Punkte, die immer sediert, also mit Silber behandelt werden müssen. Hierzu zählen z.b. die muskulären Punkte auf der Ohrrückseite, aber auch psychische Lokalisationen wie Aggression, Angst und Sorge.

Im Gegensatz zu den Nadelmetallen Gold und Silber führt eine *Stahlnadel* unabhängig von der elektrischen Aufladung eines Akupunkturpunktes immer zum Ausgleich – der Organismus sucht sich diejenige Information aus dem Nadelreiz, die er zur Harmonisierung benötigt. Weil Stahl unabhängig vom Zustand des Akupunkturpunktes ausgleichend wirkt, kann dieses Metall immer dann eingesetzt werden, wenn eine eindeutige Entscheidung für Gold oder Silber nicht getroffen werden kann. Anstatt einer einseitigen Behandlung mit einer Gold- oder Silbernadel kann der pathologische Punkt auch beidseits in Stahl gestochen werden, ohne etwas »falsch« zu machen. Die Wirkung ist allerdings dem gezielten Reiz der Gold- oder Silbernadel weit unterlegen. Aus diesem Grund kann Stahl auch immer dann eingesetzt werden, wenn der Patient zu einer Überreaktion auf die Akupunkturtherapie neigt.

Eine weitere Anwendung des Nadelmetalles Stahl liegt in seinem Gebrauch als Dauernadel (siehe unten).

Jeder Therapeut muß sich entscheiden, ob er mit *Einmal-* oder *wiederverwendbaren Nadeln* arbeiten möchte. Der Vorteil des Einwegmaterials besteht in der hygienisch saubereren Einzelverpackung und dokumentierten Sterilität. Bei der aktuellen Patientenangst vor einer Infektion mit HIV oder Hepatitis ist die Verwendung dieses Materials ein wichtiges Argument gegen derartige Befürchtungen. Die Nachteile der Einmalnadeln sind der teurere Preis, die größere Abfallmenge und der Umstand, daß eine Moxibustion (Erwärmung) nicht möglich ist.

2.1.2 Nadelpflege

Gold-, Silber- und Stahlnadeln der Ohrakupunktur sind prinzipiell immer wieder verwendbar, sofern man kein Einwegmaterial benutzt. Allerdings wird vorausgesetzt, daß sie nach Gebrauch in eine Desinfektionslösung gelegt und anschließend lege artis sterilisiert werden, um eine Übertragung infektiöser Krankheiten wie Hepatitis oder HIV auszuschließen. Aus rechtlichen Gründen und um den Patienten die Angst vor einer Infizierung mit HIV (darauf wird jeder Therapeut immer wieder angesprochen) zu nehmen, muß eine *geprüfte Methode* eingesetzt werden.

> Im Prinzip entspricht die Nadelpflege den Richtlinien, wie sie für alle chirurgischen Instrumente gelten.

Bei der Sterilisation der Nadeln achte man unbedingt darauf, daß *Gold* und *Silber immer getrennt* aufbereitet werden. Sonst kommt es zur Ionenwanderung, d.h. einem Goldüberzug der Silbernadeln, was sie unbrauchbar macht.

Auf Grund des wiederholten Gebrauches werden die Nadeln im Laufe der Zeit stumpf oder es kann sich an der Spitze ein Widerhäkchen bilden. Hierauf sollte man vor dem weiteren Einsatz unbedingt achten. Mit der rauhen Seite eines Stückes Milchglases können die Spitzen einfach und schnell nachgeschliffen und Unebenheiten beseitigt werden.

2.1.3 Stichtechnik

Grundsätzlich wird nur am *liegenden Patienten* behandelt. Der Grund dafür liegt in der möglichen vasovagalen Reaktion des Organismus auf den Nadelreiz, der zu Blutdruckabfall führen kann.

Vor der Akupunktur muß das Ohr mit Alkohol o.ä. *desinfiziert* werden. Erst nachdem die Haut vollständig getrocknet ist (sonst brennen die Einstiche), werden die Nadeln gestochen.

Während die eine Hand das Ohr fixiert, setzt man die Nadeln unter tiefer Inspiration des Patienten. Das Einatmen aktiviert den parasympathischen Teil des vegetativen Nervensystems, so daß die Nadelinformation optimal aufgenommen wird. Ein weiterer Vorteil der Inspiration liegt in der Ablenkung des Patienten vom Einstichschmerz.

> Generell gilt: Goldnadeln werden mit leichter Drehung im Uhrzeigersinn, Silbernadeln entgegen dem Uhrzeigersinn gesetzt.

Besonders wichtig ist es, den markierten Punkt exakt zu treffen, der oft nur 0.2 – 0.3 mm Durchmesser aufweist. Aus der Reaktion des Patienten wird schnell klar, ob ins »Schwarze« oder daneben gestochen wurde. Hitze – oder Kältegefühl, ein Pulsanstieg oder -abfall als Zeichen einer vegetativen Reaktion sind ein Anhaltspunkt dafür, daß die Reflexlokalisation getroffen wurde. Die Patienten empfinden die gestochene Nadel meist als Druck oder Wärme. Der Einstichschmerz läßt normalerweise sehr schnell nach. Hält er an, sollte die Nadel entgegen ihrer Einstichrichtung leicht gedreht werden – also *Gold entgegen, Silber im Uhrzeigersinn*.

136

Bei Verwendung mehrerer Nadeln kann es vorkommen, daß sich die entgegengesetzten Nadelmetalle Silber und Gold berühren. Um einen »Kurzschluß« und eine damit verbundene Wirkungsabschwächung zu verhindern, sollte man zwischen die Nadeln zur Isolation ein winziges Stück Papier klemmen.

Manchmal blutet die Einstichstelle beim Entfernen der Nadel noch ein wenig nach. Diese Blutung ist harmlos und versiegt schnell, wenn mit einem Tupfer für eine kurze Zeit auf dieser Stelle gedrückt wird.

Als **Zangentechnik** nach BAHR (11) bezeichnet man das Vorgehen, den Schmerzpunkt auf der Ohrvorderseite in Gold und auf der Rückseite die zugehörige muskuläre Reflexlokalisation in Silber zu stechen. Die sich direkt gegenüberstehenden entgegengesetzten Metalle nehmen den Punkt quasi in die »Zange«. Dies führt zu einer besonders großen Potentialdifferenz und somit zur Wirkungsverstärkung.

Manchmal kommt es vor, daß eine Punktlokalisation den Umfang eines größeren Areals einnimmt (z.B. Lunge). Dann kann es passieren, daß dieser Bereich mit der Differentialelektrode nicht nachweisbar ist, da die äußere Randelektrode auf Grund der Größe des pathologischen Punktes keinen Kontakt mit normalem Ohrgewebe findet. In diesen Fällen muß die Punktsuche mit dem Aufsatz am Punktoskop durchgeführt werden, der die Differential- zur Normalelektrode verändert, wie sie auch bei der Körperakupunktur benutzt wird. Zur Behandlung des größeren pathologischen Areals reicht eine Nadel nicht aus, sondern es müssen *mehrere Nadeln* des gleichen Metalles gesetzt werden. Das Gebiet wird regelrecht durchsiebt, weswegen diese Methode als **Siebtechnik** bezeichnet wird. Aus kybernetischer Sicht entsprechen mehrere Nadeln im gleichen Punktbereich einer einzigen, wenn auch verstärkten Information. Da alle Nadeln aus dem gleichen Metall bestehen, dürfen sie sich in diesem Fall berühren.

2.1.4 Stichtiefe

Selten ist es nötig, tiefer als 1–2, maximal 3 mm zu stechen. Im Laufe der Zeit bekommt man ganz automatisch das richtige Gefühl. Fällt der größte Anteil gestochener Nadeln schon nach wenigen Minuten wieder heraus, sticht man zu zaghaft und nicht tief genug. Auf der anderen Seite dürfen sich die Nadeln nach etwa 10–15 Minuten von allein lösen als Zeichen dafür, daß der Punkt keine Information mehr benötigt. Auf *keinen Fall* darf das Ohr und damit der Knorpel *durchstochen* werden. Dies birgt die Gefahr einer Perichondritis (Knorpelentzündung) und einer Knorpelnekrose (Absterben von Knorpelgewebe).

2.1.5 Wirkungsverstärkung der gestochenen Nadel

Generell ist es möglich, durch Manipulation die Wirkung von gesetzten Akupunkturnadeln zu verstärken. Die tonisierende Eigenschaft von *Goldnadeln* kann dadurch vergrößert werden, daß man sie *im Uhrzeigersinn* dreht. Den sedierenden Effekt von *Silbernadeln* erhöht man durch das Drehen *entgegen dem Uhrzeigersinn*. Diese Manipulation kann alle 3–4 Minuten durchgeführt werden. Eine weitere Möglichkeit, den tonisierenden Einfluß von Goldnadeln zu verstärken, besteht in ihrer Erwärmung (sogenannte **Moxibustion**). Hierfür eignet sich z.b. ein Feuerzeug oder auch ein batteriebetriebener Türschloßenteiser, mit dem immer wieder für 1–2 Sekunden das Nadelende erhitzt wird. Der Patient soll die Wärme spüren, doch darf sie auf keinen Fall als Schmerz empfunden werden. Am besten kontrolliert man das Nadelende immer wieder mit den Fingern oder der Handrückfläche, um den Patienten vor einer Verbrennung zu schützen.

> Vorsicht vor Haaren und leicht brennbaren Haarsprays, wenn mit offenem Feuer gearbeitet wird!

Neben der direkten Manipulation der gestochenen Nadel kann die Wirkung auf den Ohrpunkt auch durch eine spezielle Akupunkturtechnik verstärkt werden. Hierzu zählt zum einen die *Zangentechnik,* die zuvor beschrieben wurde. Eine *weitere Möglichkeit* besteht darin, neben dem Goldpunkt auf der Ohrseite der Beschwerden den gleichen Punkt auf der anderen Seite in Silber zu stechen. Allerdings nimmt man den Nachteil in Kauf, vermehrte Nadeln einzusetzen. Hierdurch läuft man leicht Gefahr, die optimale Anzahl von 4–7 Nadeln pro Behandlung zu überschreiten. Trotzdem kann diese Technik in manchen Fällen indiziert sein.

2.1.6 Behandlungsdauer

Als Faustregel gilt, daß die Nadeln etwa *15–20 Minuten* wirken sollten. Ein Anhaltspunkt für eine ausreichende Wirkung ist ihre spontane Lösung aus der Haut. Lassen sie sich nur mit Mühe aus dem Ohr entfernen, ist der Punkt nicht lange genug therapiert. In diesem Fall sollte die Nadel noch ein paar Minuten länger im Ohr belassen werden.

2.1.7 Zahl der Nadeln pro Sitzung

Aus kybernetischen Gründen ist es vorteilhaft, pro Sitzung nicht mehr als *4–7 Nadeln* zu setzen. Zu viele Informationen verwirren den Organismus, anstatt in Richtung Heilung zu lenken, und führen zu abgeschwächter Wirkung (1). Die Beschränkung auf wenige Nadeln pro Termin kann z.b. dazu führen, daß bei Ansprechen vieler pathologischer Reflexlokalisationen die Behandlung der Punkte auf unterschiedliche Sitzungen aufgeteilt werden muß.

Bei manchen Erkrankungen kann es ausreichen, nur eine Nadel einzusetzen (Einnadeltechnik), die meist in Form einer Dauernadel gestochen wird.

Wird die Zangen- oder Siebtechnik mit mehreren Nadeln angewandt, so zählen diese nur als eine, da sie alle die gleiche Information vermitteln.

2.1.8 Behandlungsfrequenz

Akute Erkrankungen können *tägliche* oder Behandlungen an *jedem zweiten* Tag erfordern wie z.b. ein schmerzhafter Herpes Zoster, eine akute Trigeminusneuralgie etc.

Bei chronischen Leiden reichen *wöchentliche* Sitzungen aus. Erfahrungsgemäß benötigt man *7–10 Behandlungen,* bis ein stabiles energetisches Gleichgewicht, d.h. eine Heilung eingetreten ist. Es kann natürlich auch vorkommen, daß längerfristig akupunktiert werden muß.

Generell sollte man sich nach den Beschwerden des Patienten richten.

2.1.9 Dauernadeln

Dauernadeln sind *Stahlnadeln, die im Ohr verbleiben.* Sie können sowohl bei Gold- als auch bei Silberpunkten eingesetzt werden, da sie stets ausgleichend wirken. Der Körper sucht sich die Information heraus, die er zur Heilung benötigt. Ihr großer Vorteil besteht darin, daß die Akupunturwirkung über einen längeren Zeitraum, d.h. Wochen, andauert. Normalerweise beläßt man Dauernadeln *7–14 Tage* im Ohr, bis sie sich spontan lösen. Ihr Impuls hält sogar eine weitere Woche an, bis die Mikrowunde vollständig verheilt ist, die durch die Nadelapplikation entstand.

Neben der verlängerten Wirkungsdauer liegt ein weiterer Vorteil darin, daß sich die Dauernadel und damit der Akupunkturpunkt immer wieder stimulieren läßt. Dies kann entweder durch manuellen Druck von außen oder besser durch die Drehung eines kleinen Magneten in Nadelnähe erfolgen. Der Magnet induziert in der Nadel (und zwar unabhängig davon, ob diese mit einem Pflaster überklebt ist) einen schwachen Wechselstrom, aus dem sich der Ohrpunkt diejenige Information heraussucht, die er zum Ausgleich benötigt. *Je schneller der Magnet gedreht wird, umso stärker wirkt die Stimulation.* Dauernadeln eignen sich prinzipiell zur Behandlung jedes Punktes am Ohr. Oft verwendet man sie zur Wirkungsverlängerung der Akupunktur, indem ein Punkt im Anschluß an eine normale Behandlung durch Gold oder Silber mit einer Dauernadel versorgt wird.

Eine weitere Indikation sind die sogenannten **Einnadeltherapien,** bei denen eine einzige Nadel für den Therapieerfolg ausreicht. Ihr Einsatz erlaubt auch die Überbrückung von Behandlungslücken wie z.B. Urlaub. Eine weitere Anwendung findet die Dauernadel bei sensiblen Patienten, die auf Gold- oder Silbernadeln im Sinne einer Erstverschlimmerung heftig reagieren. Mit ihrer Hilfe lassen sich solche Überreaktionen abfedern. Ihre beste Wirkung entfalten sie vor allem bei der *Suchtbehandlung.* Ihr Vorteil besteht darin, daß der Patient bei akutem Verlangen nach Alkohol, Nikotin etc. die Nadeln selbst stimulieren und somit ihre Wirkung akut verstärken kann. Der gewohnte Griff zur Zigarette oder Flasche wird ersetzt durch den Griff zum Nadelstimulator (Magnet).

In der Praxis appliziert man die Dauernadel mit Hilfe einer Führungshülse (am besten die Einweghülsen der ASP-Nadeln verwenden!) am markierten oder zuvor mit einer anderen Nadel behandelten Ohrpunkt. Hierbei ist es wichtig, möglichst exakt zu stechen. Anschließend überklebt man die Nadelplatte, die auf der Haut sichtbar bleibt, mit Pflaster, um sie vor Verunreinigungen und den Einstichkanal vor Infektionen zu schützen. Da die Nadel sehr klein und das Pflaster durchsichtig ist, fühlt sich der Patient kosmetisch nicht gestört.

Zur Stimulation der Nadel, d.h. auch Aktivierung des Akupunkturpunktes, oder wenn Symptome wie z.B. Suchtverlangen auftreten, sollte der Magnet 4–6 mal pro Tag für ca. 1–2 Minuten gedreht werden.

2.2 Die Stromtherapie

Akupunkturpunkte können auch mit Strom gereizt werden, der für 1–2 Minuten appliziert wird. Manche Punktoskope verfügen über einen speziellen Therapieteil für die Stromapplikation. Dieser reizt den Ohrpunkt mit einem schwachen Wechselstrom (bis zu 60 Microampère) in Form eines Rechteckimpulses, dessen Frequenz bei 1–2 Hz (manche Geräte: 0.2–50 Hz) liegt. Der Organismus sucht sich aus dem Wechselimpuls diejenige Information, die er zur Heilung braucht. Die Wirkung von Strom ist wesentlich geringer als die einer Nadel. Trotzdem eignet sich die Anwendung z.b. bei Kindern oder auch bei Erwachsenen, die vor den Nadeln Angst haben.

2.3 Die Akupressurmassage

Manche Patienten möchten selbst aktiv an der Behandlung teilnehmen, oder haben, wie oft auch Kinder, Angst vor Nadeln. Da ist die Akupressurmassage eine wirkungsvolle Therapiealternative.

Am besten gibt man dem Patienten ein Schema mit, in dem die zu behandelnden Punkte eingezeichnet sind. Mit Hilfe eines speziellen Glasstäbchens (erhältlich im Akupunkturfachhandel), einer Knopfsonde oder ganz einfach einem Wattestäbchen (am besten mit einer Spur Vaseline) wird der Ohrpunkt für ca. 1–2 Minuten akupressiert. Für die *Massagerichtung* gilt: *Goldpunkte im Uhrzeigersinn* (tonisierende Wirkung) oder zentripetal von außen nach innen, *Silberpunkte entgegen der Uhr* (sedierende Wirkung) bzw. zentrifugal von innen nach außen. Während der Behandlung empfindet der Patient in einer ersten Phase eine verstärkte Schmerzhaftigkeit des massierten Punktes. Kurz darauf läßt das Mißempfinden nach, und gleichzeitig verschwinden die körperlichen Symptome. In Abhängigkeit von den Beschwerden kann 2–5 Mal pro Tag akupressiert werden.

3. Therapeutisches Begleitkonzept

3.1 Die Dokumentation

Fast ebenso wichtig wie die Punktsuche und Behandlung ist ihre Dokumentation. Man sollte die gesuchten Reflexlokalisationen gemeinsam mit der tiefsten Potentiometereinstellung notieren, bei denen sie noch angegeben haben. Für diesen Zweck eignet sich am besten eine *Ohrskizze*, die in die *Patientenkartei gestempelt* wird (Ohrstempel im Akupunkturhandel erhältlich). Diese erlaubt den schnellen Rückgriff auf eine bewährte Behandlung beim Patienten und die Beurteilung des Behandlungsfortschrittes, da die Potentiometereinstellungen der pathologischen Punkte mit denen vorheriger Akupunktursitzungen verglichen werden können.

3.2 Die Therapiebeurteilung

Für die Beurteilung eines Therapieerfolges sollten etwa *7–10 Behandlungen* abgewartet werden. Bei chronischen Erkrankungen kann es sogar länger dauern, bis sich eine Besserung der Beschwerden einstellt. Bei akuten Leiden zeigt die Akupunktur meist schon sofort oder innerhalb der ersten 24 Stunden einen Erfolg.

Ändert sich am Beschwerdebild akuter oder chronischer Krankheiten nichts, obwohl schon drei oder mehr Behandlungen stattfanden, sollte das Therapiekonzept überprüft und verändert werden. Dies könnte ein Anzeichen dafür sein, daß man es mit einem **Therapiehindernis** zu tun oder schlichtweg Nadeln falsch gesetzt hat. Auf der anderen Seite wird man immer wieder erleben, daß die Patienten schon während der ersten Akupunkturtherapie Linderung ihrer Beschwerden verspüren. Diese Beobachtung eines Soforterfolges wird als *Sekundenphänomen* bezeichnet.

Die Akupunktur kennt wie andere Regulationstherapien die sogenannte *Erstverschlimmerung*. Das bedeutet, daß sich die Beschwerden im Verlaufe der ersten 24–48 Stunden, bei chronischen Krankheiten auch bis zu vier Tagen, verstärken können. Erst anschließend folgt dann die anhaltende Besserung. Man erklärt sich dieses Phänomen als Überreaktion des Organismus auf die Mikroinformationen, die er durch den Nadelreiz erhalten hat. Da eine Erstverschlimmerung heftig verlaufen kann, muß der Patient unbedingt darauf hingewiesen werden, damit er an der Akupunktur festhält und die Verschlechterung nicht als Therapieversagen deutet. Hat man es mit sensiblen Patienten zu tun, die besonders stark auf die Akupunktur reagieren, so kann die Erstverschlimmerung dadurch abgeschwächt werden, daß anstatt einer Gold- oder Silbereine *Stahl-* bzw. *Dauernadel* gestochen wird. Eine andere Beobachtung ist die Tatsache, daß sich besonders bei chronischen Krankheiten nach 3–6 Monaten ein *Rezidiv* einstellen kann. Es ist wichtig, den Patienten diesbezüglich zu informieren, damit er sich bei wiederauftretenden Symptomen sofort meldet. Meistens reichen wenige Behandlungen aus, um erneute Beschwerdefreiheit zu erreichen.

3.3 Therapiehindernisse

3.3.1 Störherde und Störherdsuche

NOGIER stellte fest, daß die Behandlung eines Ohrakupunkturpunktes in manchen Fällen erfolglos blieb. Er untersuchte dieses Phänomen und fand heraus, daß sogenannte *Störherde* die Ursache dafür sein können, daß eine Nadelinformation am Ohr vom Organismus nicht verwertet wird. Unter Störherden versteht man z.B. Narben, chronische Entzündungen, psychogene Störungen, Umweltgiftbelastungen, konsumierende Erkrankungen etc. Ihre Wirkung läßt sich etwa so erklären, daß sie die Energieströme des Körpers belasten, indem sie fortlaufend Energie verbrauchen. Hierdurch wird die Gesamtenergielage des Organismus derart negativ beeinflußt, daß keine Reserven verfügbar sind, um beanspruchte (geschwächte) Organe energetisch zu stützen. Die Folge ist eine Erkrankung dieses Körperteiles.

Ein einziger Störherd reicht selten aus, den Energiehaushalt des Körpers durcheinanderzubringen. Erst das Zusammenspiel mehrerer Störfelder führt zu einer labilen Energielage. Dabei sitzen die Herde fast nie am Ort der Beschwerden, sondern sind meist an einer anderen Stelle des Körpers lokalisiert.

Bei einem Patienten kann z.B. eine chronische Prostatitis und eine Appendektomienarbe als Störherd wirken, ohne daß er erkrankt, auch wenn sein Körper eine »Schwachstelle« besitzt. Eine solche könnte z.B. ein durch intensives Tennisspiel belasteter Ellenbogen sein. Die Gesamtenergielage reicht vorerst noch aus, die Überbeanspruchung dieses Organes zu kompensieren. Erst die zusätzliche Störwirkung eines weiteren Herdes, z.B. einer vereiterten Zahnwurzel, einer Sinusitis etc. schwächt nun die Energiebilanz des Körpers derart, daß keine Reserven mehr verfügbar sind – dem beanspruchten (geschwächten) Körperteil Ellenbogen kann keine weitere Energie mehr zugeführt werden – er erkrankt (Epicondylitis lateralis).

Bei diesem Patienten kann die Akupunktur des Ellenbogenpunktes zwar kurzfristig die energetische Lage verbessern, doch wird die Behandlung dieses Punktes alleine nicht ausreichen, langfristige Schmerzfreiheit zu erzielen. Erst die zusätzliche Ausschaltung der Störherde wird zu einer allgemein stabilen Energielage des Organismus führen und somit den langfristigen Erfolg der Therapie gewähren.

Hat man es bei einem Patient mit Störherden zu tun, müssen diese aufgesucht und gezielt ausgeschaltet weden, um einen langfristigen Therapieerfolg ereichen zu können.

Die **Störherdsuche** kann man mit Hilfe einer exakten Anamnese und genauen Inspektion des Patientenkörpers oft wesentlich erleichtert werden. An Hand dieser Anhaltspunkte lassen sie sich über ihre korrespondierenden Zonen am Ohr nachweisen, lokalisieren und behandeln. Die häufigsten sind in der Abb. 53 (S. 144) aufgeführt.

3.3.1.1 Erscheinungsformen von Störherden

- **Chronische Entzündungen**
  der Nasen- und Nasennebenhöhlen (Kiefer- und Stirnhöhlen), der Zähne, der Tonsillen, im gynäkologischen Bereich (Adnexen), im urogenitalen Bereich (Entzündungen der Prostata [Prostatitis]), der Niere (Pyelonephritis etc.), des Blinddarmes, der Gallenblase, des Pankreas, bei Hämorrhoiden – d.h. prinzipiell kann jedes Körperorgan betroffen sein und als Störherd wirken.
- **Narben,**
  die aus den oben genannten chronischen Entzündungen oder aus ihrer operativen Sanierung resultieren wie etwa eine Narbenbildung nach Appendektomie, Ovarektomie, Prostatektomie (auch nach TURP), Episiotomie, Sectio caesarea, Herniotomie, Strumektomie, nach Drainagen oder laparoskopischen Eingriffen sowie nach Verletzungen und Traumen.
- **Psychogene Störungen,**
  die oft auch im Unbewußten liegen können wie Angst, Eifersucht, Sorge, Kummer etc.

Häufige Störherde

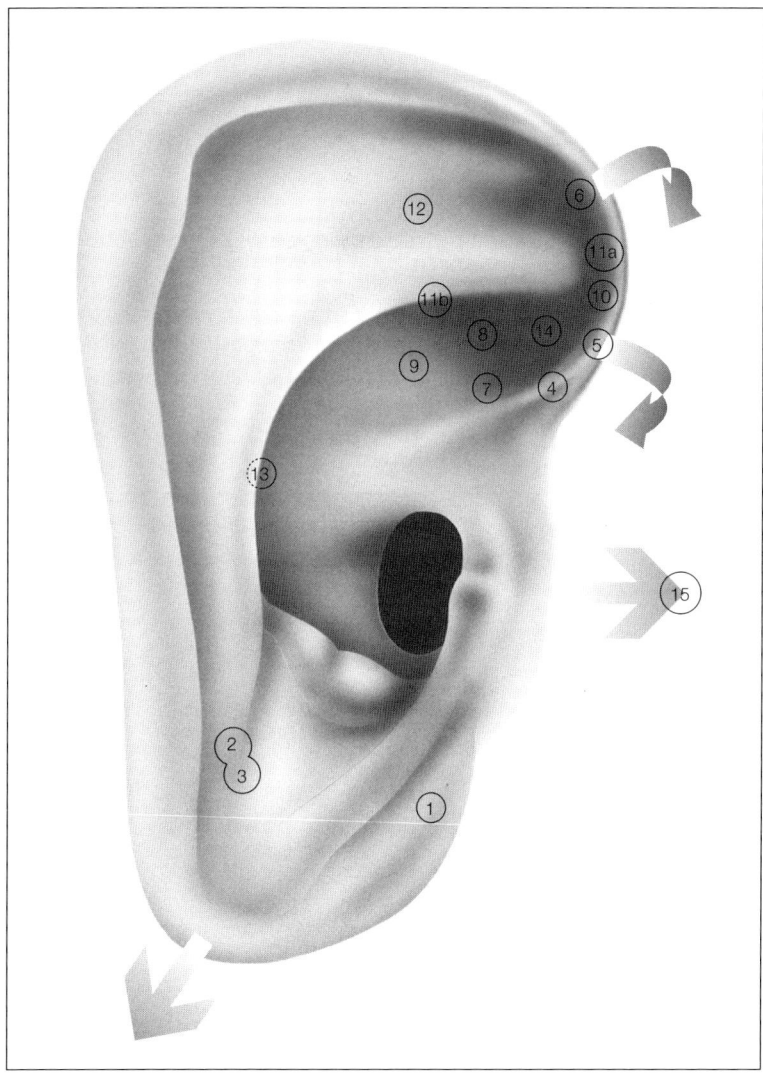

Abb. 53 ① Nase-/Nasennebenhöhlen ② Zähne ③ Tonsillen ④ Adnexen ⑤ Prostata ⑥ Niere ⑦ Appendix ⑧ Pankreas ⑨ Gallenblase ⑩ Hämorrhoiden ⑪ Sectio caesarea (a – innere Narbe – Uterus, b – äußere Narbe – Bauchdecke) ⑫ Herniotomienarbe ⑬ Strumektomienarbe ⑭ Quecksilberbelastung (= Omega 1 als Goldpunkt) ⑮ LTSP

145

- **Schwere konsumierende Erkrankungen**
  wie AIDS, ein Krebsleiden, Tbc etc.
- **Umweltgiftbelastungen**
  durch Quecksilber (Amalgam) etc.
- **Eine Lateralitätsinstabilität**
  (siehe unten)
- **Eine Blockade der ersten Rippe** (sogenannte Inversion)
  (siehe unten)

3.3.1.2 Sonderfall: Umweltgiftbelastungen wie Quecksilber (Amalgam)

Vermutet man beim Patienten eine Störung durch eine Belastung mit Quecksilber (Amalgam), läßt sich diese am Omega-1-Punkt nachweisen. Dieser Punkt erscheint im positiven Fall in *Gold* anstatt, wie üblich, in Siber (vergleiche Omegaachse).

Quecksilberbelastung

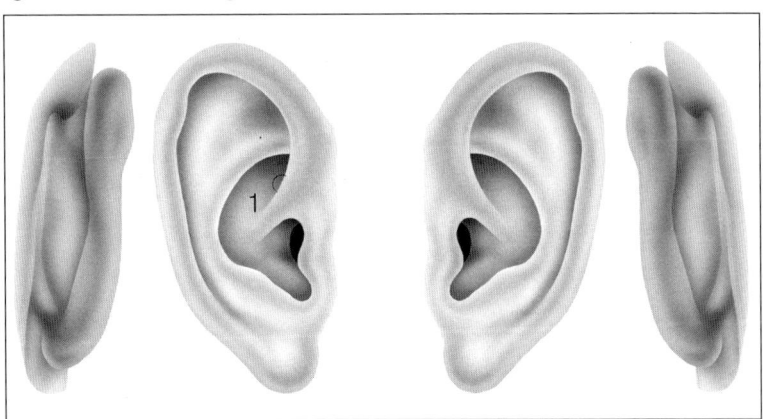

Abb. 54 ① Omega 1 re Go (beim LH li Go)

3.3.1.3 Sonderfall: Lateralitätsinstabilität

Ein weiteres Therapiehindernis kann in einer Störung der Lateralität bestehen.

Unter Lateralität versteht man die *Festlegung der Händigkeit* des Patienten. Sie wird schon vor der Geburt bestimmt und besagt, welche Hirnhälfte (Hemisphäre) dominant und welche nicht dominant ist. Auf Grund der Kreuzung der Nervenbahnen im Gehirn ist beim Rechtshänder (95% aller Menschen) die linke Hemisphäre dominant. Beim Linkshänder liegt die Dominanz auf der rechten Seite. In dieser Hälfte findet das logische Denken, die Erstellung grob- und feinmotorischer Bewegungsmuster etc. statt. Die nicht dominante Seite ist für Gefühle, Kreativität etc. verantwortlich. Natürlich besteht zwischen beiden Hemisphären ein reger Austausch. Es ist anzunehmen, daß im Bereich der Kommissurenbahnen, die die beiden Hirnhälften miteinander verbinden, nicht nur die Kommunikation stattfindet, sondern auch die Lateralität festgelegt wird.

> Für die Ohrakupunktur ist es ganz besonders wichtig, daß eine stabile Lateralität vorhanden, d.h. die Aufgabenteilung beider Hirnhälften eindeutig festgelegt ist.

Ist das harmonische Zusammenspiel beider Hemisphären gestört, kann der Reiz der Ohrakupunktur (Ohrreflex) *nicht eindeutig verwertet* werden. Er bleibt wirkungslos. Diese Störung bezeichnet man als *Lateralitätsinstabilität*. Sie kann die verschiedensten Ursachen haben wie:

- Psychischen oder beruflichen Streß
- Langbestehende Schmerzzustände
- Eine schwere chronische Erkrankung
- Erschöpfungszustände
- Elektrische Felder
- »Kurzschluß« von Körpermeridianen durch das Tragen von Ketten um den Hals, den Fuß, die Hand.
- Allergien
- Suchtkrankheiten.

Alle diese genannten Faktoren können zu einer Überlastung im Austausch der beiden Hemisphären, d.h. zu einer Instabilität der Lateralität führen. Es kann nicht immer eindeutig festgelegt werden, ob die Erkrankungen Ursache oder Auswirkung der Lateralitätsinstabilität sind.

Eine solche findet man oft auch bei Rechtshändern, in deren Familie (Mutter, Vater) Linkshänder vorkommen. Auch sogenannte »*umerzogene Linkshänder*« sind oft lateralitätsinstabil, d.h. diese Patienten sind zwar von Seiten des Gehirnes Linkshänder, wurden aber aus gesellschaftlichen Gründen dazu gezwungen, alle Tätigkeiten mit der »guten«, d.h. der rechten Hand auszuführen. Der sich hieraus ergebende Streß im Gehirn führt zu Überlastung vor allem der linken Hirnhälfte und im Endresultat zu einer instabilen Lateralität. Diese kann auch dann eintreten, wenn feinmotorische Arbeiten, wie z.b. Klavierspielen, beidhändig ausgeführt werden.

Eine Lateralitätsinstabilität hat zwei Folgen:
Zum einen ist das Reflexsystem am Ohr gestört, über das die Akupunktur wirkt. Sie bleibt somit wirkungslos. Auf der anderen Seite kann sie als Störherd den Energiekreislauf des Organismus derart schwächen, daß Krankheiten unterhalten oder gar verschlimmert werden.
Die Behandlung der Lateralitätsinstabilität besteht neben dem Ausschalten der sie auslösenden Faktoren in der Akupunktur des **Lateralitätssteuerpunktes (LTSP).** Eine einmalige Therapie wird nur selten ausreichen. In den meisten Fällen muß man sich auf eine längere Behandlungsdauer einstellen. Die Beseitigung einer instabilen Lateralität ist jedoch die Voraussetzung dafür, daß der Akupunkturreiz verarbeitet werden kann.

Lateralitätsinstabilität

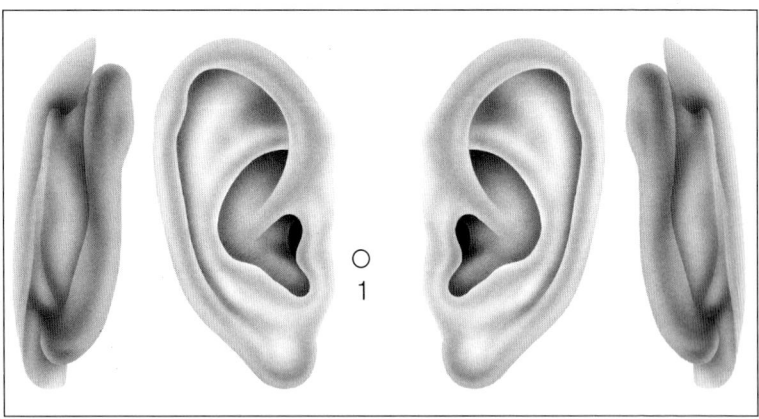

Abb. 55 ① LTSP re Go (beim LH li Go)

148

3.3.1.4 Sonderfall: Blockade der Ersten Rippe (sogenannte »Inversion«)

Neben einer Lateralitätsinstabilität kann auch eine Blockade der ersten Rippe dazu führen, daß ein Akupunkturreiz vom Organismus nicht eindeutig verarbeitet werden kann. Die blockierte erste Rippe verursacht in manchen Fällen Beschwerden beim Anheben des Armes. Oft spüren die Patienten jedoch nichts. Die Folge der Rippenblockade ist eine *Reizung des Ganglion stellatum,* die nach NOGIER dazu führt, daß Mikroinformationen vom Körper falsch, d.h. verkehrt (invers) beurteilt werden. Er nennt diese Störung Inversion. Eine Blockade der ersten Rippe muß unbedingt vor einer Akupunkturtherapie beseitigt worden sein, damit der Nadelreiz eindeutig verwertet werden kann.

Die *Deblockade* kann zum einen durch eine *chiropraktische Manipulation* oder auch durch die *Akupunktur* erreicht werden, wie sie in der folgenden Abbildung dargestellt ist.

Blockade der Ersten Rippe

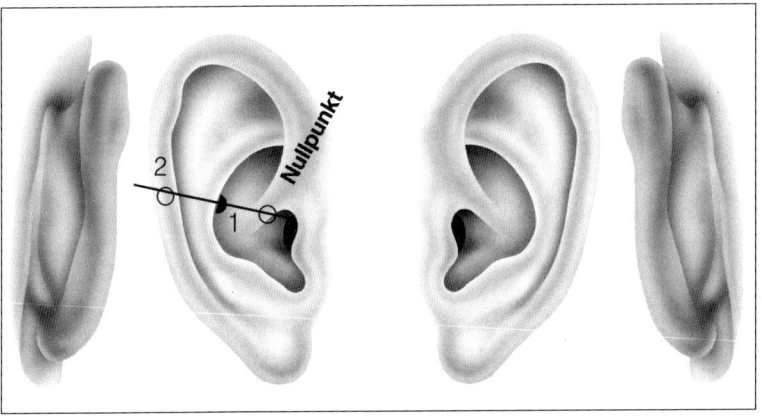

Abb. 56 ① Ganglion stellatum bS Si ② Ohrrandpunkt bS Go (dieser Punkt liegt auf der Helixkrempe am Schnittpunkt mit einer Geraden durch den Nullpunkt und das Ganglion stellatum)

3.3.1.5 Grundregeln zur Behandlung von Störherden

Hat man am Ohr die Korrespondenzzonen eines oder mehrerer Störherde nachweisen können, werden sie in das Behandlungskonzept eingebunden. Auch hierbei gilt, daß man *nicht zu viele Nadeln* pro Sitzung stechen sollte, sondern gegebenenfalls die Behandlung aller Punkte auf mehrere Akupunktursitzungen verteilt.

Ganz generell kann als Punkt mit allgemeiner Antistörfeldeigenschaft der *Kardinalpunkt Thymus* eingesetzt werden, der aber immer nur als letzter Punkt gestochen werden darf (siehe »Kardinalpunkte«). Seine Wirkung läßt sich verstärken, indem der gekoppelte Kardinalpunktpartner *PGE 1* ebenfalls in die Behandlung miteinbezogen wird. Er ist dem Medikament *Voltaren* vergleichbar, d.h. besitzt zusätzlich eine analgetische und antientzündliche Eigenschaft.

3.3.2 Zusammenfassung der wichtigsten Therapiehindernisse

Unter Therapiehindernissen werden alle diejenigen Faktoren zusammengefaßt, die zu einem *Nichtansprechen der Akupunktur* führen. Neben Störherden und einer Lateralitätsinstabilität kann die Ursache aber auch ganz banal sein:

Die häufigsten Therapiehindernisse

1. Der wichtigste Schmerzpunkt (lokaler Punkt) wurde nicht gefunden oder nicht behandelt.
2. Der therapeutische Ansatzpunkt des Behandlungskonzeptes ist falsch. Normalerweise sollten sich die Werte der Potentiometereinstellungen des elektrischen Punktesuchgerätes bei jedem Punkt im Laufe der Behandlung reduzieren. Ist dies nicht der Fall, hat man wahrscheinlich die falschen Punkte gewählt oder es mit Störherden zu tun.
3. Die Behandlung wurde mit dem falschen Nadelmetall durchgeführt.
4. Das eigentliche Problem der Erkrankung liegt auf psychogener Ebene. Die Akupunktur bleibt wirkungslos, solange die entsprechenden psychischen Auslöser nicht mitbehandelt werden. Ist man sich nicht ganz sicher, welche psychischen Punkte eingesetzt werden sollten, können die psychosomatisch wirksamen Lokalisa-

---

tionen Bourdiol-, Omegahaupt- und Antidepressionspunkt in die Behandlung einbezogen werden.

5. Das zu behandelnde Ohrareal besteht aus einer so großen Zone, daß eine Nadel für eine effektive Stimulation nicht ausreicht, sondern mehrere eingesetzt werden müssen (Siebtechnik).
6. Es handelt sich um ein Störherdgeschehen.
7. Eine Lateralitätsinstabilität liegt vor.
8. Eine Blockade der Ersten Rippe (Inversion) ist vorhanden.
9. Es handelt sich ursächlich um eine larvierte Depression mit körperlicher Symptomatik.

Die Ausführungen zum Thema Therapiehindernisse möchten diese Thematik nur insofern beleuchten, wie es für das Verständnis dieses Leitfadens wichtig ist. Denn auch schon auf dieser Stufe, die auf der Nachweismethode mit dem elektrischen Punktesuchgerät basiert, können manche Störfelder aufgefunden werden.

Die »hohe Kunst der Störherddiagnostik und -therapie« setzt allerdings die Pulsdiagnose (RAC) voraus, für die sich jeder Therapeut interessieren wird, der längerfristig und intensiver in die Akupunktur einsteigen möchte. Mit diesen Techniken ausgestattet, lassen sich oft auch die hartnäckigsten Therapieversager doch noch erfolgreich behandeln. Es sei an dieser Stelle an die Akademien von NOGIER in Frankreich oder seines deutschen Schülers BAHR in München verwiesen (2).

3.4 Grundausrüstung

Für die praktische Durchführung der Ohrakupunktur sollte folgende Grundausrüstung angeschafft werden:

Elektrisches Punktesuchgerät
Im Handel existieren verschiedene Geräte, die man sich am besten vorführen läßt. Da alle Geräte vom Aufbau und der Qualität sehr ähnlich sind, spielt es keine Rolle, wofür man sich entscheidet. Wichtig für die Ohrakupunktur ist lediglich, daß das Gerät über eine *Differentialmeßspitze mit zwei Elektroden* verfügt, die gefedert gelagert (Garantie für einen konstanten Auflagedruck) und deren Meßspitze genügend klein (maximal 1 mm) ist. Die *Punktoskope,* die für die *Körperakupunktur* verwendet werden, besitzen lediglich eine Elektrode und sind zur Punktsuche am Ohr *ungeeignet.*

Ohrakupunkturnadeln

Zu Anfang benötigt man etwa *20 Gold-, 10 Silber-* und *10 Stahlnadeln.*
Aus praktischen Gründen empfehle ich eine Länge von 30–35 mm, um
auch schwierige Lokalisationen, z.B. in der Helixkrempe oder der Concha, exakt stechen zu können. Die Nadeldicke sollte etwa 0,6–0,7 mm
betragen. Zudem sollen 20–30 Dauernadeln angeschafft werden. Am
besten eignen sich die ASP Einmalnadeln, die einzeln steril verpackt
sind, und denen jeweils ein Magnet zur Stimulation beiliegt.

Sterilisationsgerät

Sofern nicht schon ein Sterilisationsapparat in der Praxis steht, gibt es
speziell für Akupunkturnadeln konstruierte Geräte.

70 % Alkohol

o.ä. zur Hautdesinfektion.

Markierungsstift

zum Anzeichnen der Punkte am Ohr.

Milchglas

zum Nachschleifen der Nadeln. Scherben vom Glaser reichen vollständig aus.

Ohrstempel, Ohrkarteikarten

o.ä. zur Dokumentation der aufgefundenen und behandelten Punkte

Benzin

zur Ohrreinigung.

Erdung

Ohrklammer, Erdungssteckdose (muß den Richtlinien der MEV entsprechen!).

Ein paar Gummiohren

An ihnen kann dem Patienten die geplante Theorie demonstriert werden. Sie eignen sich aber auch für das Erlernen der Punktlokalisationen
am Ohr.

3.5 Bezugsquellen

- A.M.I., Acupuncture-Medical-Items, Wilhelmstraße 19, 35392 Gießen
- Sedatelec, Chemin des Mûriers, F-69540 Irigny
- Schwa-Medico, Gehrnstraße 5, 35630 Ehringshausen
- Avantmed, Innsbrucker Str. 56, 10825 Berlin
- Akupunkturbedarf Gisela Kraus, Sudetenstraße 136, 85567 Grafing
- Fa. Karl Blum, Schilfweg 10, 85563 Grafing

3.6 Grundsätzliche Anmerkungen zum Linkshänder

Bei der Ohrakupunktur ist es für die Punktsuche und Behandlung von entscheidender Bedeutung, was für eine Händigkeit, d.h. Lateralität, der Patient besitzt, d.h. ob es sich um einen Rechts- oder Linkshänder handelt. Nicht immer ist es einfach, die Händigkeit eindeutig zu bestimmen. Zur Klärung kann man mit dem Patienten einige Tests durchführen, wie sie unter »Fallaufnahme« im Kapitel »Praxis der Ohrakupunktur« beschrieben sind. Die Bedeutung der Händigkeit, d.h. Lateralität ist unter der Überschrift »Sonderfall: Lateralitätsinstabilität« im Kapitel »Praxis der Ohrakupunktur« ausführlich dargestellt.

Da 95 % aller Patienten Rechtshänder sind, d.h. da man es nur selten mit einem Linkshänder zu tun hat, beziehen sich alle Angaben in den Abbildungen auf den Rechtshänder, sofern keine besonderen Anmerkungen vorliegen.

Handelt es sich beim Patienten um einen Linkshänder, so muß das zu behandelnde Ohr und das Nadelmetall nach den Angaben modifiziert werden, wie sie im Kapitel »Punktlokalisationen im einzelnen« beschrieben sind.

Grundsätzlich gilt folgendes:

> Lokale Punkte, d.h. loci dolendi, also *Schmerzpunkte* werden immer auf der Körperseite gestochen, auf der die Beschwerden lokalisiert sind. Die Händigkeit des Patienten spielt hierbei keine Rolle.
> Bei übergeordneten Punkten muß unbedingt die Lateralität des Patienten berücksichtigt werden! Es gibt hierbei allerdings ein paar Ausnahmen, wie z.B. der *Ärgerpunkt,* ein Psychischer Punkt, der immer rechts behandelt werden muß!

IV.

Behandlungs-
konzepte
ausgesuchter
Krankheitsbilder

1. Praktische Hinweise

Im folgenden Kapitel werden in alphabetischer Reihenfolge Behandlungskonzepte ausgesuchter Krankheitsbilder vorgestellt. Die angegebenen Punkte basieren auf den Erfahrungen der täglichen Akupunkturpraxis. Die Abbildungen zeigen die Reflexlokalisationen in etwa auf. Genaue Angaben zur Lage der Punkte und ihrer Eigenschaften finden sich im Kapitel:»Punktlokalisationen im Einzelnen«. Die exakte Position bei jedem einzelnen Patienten muß aber mit einem Hilfsmittel wie dem elektrischen Punktesuchgerät oder anderen Methoden bestimmt werden.

Bei den angegebenen Konzepten handelt es sich lediglich um **Punktvorschläge.** Aus diesen werden nur diejenigen für die Behandlung ausgesucht, die den anamnestischen Angaben des Patienten entsprechen und»stark pathologisch« erscheinen (siehe:»Elektrische Punktsuche«). Ein solches Vorgehen ist effizient, spart unnötige Nadeln und wird **kontrollierte Akupunktur** genannt. Auch die Angaben zum empfohlenen Nadelmetall sind lediglich Vorschläge, wie sie im Regelfall zur Behandlung eingesetzt werden. Sollte das Punktsuchgerät ein anderes Metall anzeigen, muß natürlich dieses zur Behandlung gewählt werden!

Das Konzept dieses Buches ist es, ein kompakter und gut verständlicher Leitfaden zu sein, der es erlaubt, ohne großen Aufwand in die Praxis der Ohrakupunktur einzusteigen. Aus diesem Grund beschränken sich die folgenden Konzepte auf ausgesuchte Krankheitsbilder, die eine gute Indikation für die Akupunktur darstellen und jedem Therapeuten schon bald schöne Erfolge bescheren. Allerdings wird man gelegentlich auch an Grenzen der Akupunkturtherapie stoßen, d.h. die Nadeltherapie bleibt wirkungslos. Oft hat man es in diesen Fällen mit sogenannten Störfeldern (siehe:»Therapiehindernisse«) zu tun, die gezielt aufgespürt und ausgeschaltet werden müssen, um bei solchen scheinbar therapieresistenten Patienten doch noch erfolgreich behandeln zu können.

Es versteht sich von selbst, daß vor jeder Behandlung durch Akupunktur eine schulmedizinisch fundierte Abklärung und Diagnosestellung vorausgegangen sein muß.

Aus praktischen Gründen beziehen sich die angegebenen Behandlungskonzepte, d.h. die empfohlenen Punkte, das vorgeschlagene Nadelmetall und die zu behandelnde Ohrseite in den Abbildungen auf den **Rechtshänder,** da man es im Normalfall mit einem solchen zu tun hat (95 % aller Patienten). Beim Linkshänder ist das Nadelmetall und die zu behandelnde Ohrseite entsprechend zu modifizieren, wie es unter **Punktlokalisationen im einzelnen** beschrieben ist.
Die wichtigsten Punkte bei jedem Krankheitsbild sind kursiv gedruckt.

In den nächsten Kapiteln werden folgende Zeichen und Abkürzungen benutzt:

Erklärung der Zeichen in den Abbildungen und der Abkürzungen im Text

Bedeutung	Abkürzung im Text	Zeichen in der Abbildung
Goldnadel	Go	○
Silbernadel	Si	●
Stahlnadel	St	⊙
Dauernadel	D	△
Rechts	Re	
Links	Li	
Beidseits	bds	
betroffene (erkrankte) Seite	bS	

2. Die Krankheitsbilder im einzelnen

2.1 Angst

Angst ist ein Symptom, unter dem heutzutage immer mehr Menschen leiden. Neben einer begleitenden psychotherapeutischen Behandlung kann die Akupunktur vor allem bei akuten Angstzuständen ausgleichend und beruhigend wirken.

Die **vier Hauptpunkte** bei der Behandlung bestehen aus dem *Angstpunkt,* der mit dem *Milzpunkt* gekoppelt ist (sogenannte Organkoppelung), dem *Valiumpunkt,* der eine entspannende und angstlösende Wirkung besitzt und zugleich ein Kardinalpunkt ist sowie dem *LTSP,* da es sich bei psychischen Störungen oft um eine Dysbalance der Lateralität handelt. Diese Punkte eignen sich besonders auch für die Behandlung der **Prüfungsangst.**

Als weitere Punkte mit tiefgehender ausgleichender Wirkung auf die Psyche kann der *Omegahauptpunkt,* dessen Wirkung dem Medikament *Lexotanil* vergleichbar ist, eventuell zusammen mit Omega 1 und Omega 2 (siehe Omegaachse) eingesetzt werden. In manchen Fällen ist auch der psychosomatische *Bourdiolpunkt* indiziert.

Angst

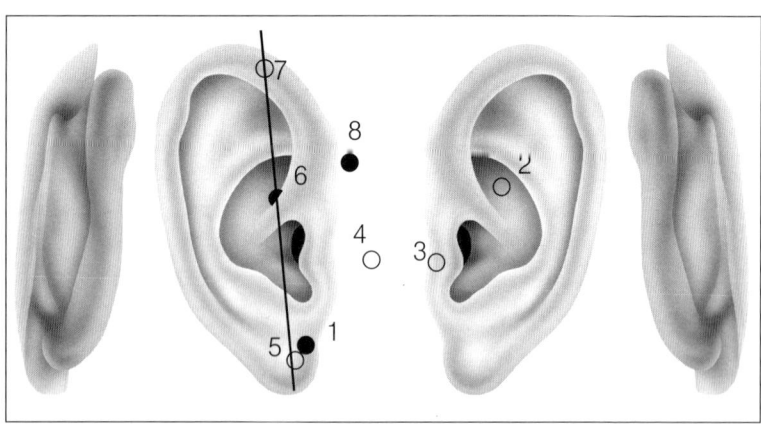

Abb. 57 ① Angstpunkt re Si ② Milzpunkt li Go ③ Valiumpunkt li Go ④ LTSP re Go ⑤ Omegahauptpunkt re Go ⑥ Omega 1 re Si ⑦ Omega 2 re Go (Punkte 5–7 = Omegaachse) ⑧ Bourdiolpunkt.

2.2 Arthrose

Die irreversiblen degenerativen Veränderungen, die mit dem arthrotischen Umbau im Gelenk einhergehen, können nicht rückgängig gemacht werden. Akute reaktive Schübe lassen sich in ihrem Verlauf jedoch abmildern. Die Hauptindikation der Akupunktur bei der Arthrose liegt in der Schmerzbehandlung, unter der die nebenwirkungsreiche analgetische und antiphlogistische Medikation reduziert und in vielen Fällen vollständig abgesetzt werden kann.

Als wichtigster Punkt wird die Reflexlokalisation des befallenen Gelenkes *(lokaler Punkt) zuerst in Gold* genadelt und anschließend mit einer *Dauernadel* versorgt. Zur Wirkungsverstärkung sollte der *muskuläre Korrespondenzpunkt* auf der Ohrrückseite in Silber (Zangentechnik) gestochen werden.

Zur symptomatischen Schmerztherapie können die **Analgetisch wirksamen Punkte** wie vor allem der Thalamus-, der Analgesiepunkt und besonders auch der *PGE 1* eingesetzt werden, wobei der *PGE 1* dem Medikament *Voltaren* vergleichbar ist, d.h. nicht nur analgetische sondern auch antiphlogistische (antientzündliche) Eigenschaften besitzt. Er

Arthrose

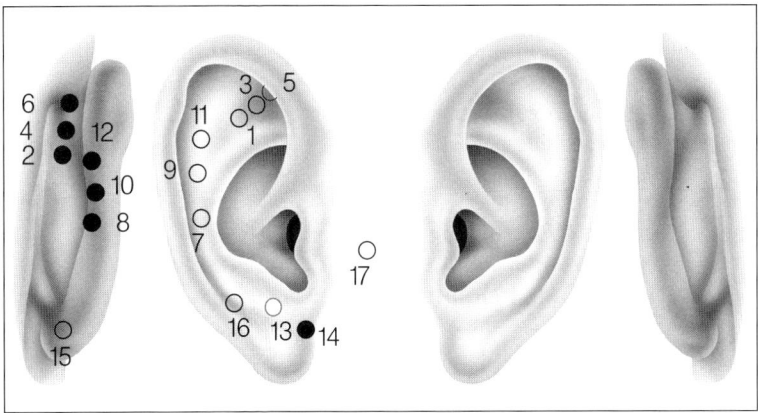

Abb. 58 ① Hüftgelenk sensibel bS Go ② Hüftgelenk muskulär bS Si ③ Kniegelenk sensibel bS Go ④ Kniegelenk muskulär bS Si ⑤ Sprunggelenk sensibel bS Go ⑥ Sprunggelenk muskulär bS Si ⑦ Schulter sensibel bS Go ⑧ Schulter muskulär bS Si ⑨ Ellenbogen sensibel bS Go ⑩ Ellenbogen muskulär bS Si ⑪ Handgelenk sensibel bS Go ⑫ Handgelenk muskulär bS Si ⑬ Thalamuspunkt re Go (verdeckt hinter dem Antitragus) ⑭ Analgesiepunkt re Si ⑮ PGE 1 re Go ⑯ Antidepressionspunkt re Go ⑰ LTSP re Go.

ist übrigens auch Kardinalpunkt. Bei langbestehenden Schmerzzuständen läßt sich vielfach auch der Antidepressionspunkt sowie der LTSP nachweisen, der als Zeichen einer beginnenden Lateralitätsinstabilität zu deuten ist. Sind diese Punkte pathologisch, müssen sie ebenfalls behandelt werden.

Oft unterhalten Störherde den arthrotischen Prozeß, die aufgesucht und gezielt ausgeschaltet werden müssen (siehe »Therapiehindernisse«).

Ein übergeordneter Punkt, der eine allgemeine Antistörfeldwirkung besitzt, ist der *Thymuspunkt,* der in dieser Eigenschaft genadelt werden kann. Er ist übrigens auch Kardinalpunkt und steht in energetischer Verbindung zu PGE 1.

2.3 Asthma bronchiale

Unter Asthma bronchiale versteht man eine Hyperreaktivität des Bronchialsystems, die zur Bronchokonstriktion mit den klinischen Symptomen Atemnot und quälender Hustenreiz führt.

Auslöser können chronisch rezidivierende Infektionen im Lungensystem **(Infektionsasthma),** aber auch Störungen in übergeordneten Organbereichen wie dem Immunsystem **(Allergisches Asthma)** oder der Psyche **(Psychogenes Asthma)** sein. Für die Behandlung ist es von entscheidender Bedeutung, durch eine gezielte Anamnese die Ursachen im einzelnen Krankheitsfall zu erfragen. Eine eindeutige Abgrenzung wird nicht immer möglich sein, denn in manchen Fällen liegt eine Überlappung der verschiedenen Auslöser vor.

Der therapeutische Ansatz der Akupunktur beginnt mit der Behandlung der lokalen Korrespondenzzonen des Organes Lunge, d.h. dem Punkt der *Lunge* und des *Plexus bronchopulmonalis.*

Beim Infektionsasthma sollte zusätzlich der Interferonpunkt, der LTSP und der Thymuspunkt (Immunachse), gegebenenfalls ergänzt durch den allgemein energetisch ausgleichenden Nullpunkt, gestochen werden.

Liegt die Ursache in einer allergischen Überreaktion, können der Antihistamin- eventuell kombiniert mit dem endokrinen Nebennierenrinden- und ACTH-Punkt eingesetzt werden (Allergieachse).

Bei psychogener Grundproblematik sind nach den anamnestischen Angaben des Patienten die **Psychischen Punkte** zu behandeln. Zur generellen Tiefenentspannung können der psychosomatisch wirksame Bourdiol-, der Antidepressions- und der Omegahauptpunkt gestochen werden, wobei auch die Omegaachse indiziert sein kann.

> Cave: Oft liegt einem chronischen Asthmaleiden ein Störherdgeschehen zu Grunde!

Asthma bronchiale

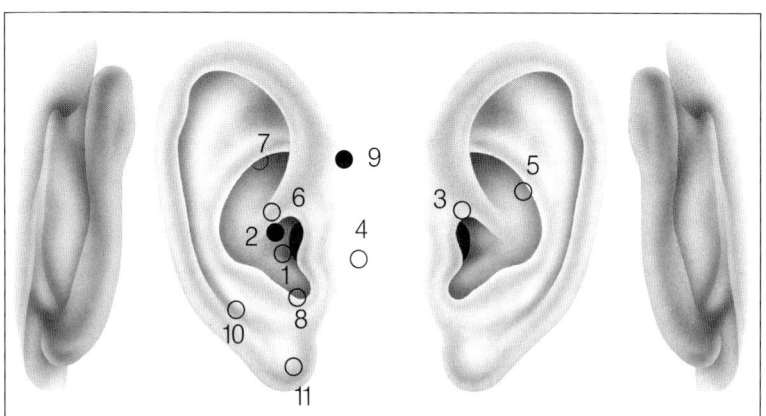

Abb. 59 ① Lungenpunkt re Go ② Plexus bronchopulmonalis re Si ③ Interferonpukt li Go ④ LTSP re Go ⑤ Thymuspunkt li Go ⑥ Nullpunkt re Go ⑦ Nebennierenpunkt re Go ⑧ ACTH re Go ⑨ Bourdiolpunkt re Si ⑩ Antidepressionspunkt re Go ⑪ Omegahauptpunkt re Go.

2.4 Blutdruckstörungen

Mit Hilfe der Akupunktur läßt sich sowohl ein zu tiefer **(Hypotonie)** als auch ein erhöhter Blutdruck **(Hypertonie)** günstig beeinflussen. Eine bestehende medikamentöse Therapie kann reduziert und oft sogar vollständig abgesetzt werden. Dies gilt vor allem für die sogenannten *essentiellen* Blutdruckformen, bei denen es sich um eine *vegetative Regulationsstörung* ohne organische Ursache handelt.

Neben dem *Thalamuspunkt* als übergeordneter Kontrollinstanz regulieren der Organpunkt der *Nebenniere* (auch Renin/Angiotensinpunkt genannt) und der *Betarezeptorenpunkt* die Blutdruckamplitude. Eine Dämpfung des Renin/Angiotensinpunktes (entsprechend einer ACE-Hemmer ähnlichen Wirkung) sowie des Betarezeptorenpunktes (entsprechend einer Betablocker ähnlichen Wirkung) führt zum Blutdruckabfall, die Tonisierung beider Punkte stabilisiert eine hypotone Blutdrucklage.

2.4.1 Hypertonie

Dem **Bluthochdruck** liegt in etwa 90% keine medizinisch faßbare Ursache wie z.B. ein renaler, endokriner oder anderer Auslöser zugrunde. Dies bezeichnet man als **essentielle Hypertonie.** Sie stellt eine gute Indikation für die Akupunktur dar. Unter der Nadeltherapie sinkt zuerst der obere, systolische Wert. Nach 6–10 Sitzungen normalisiert sich dann auch der untere, diastolische, Druck.

Neben den erwähnten drei Punkten kann bei der Hypertonie *zusätzlich* der *Valiumpunkt* ergänzt werden, der zu einer Relaxation des sympathotogenen Tonus und der Muskulatur führt. Er ist zugleich auch Kardinalpunkt.

Hypertonie

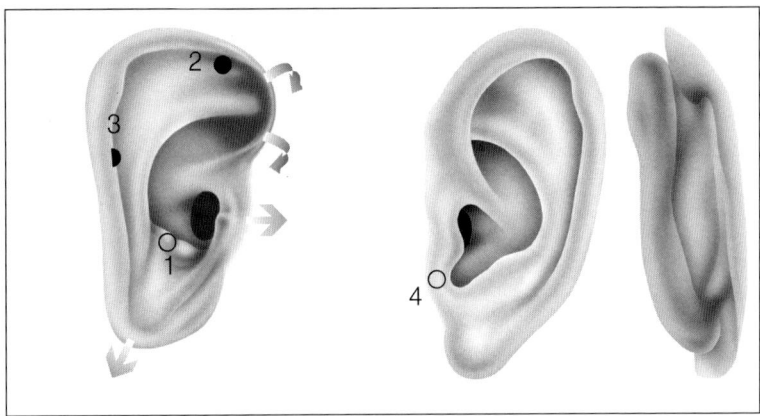

Abb. 60   ① Thalamuspunkt re Go ② Renin/Angiotensinpunkt ro Si ③ Betarezeptorenpunkt re Si ④ Valiumpunkt li Go.

2.4.2 Hypotonie

Niederer Blutdruck äußert sich als **orthostatische Dysregulation,** d.h. die Adaptionsmechanismen, die bei einer Lageveränderung z.b. vom Liegen zum Stehen einsetzen, funktionieren nicht richtig. Der Blutdruck fällt ab, das Gehirn wird minderdurchblutet, dem Patienten wird »schwarz vor den Augen« und schwindelig.

Durch die Akupunkturtherapie wird sich zwar weder der absolute systolische Druckwert noch der Mittelwert verändern, doch verbessert sich deutlich die dynamische Regulationsfähigkeit beim Lagewechsel.

Therapeutisch werden prinzipiell die selben Punkte wie bei der Hypertoniebehandlung verwendet, doch dreht sich das Nadelmetall um. Als zusätzliche Lokalisation kann der *Nullpunkt* zur allgemeinen energetischen Stabilisation eingesetzt werden.

Hypotonie

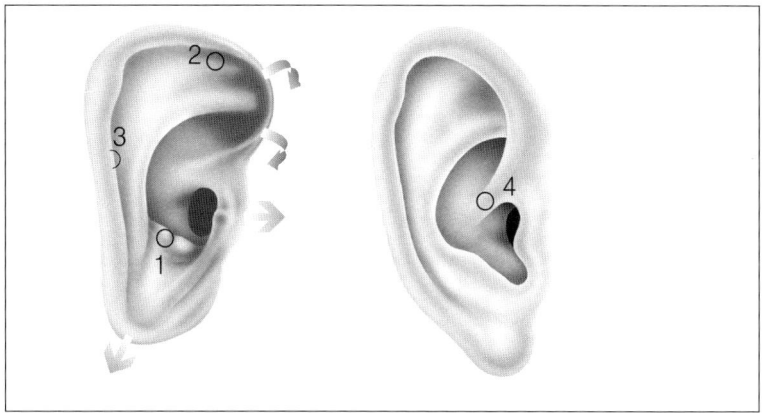

Abb. 61 ① Thalamuspunkt re Si ② Renin/Angiotensinpunkt re Go ③ Betarezeptorenpunkt re Go ④ Nullpunkt re Go.

2.5 Depressive Verstimmung

Eine **depressive Verstimmung** geht oft mit Schwermut, Niedergeschlagenheit und Schlafproblemen (Zeichen einer Vigilanzstörung) einher. Die Akupunktur ist dann erlaubt, wenn eine **endogene Depression** ausgeschlossen worden ist, die eine Kontraindikation für diese Therapieform darstellt.

Die *drei Hauptpunkte* zur Behandlung bestehen aus dem *Antidepressions-* dem *Lungen-* und dem *Epiphysenpunkt.* Die Kombination des Antidepressions- mit dem Lungenpunkt entspricht nach traditioneller chinesischer Auffassung der sogenannten Organkoppelung. Der Punkt der Epiphyse beeinflußt die Vigilanz (vor allem bei Schlafstörungen) und aktiviert in seiner Eigenschaft als Kardinalpunkt ruhende Energien. Ansonsten können zusätzlich der psychosomatisch wirksame Bourdiolpunkt sowie der Punkt des Plexus bronchopulmonalis *(Depressionsachse)* genadelt werden. Ein psychischer Ausgleich läßt sich alternativ auch durch die Behandlung der *Omegaachse* erreichen.

Bei der sogenannten **Altersdepression** reicht oft eine einzige Nadel, im Antidepressionspunkt gestochen, aus.

Depressive Verstimmung

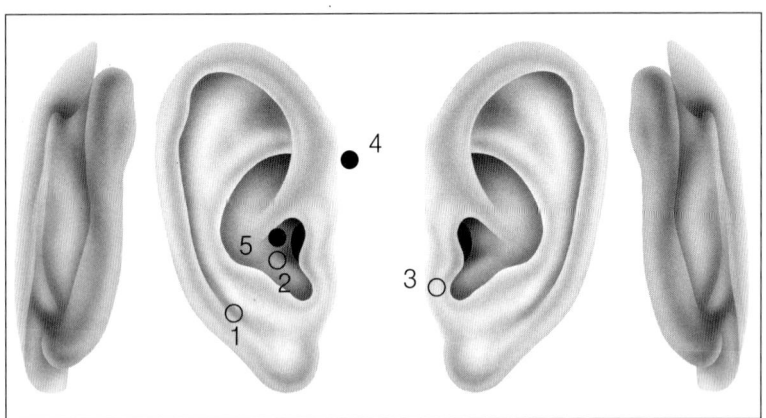

Abb. 62 ① Antidepressionspunkt re Go ② Lungenpunkt re Go ③ Epiphysenpunkt li Go ④ Bourdiolpunkt re Si ⑤ Plexus bronchpulmonalis re Si.

2.6 Diarrhoe

Unter Diarrhoe versteht man vermehrte Stuhlentleerungen von meist dünnflüssigem Darminhalt. Bei der klinischen Untersuchung findet sich eine übermäßige Darmperistaltik. Als Auslöser kommen neben infektiösen Erregern verdorbene Nahrungsmittel, zu schnelles, kaltes Trinken aber auch psychogene Störungen in Betracht. Durch die Akupunktur können die verstärkte Darmtätigkeit reguliert und die krampfartigen Leibschmerzen beseitigt werden. Es ist selbstverständlich, daß schwere Durchfallerkrankungen oder eine Krankheitsdauer von mehr als 7 Tagen unbedingt einer genaueren Abklärung bedürfen.

Der therapeutische Ansatz der Akupunktur besteht in der Dämpfung der Dick- und Dünndarmfunktion sowie der -motorik. Bei kolikartigen Beschwerden kann der Meisterpunkt der Spasmolyse, der *Nullpunkt retro,* eingesetzt werden, der zugleich Kardinalpunkt ist.

Bei infektiöser Ursache kann der *Interferonpunkt* behandelt werden. Liegen psychische Störungen der Diarrhoe zugrunde, müssen zusätzlich die entsprechenden Lokalisationen überprüft werden (siehe »Psychische Punkte«).

Diarrhoe

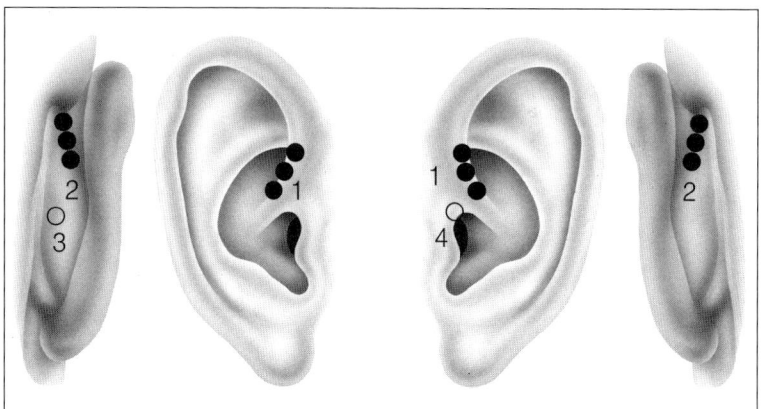

Abb. 63 ① Darmfunktion Dick- und Dünndarm sensibel beidseits Si (nicht sichtbar, Punkte sind von der Helix verdeckt) ② Darmmotorik beidseits Si ③ Nullpunkt retro re Go ④ Interferonpunkt li Go.

2.7 Ellenbogenschmerzen

Schmerzen im Ellenbogen treten meist als **Epicondylitis radialis (Tennisellenbogen)** oder **-medialis** (sogenannter **Werferellenbogen**) auf. Es handelt sich aus pathophysiologischer Sicht um eine Tendinopathie im Epicondylenbereich an der Ursprungszone der Unterarmextensoren. Als Ursache nimmt man eine chronische Überbelastung an, die zur Mikrotraumatisierung des Gewebes, zu Einrissen in den Sehnen und Vernarbungsprozessen führt. Ausgelöst werden die Beschwerden durch alle Formen von Belastungen des Unterarmes. In manchen Fällen können auch pathologische Veränderungen im Übergangsbereich zwischen Hals- und Brustwirbelsäule (C7, T1, T2) schmerzhaft in den Arm ausstrahlen und Ellenbogenschmerzen vortäuschen (siehe »Unteres Zervikalsyndrom«).

Der therapeutische Ansatz besteht in der Akupunktur des *Ellenbogenpunktes* zusammen mit dem zugehörigen *muskulären Punkt* auf der Ohrrückseite (Zangentechnik).

Liegt die Ursache der Beschwerden im Bereich der Wirbelsäule, muß die Übergangzone zwischen Hals- und Brustwirbelsäule (besonders C7/T1, aber auch T1/T2) auf pathologische Lokalisationen untersucht werden.

Als übergeordneter Punkt kann der *PGE 1* eingesetzt werden, der dem Medikament *Voltaren* vergleichbar ist und neben seiner analgetischen

Ellenbogenschmerzen

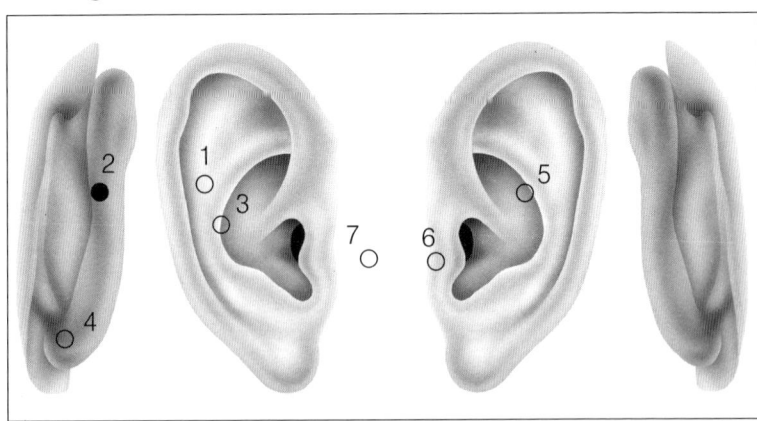

Abb. 64 ① Ellenbogenpunkt sensibel bS Go, dann **D** ② Ellenbogenpunkt muskulär bS Si ③ HWS-Bereich (C7, T1, T2) sensibel bS Go ④ PGE 1 re Go ⑤ Thymus li Go ⑥ Valium li Go ⑦ LTSP re Go.

(schmerzlindernden) Wirkung auch eine antientzündliche Komponente besitzt. Der zugehörige Kardinalpunkt ist der *Thymuspunkt,* der die Wirkung des PGE 1 verstärkt und zugleich eine generelle Antistörfeldeigenschaft hat. Auch der *Valiumpunkt* kann indiziert sein, der neben seiner Funktion als Kardinalpunkt zu einer Relaxation der Muskulatur führt. In manchen Fällen treten die Beschwerden deshalb auf, weil beide Hände gleichseitig beansprucht werden. Dies kann zu einer Belastung der Lateralität mit der Folge einer Instabilität führen, weshalb der *LTSP* überprüft werden muß.

2.8 Entspannung bei Streß und Nervosität

Der Streß und die Hektik des Alltages, aber auch Probleme, die sich uns in den Weg stellen, können zu Unausgeglichenheit, Nervosität und Gereiztheit führen und geben uns das Gefühl,»ausgepowert« d.h. energielos zu sein. Die Akupunktur kann hier beruhigend, harmonisierend und innerlich ausgleichend wirken.

Der therapeutische Ansatz besteht in der Nadelung folgender übergeordneter psychischer Punkte, die zu einer psychischen Tiefenentspannung führen: neben dem *Omegahauptpunkt,* der dem Medikament *Lexotanil* vergleichbar ist, kann die gesamte *Omegaachse* eingesetzt werden. Aber auch der *LTSP,* der *Bourdiol-* oder *Valiumpunkt* führen zu einer Harmonisierung der Psyche. Unter Berücksichtigung der Ana-

Entspannung

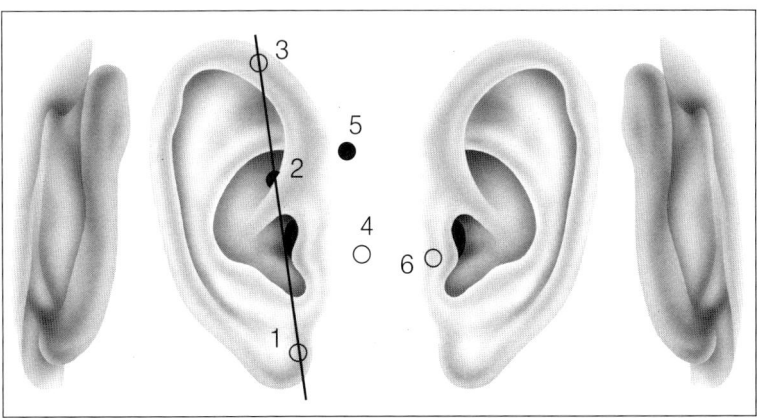

Abb. 65 ① Omegahauptpunkt re Go ② Omega 1 re Si ③ Omega 2 re Go (1–3 = Omegaachse) ④ LTSP re Go ⑤ Bourdiol re Si ⑥ Valiumpunkt li Go.

mnese können aber auch andere Psychische Punkte zum Einsatz kommen, wie z.B. der Angst-, der Sorge-, der Aggressionspunkt etc.

2.9 Erkältungen

Unter Erkältungen versteht man Infektionen durch Bakterien oder Viren, die bevorzugt den oberen Respirationstrakt, d.h. Mund/Rachenraum **(Pharyngitis/Angina tonsillaris)**, Stirnhöhlen **(Sinusitis)**, das Bronchialsystem **(Bronchitis)** und die Augen **(Konjunktivitis)** befallen. Der therapeutische Ansatz der Akupunktur besteht vor allem in einer generellen Stärkung der körpereigenen Abwehrkräfte. Als Hauptpunkte sind hier der *Interferon-* und der *Thymuspunkt* zu nennen.

Daneben sollten die Korrespondenzzonen der affektierten Organsysteme behandelt werden: Bei **Husten (Bronchitis)** der *Lungenpunkt* evtl. kombiniert mit dem Punkt des *Plexus bronchopulmonalis,* bei **Schnupfen** der *Nasenpunkt,* bei **Konjunktivitis** der *Augenpunkt,* bei **Angina tonsillaris** der *Tonsillen-* und evtl. der *Schlundpunkt* (bei **Pharyngitis**) sowie bei Befall der Nasennebenhöhlen **(Sinusitis)** die entsprechende Reflexlokalisation.

Erkältung

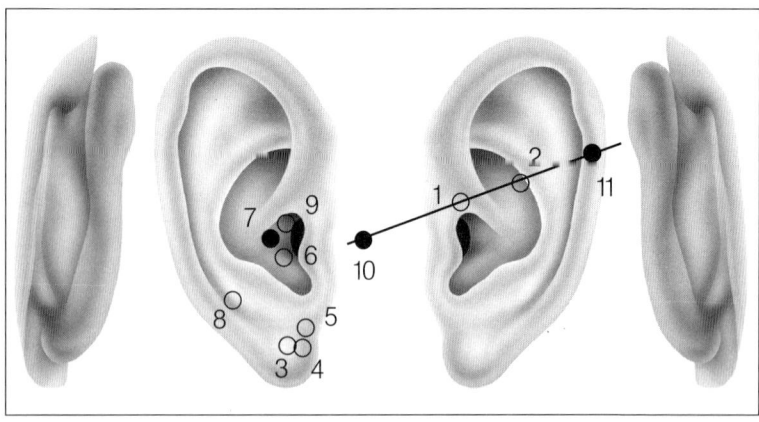

Abb. 66 ① Interferonpunkt li Go ② Thymuspunkt li Go ③ Augenpunkt re Go ④ Nasenpunkt re Go ⑤ Stirnhöhlenpunkt re Go ⑥ Lungenpunkt re Go ⑦ Plexus bronchopulmonalis re Si ⑧ Tonsillenpunkt bS Go (wenn bds dann re Go) ⑨ Schlundpunkt re Go ⑩ LTSP li Si ⑪ Spiegelpunkt li Si (1, 2, 10, 11 = Immunachse).

Bei **chronischer Infektanfälligkeit,** d.h. sich ständig wiederholenden Erkältungen kann zur konstitutionellen Abwehrstärkung die *Immunachse* eingesetzt werden, die neben dem Interferon- und Thymuspunkt noch aus dem LTSP und einem sogenannten Spiegelpunkt besteht (siehe »Achsenprogramme«).

2.10 Fersensporn

Beim Fersensporn handelt es sich um eine Verknöcherung am Kalkaneus (Fersenbein) an der Fußunterseite. Der pathophysiologische Auslösemechanismus besteht im Zug der dort entspringenden kleinen Fußmuskeln.

Neben einer mechanischen Entlastung durch entsprechende Einlagen kann die Akupunktur bei dieser Indikation schöne Erfolge erzielen.

Als lokaler Punkt kommt auf der erkrankten Seite die *Korrespondenzzone der Ferse* in Frage, die *zuerst in Gold* gestochen und *anschließend* mit einer *Dauernadel* versorgt wird. Bei dieser Indikation ist auch die Kombination mit der Körperakupunktur erlaubt, d.h. man kann eine dünne Stahlnadel am Punktum maximum des Schmerzes an der Fußsohle sctzen und diese gegebenenfalls zur Wirkungsverstärkung noch erwärmen (Moxibustion).

Fersensporn

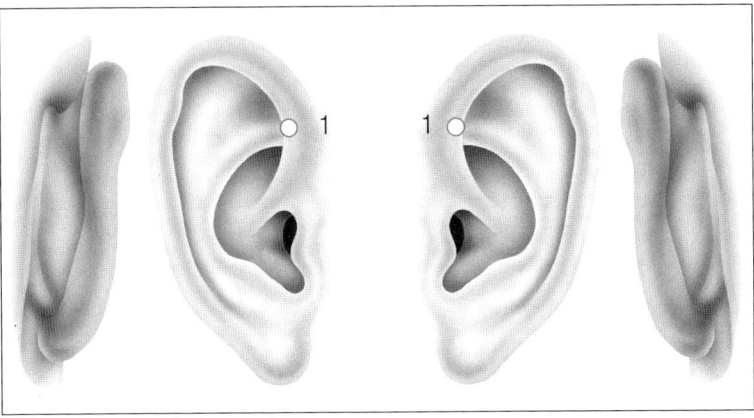

Abb. 67 ① Punkt der Ferse bS Go, anschl. **D** (verdeckt hinter der Helixkrempe).

2.11 Funktionelle Herzbeschwerden

Unter dem Begriff funktionelle Herzbeschwerden werden **nervöse Herzsensationen** wie **Herzklopfen, -rasen, -angst** und **-enge** zusammengefaßt. Erst nach Ausschluß eines pathologischen Befundes am Herzmuskel selbst oder seiner ihn versorgenden Gefäße darf diese Diagnose gestellt werden.
Die Ursache der funktionellen Beschwerden liegt meistens auf psychischer Ebene.
Hier setzt auch die Akupunkturtherapie an. In Abhängigkeit von der Anamnese können prinzipiell alle **Psychischen Punkte** in Frage kommen. Oft finden sich die Punkte der *Omegaachse,* deren Behandlung zu einem generellen psychischen Ausgleich führt, der angstlösende und entspannende *Valium-* sowie der psychosomatisch wirksame *Bourdiolpunkt.* Starkes Herzklopfen oder -rasen kann durch die Dämpfung der lokalen Punkte *Herzmuskel* und *nervaler Herzpunkt* günstig beeinflußt werden.

Funktionelle Herzbeschwerden

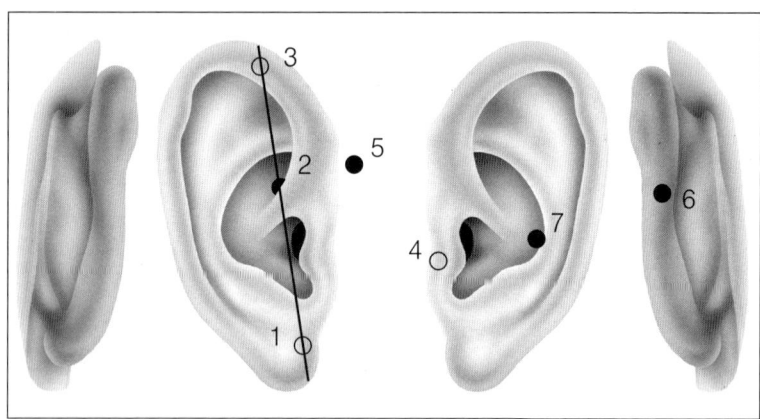

Abb. 68 ① Omegahauptpunkt re Go ② Omega 1 re Si ③ Omega 2 re Go (1–3 = Omegaachse) ④ Valiumpunkt li Go ⑤ Bourdiolpunkt re Si ⑥ Motorischer Herzpunkt li Si ⑦ Nervaler Herzpunkt li Si.

2.12 Gallenbeschwerden

Unter **Funktionellen Gallenbeschwerden** versteht man Mißempfindungen, die der Gallenblase und den Gallenwegen zuzuordnen sind, ohne daß ein pathologischer Befund wie z.b. ein Gallenstein nachweisbar ist. Die Patienten klagen über dumpfe Schmerzen im Bereich des rechten Oberbauches und unter dem Rippenbogen, die besonders nach fettreichen Mahlzeiten auftreten und im extremen Fall bis zu krampfartigen Koliken **(Gallenkolik)** führen können. Als Ursache vermutet man eine vegetative Dysregulation der Muskulatur der Gallenblase, -wege und Sphinkteren (Schließmuskulatur), die **Gallendyskinesie** genannt wird. Funktionelle Gallenbeschwerden treten öfters zusammen mit Migräne (Leber/Galle-Typ) auf. Gallenkoliken, denen ein Steinleiden (Cholelithiasis) zugrunde liegt, bedürfen selbstverständlich einer schulmedizinischen Abklärung und weiterführenden Therapie, d.h. Operation, doch ist es erlaubt z.b. bei einer akuten Kolik einen Behandlungsversuch *gegen die Schmerzen* mit Akupunktur zu unternehmen.

Der therapeutische Ansatz bei all diesen Beschwerden ist ähnlich: Als lokaler Punkt kommt die *Projektionszone der Gallenblase* auf der sensiblen Ohrvorderseite zum Einsatz, der mit dem *zugehörigen muskulären Punkt* der Ohrrückseite kombiniert wird (Zangentechnik). An übergeordneten Punkten kann der *Valiumpunkt* verwendet werden – er wirkt muskelrelaxierend und beruhigend. Außerdem aktiviert er in seiner

Gallenbeschwerden

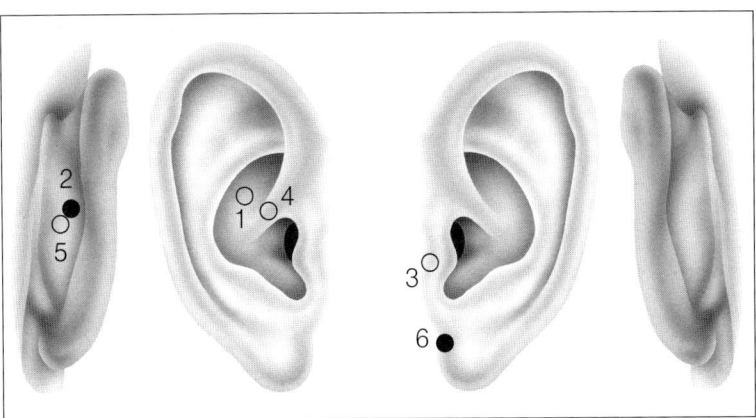

Abb. 69 ① Gallenblase sensibel re Go ② Gallenblase motorisch re Si ③ Valiumpunkt li Go ④ Nullpunkt re Go ⑤ Nullpunkt retro re Go ⑥ Sorgenpunkt li Si.

Eigenschaft als Kardinalpunkt ruhende Energien. Des weiteren sollte der *Nullpunkt* kontrolliert werden, der zum allgemeinen energetischen Ausgleich im Abdominalraum führt. Besonders bei kolikartigen Schmerzen kann der Meisterpunkt der Spasmolyse, der *Nullpunkt retro* gestochen werden.

Liegt den Schmerzen eine psychogene Grundproblematik zugrunde, so sind im Einklang mit den anamnestischen Angaben die entsprechenden Psychischen Punkte zu kombinieren. Unter diesen ist besonders der *Sorgenpunkt* hervorzuheben, der durch die sogenannte Organkoppelung mit dem Organ Galle in engem energetischen Zusammenhang steht.

2.13 Glaukom

Ein akuter Glaukomanfall gehört ausschließlich in die Hände des Augenarztes.

Die chronische Verlaufsform des grünen Stars stellt jedoch eine gute Indikation zur Akupunktur dar, sofern es sich um eine Störung im Wechselspiel des vegetativen Nervensystems Sympathikus und Parasympathikus handelt. Unter der Nadeltherapie können Druckschwankungen ausgeglichen, Medikamente reduziert und diese manches Mal sogar ganz ausgeschlichen werden, eine ständige augenärztliche Kontrolle vorausgesetzt.

Glaukom

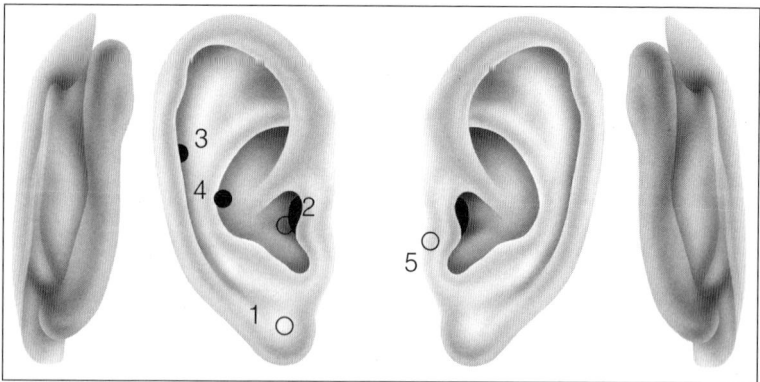

Abb. 70 ① Augenpunkt bS Go ② Kranialer Parasympathikus re Go ③ Sympathikus im Bereich C8–T2 (Betarezeptorenpunkt) re Si ④ Grenzstrang des Sympathikus (Ganglion stellatum) re Si ⑤ Valiumpunkt li Go.

Die Auswahl der Punkte am Ohr für die Akupunktur entspricht den pathophysiologischen Gesichtspunkten der Schulmedizin. Als lokaler Punkt wird der *Augenpunkt* der betroffenen Seite in Gold evtl. gefolgt von einer Dauernadel gestochen. Zum Ausgleich der vegetativen Dysbalance muß der *kraniale Parasympathikus* (Nervus vagus) aktiviert, sowie der Sympathikus im Halsbereich auf Höhe C8–T2 (entsprechend dem *Betarezeptorenpunkt)* gedämpft werden. Als übergeordnete Kardinalpunkte kann neben dem *Ganglion stellatum* noch der *Valiumpunkt* eingesetzt werden, der zugleich sedierend und muskelrelaxierend wirkt. Führen psychogene Störungen oder Streß zu einer dauernden Sympathikusaktivierung, müssen die entsprechenden Punkte in die Behandlung integriert werden (siehe »Entspannung« bzw. »Psychische Punkte«).

2.14 Hämorrhoiden

Die Behandlung von hämorrhoidalen Beschwerden durch Ohrakupunktur ist einfach und effektiv.

Oft reicht es aus, den *Hämorrhoidenpunkt* (Punkt der Ampulla recti) beidseits mit einer Dauernadel zu nadeln. Der Punkt liegt **in der Helixkrempe!**

Sollte diese Behandlung nicht ausreichen, kann zusätzlich der *Anuspunkt* kombiniert werden, der dem Hämorrhoidenpukt direkt gegenüber **auf der Helix** liegt.

Hämorrhoiden

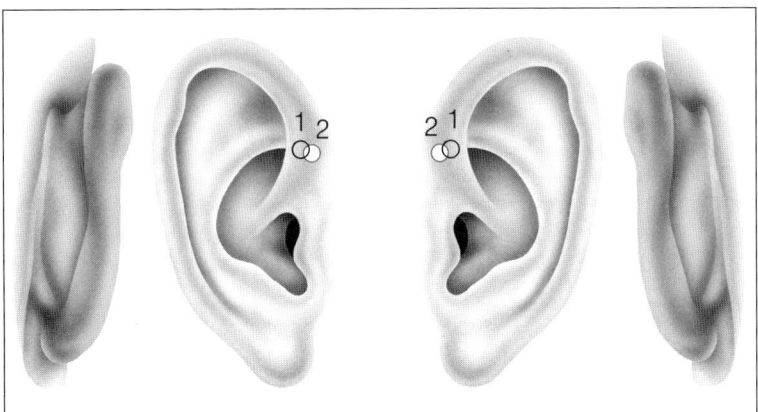

Abb. 71 ① Anuspunkt (auf der Helix!) beidseits Go dann **D** ② Hämorrhoidenpunkt (verdeckt in der Helixkrempe!) beidseits Go dann **D**.

2.15 Handgelenkschmerzen

Schmerzen im Bereich des Handgelenkes sind durch Akupunktur oft erfolgreich zu behandeln. Es spielt keine Rolle, ob es sich ursächlich um eine **akute Distorsion (Verstauchung)**, eine **Arthrose** oder einen chronisch entzündlichen Prozeß der umgebenden Weichteile (Kapsel, Sehnen, Bänder, Muskeln) handelt.

Der therapeutische Ansatz besteht in der Behandlung des lokalen Punktes des Handgelenkes *(locus dolendi)*, der *zuerst in Gold* und anschließend mit einer *Dauernadel* gestochen wird. Zur Wirkungsverstärkung kann die zugehörige *muskuläre Korrespondenzzone* auf der Ohrrückseite kombiniert werden (Zangentechnik).

An übergeordneten **Analgetisch wirksamen Punkten** können der *Thalamuspunkt* und *PGE 1* eingesetzt werden. PGE 1 ist dem Medikament *Voltaren* vergleichbar, d.h. er wirkt nicht nur analgetisch, sondern auch antiphlogistisch, so daß er bei allen entzündlichen Prozessen indiziert ist. Zudem aktiviert er als Kardinalpunkt ruhende Energien. Seine Wirkung kann zusätzlich durch die Mitbehandlung des gekoppelten Kardinalpunktpartners *Thymus* noch verstärkt werden, der eine allgemeine Antistörfeldeigenschaft besitzt.

Handgelenk

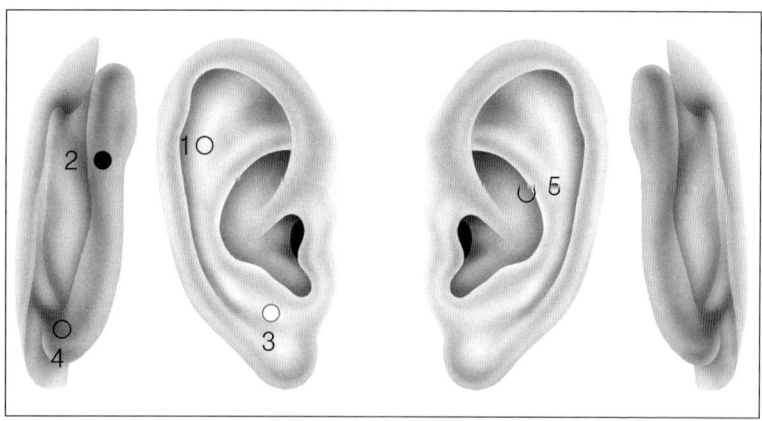

Abb. 72 ① Handgelenk bS Go ② Handgelenk muskulär (retroauriculär) bS Si ③ Thalamus re Go (verdeckt hinter dem Antitragus) ④ PGE 1 re Go ⑤ Thymus li Go.

2.16 Hautallergie

Eine allergische Reaktion der Haut kann sich als **Urtikaria (Nesselsucht, Quaddelbildung), Ekzem** oder **Neurodermitis** äußern. Das Leitsymptom besteht neben den sichtbaren Hautveränderungen aus einem meist unerträglichen Juckreiz. Die Ursache liegt in einer abnormen Überreaktion des Immunsystems auf äußere aber auch innere Reize. Die Folge ist eine verstärkte Freisetzung des Botenstoffes Histamin, der zu der Entzündungsreaktion und den Symptomen führt.

Die beiden Hauptpunkte für die Akupunktur sind der *Antihistaminpunkt,* der die Histaminreaktion abmildert und der *Thymuspunkt,* der eine besondere Affinität zu allen allergischen Prozessen besitzt. Er ist übrigens auch Kardinalpunkt, d.h. kann zusätzliche ruhende Energien aktivieren. In energetischem Zusammenhang mit diesen Punkten stehen der *Interferonpunkt* sowie der *LTSP* (siehe Immunachse), die ebenfalls eingesetzt werden können. *Cortisol* ähnliche Wirkung besitzen der Punkt *ACTH* und *endokrine Nebennierenrinde* (siehe Allergieachse). Es ist bekannt, daß der Juckreiz oft durch psychogene Faktoren überlagert wird, die sich über die Psychischen Punkte günstig beeinflussen lassen. Als Lokalisationen mit allgemeiner psychosomatischer Wirkung eignen sich der *Antidepressions-,* der *Omegahaupt-* sowie der *Bourdiolpunkt.*

Hautallergie

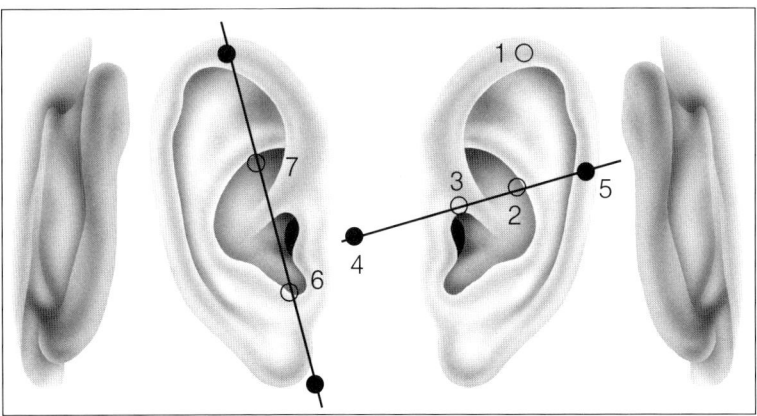

Abb. 73 ① Antihistaminpunkt li Go ② Thymuspunkt li Go ③ Interferonpunkt li Go ④ LTSP li Si ⑤ Spiegelpunkt li Si (2–5 = Immunachse) ⑥ ACTH re Go ⑦ Nebennierenrinde re Go (6,7 und Spiegelpunkte = Allergieachse).

2.17 Herpes Zoster

Der Herpes Zoster, im Volksmund »Gürtelrose« genannt, ist eine äußerst schmerzhafte virale Infektionserkrankung, die nicht selten chronische neuralgiforme Restbeschwerden hinterläßt. Die Prädilektionsstellen sind neben dem Thorax der Gesichtsbereich sowie die lumbosakralen Segmente.

Der Hauptansatzpunkt der Akupunktur besteht in der Behandlung des befallenen *sensiblen Rückenmarksegmentes* auf der Helixkrempe *in Gold,* gefolgt von einer *Dauernadel.*

Im **akuten Stadium** der feinblasigen (herpetiformen) Eruptionen ist es daneben wichtig, die körpereigene Abwehr gegen die virale Invasion duch die Behandlung des *Interferonpunktes* zu stärken. In hartnäckigen Fällen können zusätzlich der *LTSP* und der *Thymuspunkt* eingesetzt werden, die in enger energetischer Verbindung miteinander stehen (Immunachse). Gegen die heftigen Schmerzen helfen die übergeordneten **Analgetisch wirksamen Punkte** wie z.B. *Thalamus* und *PGE 1.* Aber auch die anderen schmerzlindernden Reflexlokalisationen können indiziert sein.

> Cave: Bei Therapieresistenz nach Störfeldern suchen!

Herpes Zoster

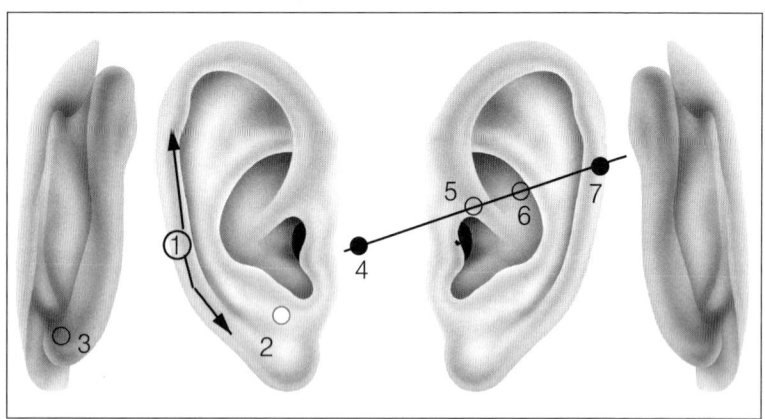

Abb. 74 ① Sensibles Rückenmark bS Go, dann **D** ② Thalamus re Go (verdeckt hinter dem Antitragus) ③ PGE 1 re Go ④ LTSP li Si ⑤ Interferonpunkt li Go ⑥ Thymus li Go ⑦ Spiegelpunkt li Si (4–7=Immunachse).

Bei **chronischen neuralgiformen Restbeschwerden** reicht oft eine Dauernadel im entsprechenden Areal des sensiblen Rückenmarkes aus. Sind
die Schmerzen hartnäckig sollten neben den **Analgetisch wirksamen
Punken** auch psychische Lokalisationen wie der *Antidepressions* und der
Omegahauptpunkt (eventuell aber auch andere Psychische Punkte)
berücksichtigt werden.

2.18 Heuschnupfen

Die Ursache des Heuschnupfens **(Pollinosis, Rhinitis allergica)** liegt in
einer abnormen Reaktion des Immunsystems auf Blütenstaub (Pollen).
Die Folge ist eine übermäßige Histaminausschüttung im Bereich der
Nasenschleimhaut **(Rhinitis allergica),** der Augen **(allergische Konjunk-
tivitis)** und des Bronchialsystems **(allergisches Asthma).**
Der Ansatzpunkt der Akupunktur besteht vor allem in der Behandlung
der *lokalen Punkte* der befallenen Organe, d.h. bei Konjunktivits des
Augenpunktes, bei Rhinitis des *Nasenschleimhautpunktes* und bei
Asthma des *Lungenpunktes.*
An übergeordneten Punktlokalisationen sollten vor allem der *Anthista-
minpunkt,* der die Histaminreaktion und -freisetzung verringert und der

Heuschnupfen

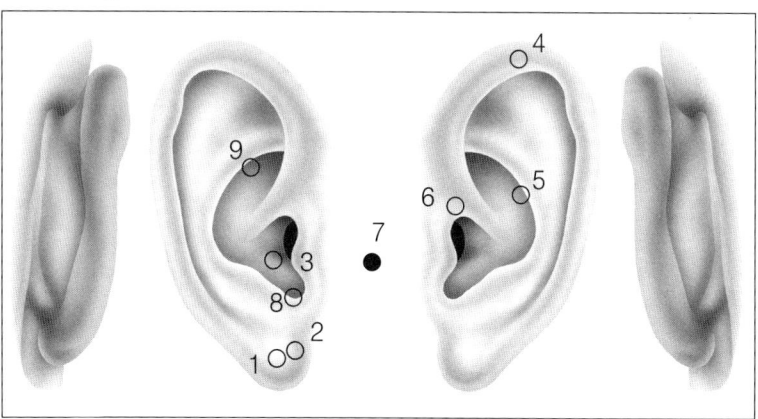

Abb. 75 ① Augenpunkt bS bzw. re Go ② Nasenschleimhautpunkt bS bzw. re
Go ③ Lungenpunkt re Go ④ Antihistaminpunkt li Go ⑤ Thymuspunkt li Go
⑥ Interferonpunkt li Go ⑦ LTSP li Si ⑧ ACTH Punkt re Go ⑨ Nebennierenrindenpunkt re Go.

Thymuspunkt eingesetzt werden, der eine besondere Affinität zu allen allergischen Prozesse besitzt und zugleich als Kardinalpunkt wirkt. Diese fünf Punkte bilden das Grundgerüst der Behandlung und reichen für den Erfolg oft aus. Am besten werden sie zuerst in Gold und anschließend mit einer Dauernadel gestochen. In energetischem Zusammenhang mit den beiden letztgenannten Punkten stehen der *Interferonpunkt* sowie der *LTSP* (siehe Immunachse), die ebenfalls eingesetzt werden können. Cortisolähnliche Wirkung besitzen die Punkte *ACTH* und *Nebennierenrinde* (Allergieachse). Oft überlagern psychogene Faktoren die Symptomatik, so daß in Einklang mit der Anamnese die Psychischen Punkte überprüft werden sollten. Von diesen kommen besonders der *Omegahaupt-, Bourdiol-* und *Antidepressionspunkt* in Frage.

2.19 Hüftgelenkschmerzen

Schmerzen im Bereich des Hüftgelenkes stellen eine gute Indikation für die Akupunktur dar, egal ob es sich um einen degenerativen **(Arthrosis deformans)** oder einen entzündlichen **(aktivierte Arthrose, Arthritis)** Prozeß der knöchernen Strukturen oder der umgebenden Weichteile **([Insertions-]tendinopathien, Periarthritis coxae, Myogelosen** etc.) handelt.

Hüftgelenk

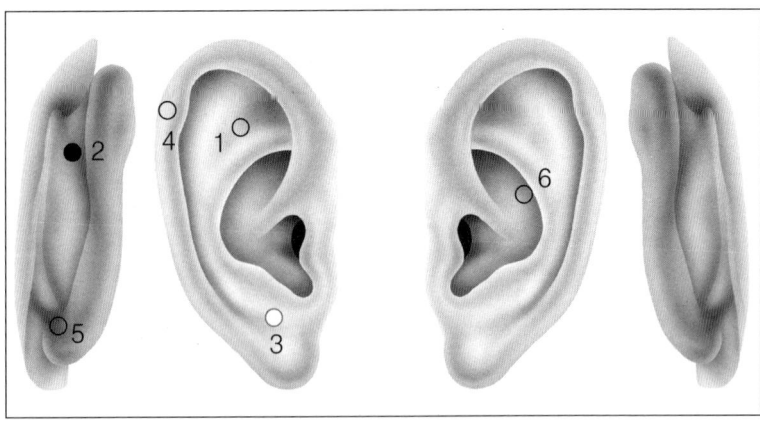

Abb. 76 ① Hüftgelenk bS Go, dann **D** ② Hüftgelenk muskulär bS Si ③ Thalamus re Go (verdeckt hinter dem Antitragus) ④ Darwinpunkt re Go ⑤ PGE 1 re Go ⑥ Thymuspunkt li Go.

Der therapeutische Ansatz der Akupunktur besteht vor allem in der Behandlung der *lokalen Reflexlokalisation des Hüftgelenkes* auf der Ohrvorderseite. Dieser Punkt beeinflußt alle schmerzhaften Prozesse im Bereich des knöchernen Anteiles des Gelenkes und seiner umgebenden Weichteilstrukturen wie Sehnen, Kapseln etc. Daneben sollte der *muskuläre Korrespondenzpunkt* auf der Ohrrückseite (Zangentechnik) gestochen werden.

Als übergeordneter Punkt mit allgemein energetisch ausgleichender Wirkung kann der *Darwinpunkt* eingesetzt werden, der eine besondere Affinität zu allen Affektionen der unteren Extremität besitzt. Analgetisch wirksam sind besonders der *Thalamuspunkt* und der *PGE 1* (siehe »Analgetisch wirksame Punkte«). Letzterer entspricht der Wirkung von *Voltaren* und besitzt auch eine antientzündliche Komponente. Als Kardinalpunkt vermag er (zusätzliche) ruhende Energien zu mobilisieren und steht in engem energetischen Zusammenhang mit dem Thymuspunkt, der ebenfalls Kardinalpunkt ist und eine allgemeine Antistörfeldeigenschaft besitzt.

2.20 Interkostalneuralgie

Unter einer Interkostalneuralgie versteht man Schmerzen im Bereich des Brustkorbes, die im Verlauf der Interkostalnerven lokalisiert sind.

Interkostalneuralgie

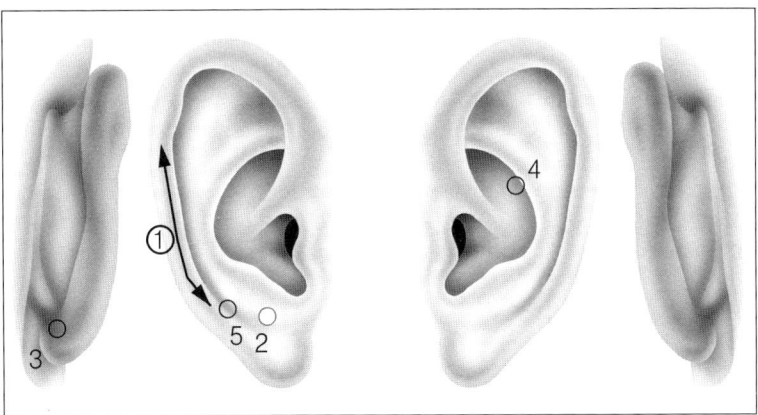

Abb. 77 ① Bereich Sensibles Rückenmark bS Go, dann **D** ② Thalamus re Go (verdeckt hinter dem Antitragus) ③ PGE 1 re Go ④ Thymus li Go ⑤ Antidepressionspunkt re Go.

Die Beschwerden neigen zu Rezidiven und zu einem chronischen Verlauf. Die Ursache liegt in einer Irritation des peripheren Nerves oder der Nervenwurzel. Oftmals treten die Schmerzen anfallsartig, mitunter äußerst heftig auf und können von Hyper- und Hypästhesien begleitet sein.

Als wichtigster Punkt wird die Korrespondenzzone am Ohr behandelt, die den irritierten *Interkostalnerv* repräsentiert *(lokaler Punkt)*. Dieser Bereich sollte *nach* der Behandlung durch die *Goldnadel* mit einer *Dauernadel* versorgt werden. Zur Dämpfung der starken Schmerzen können die **Analgetisch wirksamen Punkte** wie *Thalamus* und vor allem der *PGE 1* eingesetzt werden, der eine ähnliche Wirkung wie das Medikament *Voltaren* hat und gleichzeitig Kardinalpunkt ist. Seine Wirkung läßt sich verstärken durch die Mitbehandlung des gekoppelten Kardinalpunktpartners *Thymus,* der zusätzlich eine allgemeine Antistörfeldeigenschaft besitzt. Vor allem bei chronischen Beschwerden sollten zur Beeinflussung der psychischen Ebene der *Antidepressions-,* der *Bourdiol-* sowie der *Omegahauptpunkt* in das Behandlungskonzept integriert werden.

2.21 Kopfschmerzen (Migräne)

Kopfschmerzen stellen **die Indikation** für eine Akupunktur dar, sofern keine ernsthaften Ursachen zugrunde liegen. Bei akut auftretenden Beschwerden müssen vor einer Akupunkturtherapie intrakranielle Raumforderungen und Drucksteigerungen, (aneurysmatische) Blutungen, infektiöse meningeale Reizungen, eine hypertone Krise, ein akuter Glaukomanfall und andere Krankheiten ausgeschlossen werden, die einer sofortigen medikamentösen oder operativen Intervention bedürfen.

Kopfschmerzen sind ein Symptom, dem die unterschiedlichsten Ursachen zugrunde liegen können. Man kann in etwa die folgenden Typen unterscheiden:

1. **Migränetyp**

- Leber/Galle-Migräne
- Hormonelle Migräne
- Wettermigräne
- Cervikale Migräne

2. **Vaskulärer Typ**

- Cerebrovaskuläre Dysregulation
- Blutdruckstörungen

3. **Neuralgietyp**

- Herpes Zoster
- Trigeminusneuralgie

4. **Psychogener Typ**

5. **Spannungstyp**

6. **Ophtalmischer Typ**

- Glaukom
- Iritis

7. **Infektionstyp**

- Akute Sinusitis
- Chronische Sinusitis
- Chronische Tonsillitis

8. **Dentaler Typ**

- Zahnschmerzen
- Erkrankung des Kauapparates
- Bruxismus

9. Katertyp

10. Iatrogener Typ

- Medikamentenabusus
- Alkoholabusus
- Nikotinabusus
- Koffeinabusus

11. Störherdtyp

Diese Unterteilung ist ein Versuch, das komplexe Bild der einzelnen Formen zu schematisieren. Bewußt bleibt die Aufzählung unvollständig, da vor allem jene Kopfschmerztypen ausgewählt wurden, die sich für eine Akupunkturtherapie gut eignen. In der täglichen Praxis wird eine eindeutige Abgrenzung nicht immer möglich sein und es kann zu Überlappungen der unterschiedlichen Auslöser kommen. In den Fällen, in denen eine Zuordnung zu einem der beschriebenen Typen nicht möglich ist, sollte man rein symptomatisch vorgehen und sich bei der Behandlung auf die **Analgetisch wirksamen Punkte,** die **Kardinalpunkte** und die **Psychischen Punkte** konzentrieren. Diese Vorgehensweise bewährt sich in der Praxis immer wieder. Gestochen werden lediglich die Punkte, die *»stark pathologisch«* nachweisbar sind.

2.21.1 Migränetypen

Die häufigste Kopfschmerzform ist die Migräne. Hierunter versteht man anfallsartige Schmerzattacken, die oft halbseitig auftreten und mit vegetativen Begleitsymptomen einhergehen können. Typischerweise geht dem akuten Migräneanfall eine sogenannte »Aura« mit Sehstörungen (Flimmerskotome) voraus. Der Kopfschmerz tritt zu Anfang oft pulssynchron »klopfend« auf und nimmt später einen eher diffusen, gleichmäßigen Charakter an. Lichtscheu, Lärmempfindlichkeit sowie Übelkeit und Erbrechen können den Anfall begleiten.
Nach dem Charakter, der Lokalisation und dem Auslöser des Schmerzes unterscheidet man folgende Formen:

2.21.1.1 Die Leber/Galle-Migräne

Oft beginnen die Schmerzen einseitig in den frühen Morgenstunden (1–3 Uhr) hinter dem Auge, sind von stechendem Charakter und breiten sich über die Kopfhälfte in Richtung Nacken aus (Verlauf des Gallenblasenmeridianes). In vielen Fällen gehen die Kopfschmerzen mit Funktionsstörungen im Bereich der Galle (Gallendyskinesie) und Leber einher – dies kann sich in Beschwerden unter dem rechten Rippenbogen oder bei der Verdauung äußern. Ein Diätfehler wie (übermäßiger) Alkoholgenuß, fettreiche Nahrungsmittel oder Kaffee können unter Umständen einen Migräneanfall auslösen. Aus traditioneller chinesischer Sicht liegt der Störung eine energetische Leere des Funktionskreises der Gallenblase zu Grunde.

Der therapeutische Ansatz der Akupunktur besteht in einer Tonisierung des Gallenbereiches, d.h. einer *Goldnadel* in den *Gallenpunkt*. Zur Wirkungsverstärkung und Harmonisierung der dyskinetischen Gallenblase und -wege wird der zugehörige *muskuläre Korrespondenzpunkt* auf der

Leber-Galle-Migräne

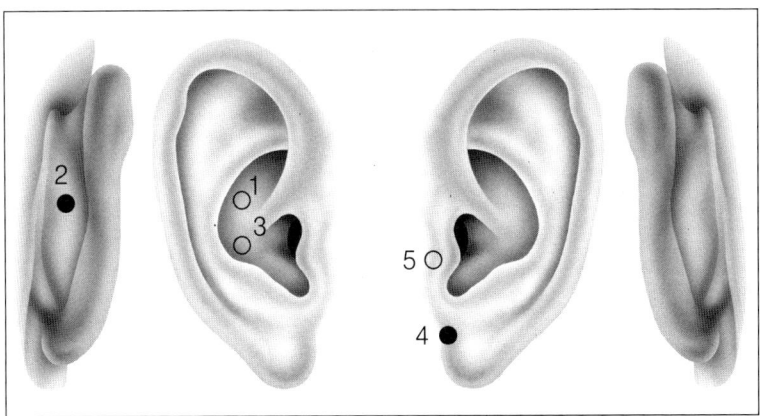

Abb. 78   ① Galle re Go ② Galle muskulär re Si ③ Leber re Go ④ Sorge li Si ⑤ Valium li Go.

183

Ohrrückseite in *Silber* gestochen (Zangentechnik). Da die Leber funktionell eng mit der Galle verbunden ist, muß auch der *Leberpunkt* kontrolliert und gegebenenfalls in die Behandlung integriert werden. An übergeordneten Punkten kann der *Punkt der Sorge* eingesetzt werden, der eine energetische Verbindung zur Galle besitzt (Organkoppelung). Als Kardinalpunkt bietet sich der *Valiumpunkt* an, der neben seiner angstlösenden und sedierenden Wirkung durch die Mobilisierung ruhender Energien den gestörten Funktionskreis Galle weiter harmonisieren kann.

2.21.1.2 Hormonelle Migräne

Diese Migräneform tritt fast ausschließlich bei Frauen auf und kann schon im Teenageralter nach Eintritt der Regelblutung beginnen. Bei genauerem Nachfragen findet sich oft ein zeitlicher Bezug zum hormonellen Zyklus der Frau – die Anfälle treten in etwa um den Eisprung oder kurz vor der Menstruation auf. In manchen Fällen verliert sich diese Migräneform im Verlauf einer Schwangerschaft, um aber nach der Entbindung wieder zu kommen.

Hormonelle Migräne

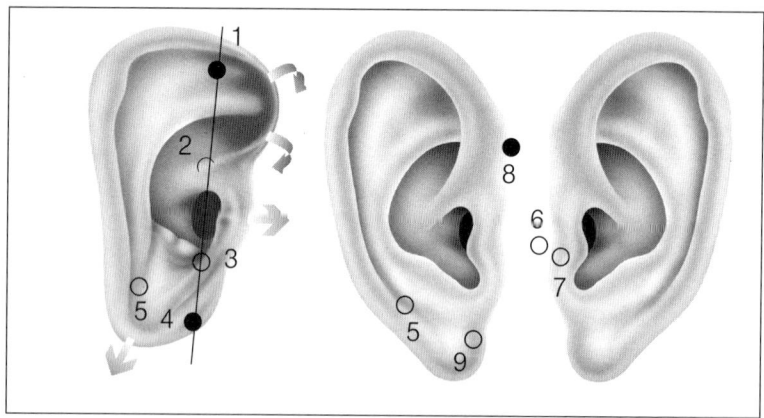

Abb. 79 ① Gestagenpunkt re Si ② Östrogenpunkt re Go ③ Gonadotropinpunkt re Go ④ Ohrläppchenrandpunkt re Si (1–4 = Hormonelle Achse) ⑤ Antidepressionspunkt re Go ⑥ LTSP re Go ⑦ Valiumpunkt li Go ⑧ Bourdiolpunkt re Si ⑨ Omegahauptpunkt re Go.

Der therapeutische Ansatz der Akupunktur besteht darin, die hormonelle Dysbalance zu regulieren, die der Migräne zu Grunde liegt. Diese Regulation kann über die Behandlung der hormonell aktiven Punkte *Gestagen-, Östrogen-* und *Gonadotropinpunkt* erfolgen (siehe »Hormonelle Achse«). Aber auch die Psyche kann zu einem großen Teil an dem Beschwerdebild beteiligt sein. Diesbezüglich sollten die psychosomatischen Punkte *Bourdiol-* und *Omegahauptpunkt* sowie der *LTSP,* der *Antidepressions-* und eventuell der *Valiumpunkt* eingesetzt werden, wobei letzterer zugleich ein Kardinalpunkt ist. Aber auch die anderen **Psychischen Punkte** können indiziert sein.

2.21.1.3 Zervikale Migräne

Die Zervikale Migräne, bzw. der **Vertebragene Kopfschmerz** beruht auf einer Veränderung des cervikalen Achsenskelettes, d.h. der Halwirbelsäule. Als pathologisch-anatomischer Befund zeigt sich meistens im Bereich der distalen Halswirbel eine Degeneration der Bandscheiben,

Cervikale Migräne/Vertebragener Kopfschmerz

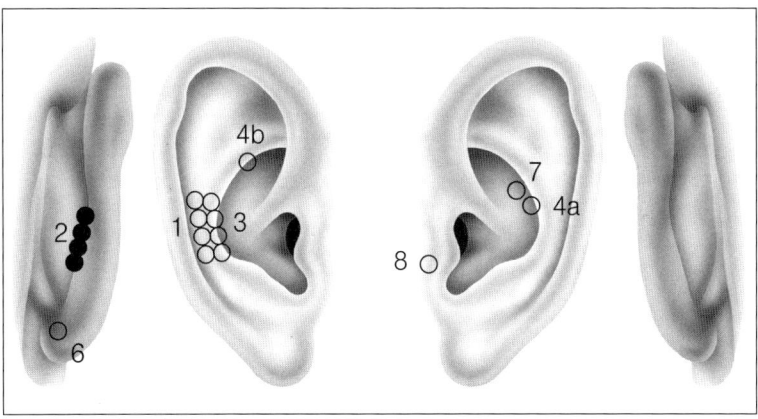

Abb. 80   ① Halsmuskulatur sensibel bS Go ② Halsmuskulatur muskulär bS Si ③ Halswirbelsäulenbereich bS Go ④ Gegenblockaden in den anderen Wirbelsäulenabschnitten (meist am cervicothorakalen Übergang (4a) auf der Gegen- und am lumbosakralen Übergang (4b) auf der gleichen Seite) ⑤ Sympathischer Grenzstrang bS Go   ⑥ PGE 1 re Go ⑦ Thymuspunkt li Go ⑧ Valiumpunkt li Go.

die zur Osteochondrose, zu spondylotischen Randzacken (Osteophyten) und zur Verschmälerung der Zwischenwirbellöcher führt. Die Folge ist eine Instabilität des Band-, Gelenk- und Wirbelkörperapparates, die besonders im Bereich des occipitocervikalen und cervikothorakalen Überganges zu Blockaden der kleinen Wirbelgelenke führen kann. Hieraus resultieren neben radikulären Wurzelreizungen schmerzhafte Verspannungszustände der Nackenmuskulatur, deren Ansatzstellen am Okziput sich oft als druckdolente Triggerpunkte palpieren lassen.

Der therapeutische Ansatz beim vertebragenen Kopfschmerz besteht vor allem in der Akupunktur der *verspannten Halsmuskulatur auf der Ohrvorderseite* (Muskelschmerz) in Gold als auch *auf der Ohrrückseite* (Muskelverspannung) in Silber. Daneben ist das Achsenskelett der Halswirbelsäule im Bereich der Reflexlokalisationen von Bändern, Bandscheiben, Gelenken, Wirbelkörpern und die Korrespondenzzonen des zugehörigen sympathischen Nervensystems (verantwortlich für muskuläre Verspannungszustände) auf pathologische Punkte zu untersuchen. Bei allen Erkrankungen im Wirbelsäulenbereich muß immer auch auf *Blockaden* und *Gegenblockaden* an den Wirbelsäulenübergängen geachtet werden, d.h. in diesem Falle auf der Gegenseite im Brustwirbelsäulen- und auf der gleichen Seite im Lendenbereich.

Neben diesen lokalen Punkten können zur symptomatischen Schmerztherapie die **Analgetisch wirksamen Punkte** verwendet werden, von denen besonders der *PGE 1* hervorzuheben ist, der zusätzlich eine antientzündliche Komponente besitzt. Dieser kann durch seinen zugehörigen Kardinalpunktpartner *Thymus* ergänzt werden, der auch allgemein gegen Störfelder wirkt. Als weiterer Kardinalpunkt kann der *Valiumpunkt* behandelt werden, der eine relaxierende (entspannende) Wirkung im Bereich der Muskulatur entfaltet.

2.21.1.4 Die Wettermigräne

Bei der Wettermigräne besteht zwischen den Beschwerden und Wettereinflüssen eine ausgeprägte Beziehung. Der Patient empfindet den
Schmerz meist diffus im Kopf verteilt oder auf den Frontalbereich
beschränkt.

Der Ansatzpunkt der Akupunktur besteht in der Behandlung des *Wetter-
punktes,* der tonisiert werden muß, des Punktes *Omega 2* und des *Epiphy-
senpunktes.* Diese Punkte können bei diesem Kopfschmerztyp fast
immer nachgewiesen werden.

Die Tatsache, daß geringe Einflüsse wie das Wetter zu Beschwerden führen können, ist ein Zeichen dafür, daß das energetische Gleichgewicht
des Organismus äußerst labil ist. Dies läßt auf Störfelder schließen, die
aufgesucht und ausgeschaltet werden sollten. Als Kardinalpunktpaar
mit allgemeiner Antistörfeldwirkung und analgetischem Effekt können
der *PGE 1* und *Thymus* eingesetzt werden.

Wetter-Migräne

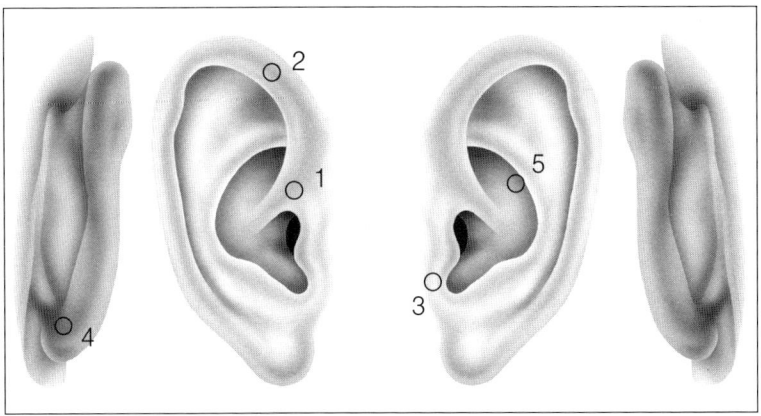

Abb. 81 ① Wetterpunkt re Go ② Omega 2 re Go ③ Epiphysenpunkt li Go
④ PGE 1 re Go ⑤ Thymus li Go.

2.21.2 Vaskulärer Typ

Dem vaskulären Kopfschmerz, der sogenannten **Cephalea vasomotorica,** liegen funktionelle Störungen im zerebrovaskulären Bereich zu Grunde.
Im Gegensatz zur Migräne ist der Schmerz meist diffus im fronto-temporo-parietalen Bereich lokalisiert. Sowohl orthostatische Lageveränderungen als auch körperliche Anstrengungen können zu dem typischen pulsierenden Kopfschmerz führen.
Die Akupunktur setzt an der vasomotorischen Dysregulation im cerebrovaskulären Bereich an. Es empfiehlt sich zur Behandlung die *Projektionszonen* der großen *kraniellen Gefäße* wie der Arteria carotis communis, Arteria carotis interna, und vor allem der Arteria vertebralis und Arteria basilaris aufzusuchen und zu überprüfen.
Als übergeordnete Punkte bieten sich der *Valiumpunkt* und der *PGE 1* an, wobei letzterer auch eine schmerzlindernde Wirkung besitzt. Zur Wirkungsverstärkung kann zusätzlich sein Kardinalpunktpartner, der *Thymuspunkt,* eingesetzt werden, der eine allgemeine Antistörfeldeigenschaft besitzt.
In manchen Fällen kann eine Fehlregulation des Systemischen Blutdruckes, d.h. ein **Hyper-** oder **Hypotonus** der Auslöser von Kopfschmerzen sein. Die Therapie in diesen Fällen ist unter **»Blutdruckstörungen«** beschrieben.

Vaskulärer Typ

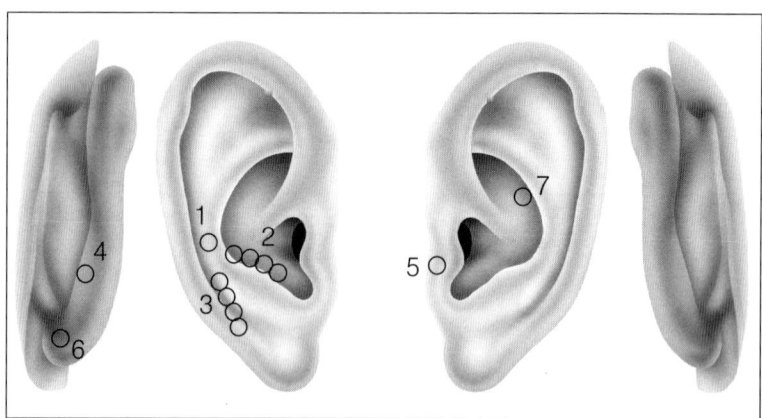

Abb. 82 ① A. carotis communis bds Go ② A. carotis interna bds Go ③ A. vertebralis bds Go ④ A. basilaris bds Go ⑤ Valiumpunkt li Go ⑥ PGE 1 re Go ⑦ Thymus li Go.

2.21.3 Der Neuralgietyp

Kopfschmerzen vom Neuralgietyp treten meist im Gesichts- und Rachenbereich auf und sind auf ein abgrenzbares Areal beschränkt. Zu den Formen, die am häufigsten vorkommen, zählen der **Herpes Zoster** und die **Trigeminusneuralgie.**

2.21.3.1 Herpes Zoster im Gesichtsbereich

Der Herpes Zoster im Gesichtsbereich befällt meist die Äste des Nervus trigeminus.

Im **akuten Anfangsstadium,** in dem die vesikulären Eruptionen auftreten, ist es wichtig, die Abwehrkräfte des Körpers mit Hilfe der **Immunachse** zu stärken. Daneben muß die *Reflexlokalisation des Nervus Trigeminus* auf der betroffenen Seite in Gold (evtl. anschließend mit einer Dauernadel) gestochen werden. Zusätzlich werden als allgemein schmerzlindernde Punkte der *Thalamuspunkt* und *PGE 1* genadelt.

Handelt es sich um **schmerzhafte postherpetische Residualbeschwerden (Neuralgien)** sollten auch die psychischen Lokalisationen wie der *Antidepressionspunkt* und der *Omegahauptpunkt* (eventuell auch andere *Psychische Punkte)* berücksichtigt werden.

Herpes Zoster im Gesichtsbereich

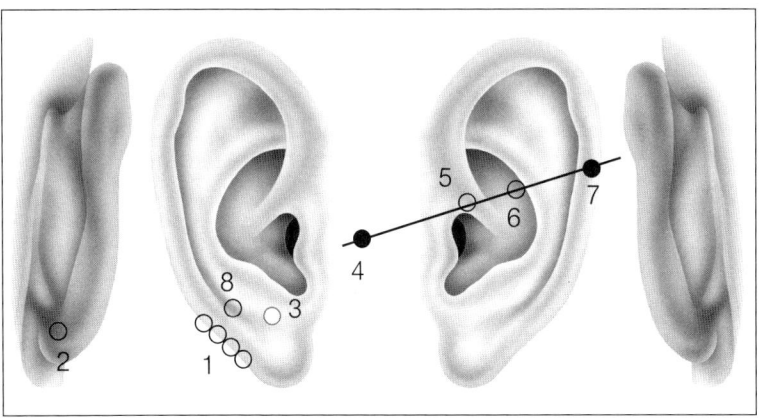

Abb. 83 ① Nervus trigeminus bS Go ② PGE 1 re Go ③ Thalamus re Go (verdeckt hinter dem Antitragus) ④ LTSP li Si ⑤ Interferonpukt li Go ⑥ Thymuspunkt li Go ⑦ Ohrrandpunkt li Si (4–7 = Immunachse) ⑧ Antidepressionspunkt re Go.

2.21.3.2 Die Trigeminusneuralgie

Bei der Trigeminusneuralgie unterscheidet man eine *symptomatische* und *idiopathische* Form. Der symptomatischen Neuralgie liegen krankhafte Prozesse im Bereich der Schädelbasis (z.b. Tumore etc.) oder der Hirnhäute zugrunde. Ihre Behandlung gehört in die Hände der entsprechenden Fachspezialisten. Die idiopathische Trigeminusneuralgie entsteht durch eine entzündliche oder mechanische Irritation im Verlauf der sensiblen Nervenfasern von den peripheren Verzweigungen über das Ganglion gasseri bis zum Hirnstamm. Ursächlich können Entzündungen der Kieferhöhlen, der Siebbeinzellen, des Mittelohres sowie des Ober- und Unterkiefers an der Neuralgie beteiligt sein. Aber auch arteriosklerotisch veränderte kleine und größere Arterien (z.b. Arteria basiliaris) können durch lokalen Druck den Nerven irritieren.

Charakteristisch für die Trigeminusneuralgie sind die einseitig lokalisierten und blitzartig einschießenden Schmerzattacken, die meist nur kurz andauern und über sogenannte Triggerzonen an Wange oder Zahnfleisch ausgelöst werden können. Hauptsächlich sind der 2. und 3. Trigeminusast betroffen.

Der therapeutische Ansatz der Akupunktur besteht in der symptomatischen Therapie, d.h. man sucht im Trigeminusareal der betroffenen Seite nach dem pathologischen Punkt, der am tiefsten nachweisbar ist und tonisiert werden muß. Dieser kann am Ende der Sitzung mit einer Dauernadel versorgt werden. Als weitere Punkte sollten das *Ganglion gasseri* und der atlantooccipitale Übergang der Halswirbelsäule *(HWS)* überprüft werden. Auch nach Gegenblockaden suchen!

Zur symptomatischen Schmerztherapie können die **Analgetisch wirksamen Punkte** eingesetzt werden, von denen vor allem der *Thalamus-* und *Analgesiepunkt* (Wirkung vergleichbar mit dem Medikament *Valoron)* sowie der *PGE 1* (Wirkung vergleichbar mit dem Medikament *Voltaren)* hervorzuheben sind. Bei länger bestehenden Beschwerden sollten auch die **Psychischen Punkte** wie z.B. der *Bourdiol-, Omegahaupt-* und *Antidepressionspunkt* berücksichtigt werden.

Einer Trigeminusneuralgie liegen oft Störfelder (siehe »Therapiehindernisse«) zugrunde, die besonders im Bereich der Stirnhöhlen, des Kiefers oder der Siebbeinzellen lokalisiert sind. Neben der gezielten Suche und Ausschaltung dieser Störherde kann zur Behandlung der *Thymuspunkt* ergänzt werden, der eine allgemeine Antistörfeldeigenschaft besitzt und als gekoppelter Kardinalpunktpartner zu *PGE 1* sehr gut in das Behandlungskonzept paßt.

Trigeminusneuralgie

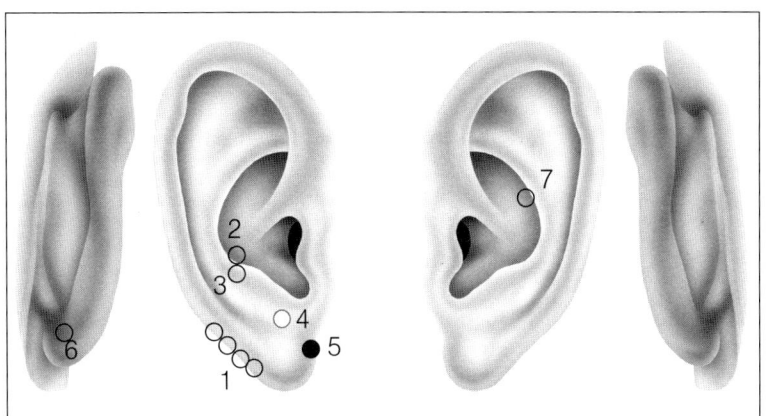

Abb. 84 ① Trigeminuspunkt bS Go, dann **D** ② Halswirbelsäulenbereich C0/C1/C2 bS Go ③ Ganglion gasseri bS Go ④ Thalamuspunkt re Go (verdeckt hinter dem Antitragus) ⑤ Analgesiepunkt re Si ⑥ PGE 1 re Go ⑦ Thymuspunkt li Go.

2.21.4 Psychogener Typ

Psychisch belastende Faktoren und Erkrankungen wie z.b. Streß, innerliche Unruhe, Verlust einer nahestehenden Person oder sonstige Trauer, Umstellungen wie Schwangerschaft oder Klimakterium, eine depressive Verstimmung etc. können sich körperlich (somatisch) als Kopfschmerz äußern.

Die Beschwerden sind entweder im Nacken mit Ausstrahlung nach temporal (siehe »Spannungskopfschmerz«) oder diffus in der Kopfregion lokalisiert.

Der Ansatzpunkt der Akupunktur besteht in der Überprüfung der **Psychischen Punkte.** Die Anamnese bringt hier meistens die entscheidenden Hinweise. Als Punkte mit allgemein psychosomatischer Wirkung können der *Omegahauptpunkt,* der *Bourdiol-* und der *Antidepressionspunkt* behandelt werden, die zu einer psychischen Tiefentspannung führen.

Psychogener Typ

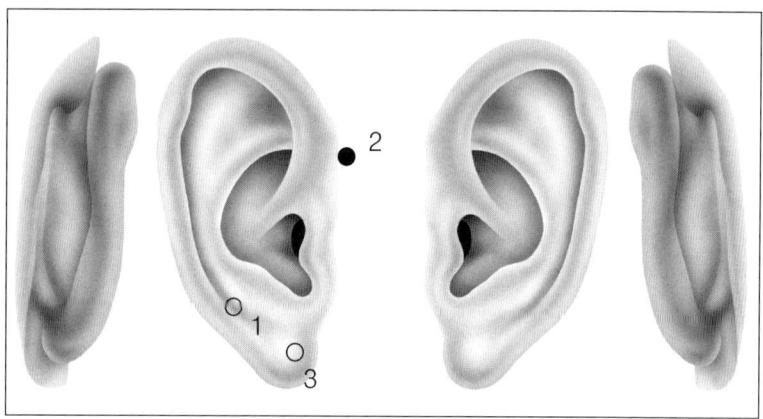

Abb. 85 ① Antidepressionspunkt re Go ② Bourdiolpunkt re Si ③ Omegahauptpunkt re Go.

2.21.5 Der Spannungstyp

Der sogenannte **Spannungskopfschmerz** entsteht auf Grund massiver Verspannungen im Schulter/Nackenbereich, die gelegentlich sogar die Kaumuskulatur miteinbeziehen können. In der Anamnese finden sich meistens psychogene Faktoren wie Streß, Probleme, Sorge, Angst etc. oder einseitige muskuläre Fehlbelastungen wie Büroarbeit, Autofahren etc., die zu dem Hartspann im Nacken führen.
Der therapeutische Ansatzpunkt besteht in der Akupunktur der *verspannten Halsmuskulatur* sowohl *auf der Ohrvorder-* (Muskelschmerz) als auch *Ohrrückseite* (Muskuläre Verspannungen). Meist wird man vergeblich nach pathologischen Ohrpunkten im Bereich der knöchernen Wirbelsäule oder ihrer Bänder, Gelenke und Bandscheiben suchen, da es sich um eine rein funktionelle muskuläre Verspannung handelt.
Neben den Muskelpunkten müssen in Abhängigkeit von der Anamnese die entsprechenden **Psychischen Punkte** überprüft werden. Als wichtige Lokalisationen sind hierbei der *Omegahaupt-* (eventuell ergänzt zur Omegaachse) und der *Valiumpunkt* zu nennen, wobei letzterer nicht nur auf die Psyche ausgleichend wirkt, sondern auch eine muskelentspannende Eigenschaft besitzt und zugleich Kardinalpunkt ist. Aber auch der *Bourdiol-* und *Antidepressionspunkt* können eingesetzt werden.

Spannungstyp

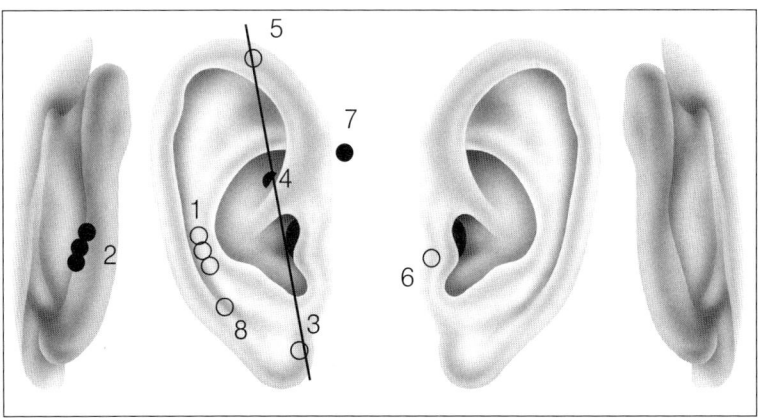

Abb. 86 ① Halsmuskulatur sensibel bS, meist re Go Halsmuskulatur muskulär (retroaurikulär) bS, meist re Si ③ Omegahauptpunkt re Go ④ Omega 1 re Si ⑤ Omega 2 re Go (3–5 = Omegaachse) ⑥ Valiumpunkt li Go ⑦ Bourdiolpunkt re Si ⑧ Antidepressionspunkt re Go.

2.21.6 Ophtalmischer Typ

Erkrankungen des Auges können von der Orbitaregion (Augenhöhle) nach cranial (kopfwärts) ausstrahlen und zu Kopfschmerzen führen. Als Auslöser kann ein **Glaukom (Grüner Star)** in Frage kommen. Die Schmerzen sind meist im Orbitabereich lokalisiert, können sich jedoch ausbreiten und mit gastrointestinalen Störungen wie Erbrechen und Übelkeit einhergehen. Beim akuten Glaukomanfall ist die Akupunktur kontraindiziert.

Bei **chronischem Glaukoma Simplex** hingegen kann die Akupunktur die vegetative Dysregulation soweit ausgleichen, daß die medikamentöse Therapie reduziert und eventuell ganz ausgeschlichen werden kann. Die Behandlung der chronischen Verlaufsform ist unter »**Glaukom**« beschrieben.

Auch eine **Iritis** und **Iridozyklitis** vermag zu dumpfen Schmerzen im Bereich des Auges führen, die in die Augenhöhle und Stirn ausstrahlen können. Typischerweise werden die Beschwerden von Lichtscheue und Augenrötung begleitet. Neben einer augenärztlichen Behandlung kann auch hier die Akupunktur unterstützend wirken.

Therapeutisch kommen der *Augenpunkt* auf der erkrankten Seite und die Punkte *PGE 1* und *Thymus* in Frage, die beide Kardinalpunkte sind, eine allgemeine Antistörfeldeigenschaft besitzen sowie schmerzlindernd wirken.

Iritis – Iridozyklitis

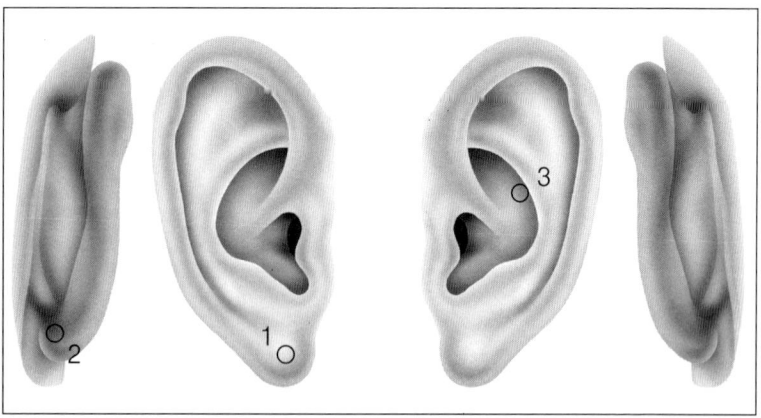

Abb. 87 ① Augenpunkt bS Go ② PGE 1 re Go ③ Thymuspunkt li Go.

2.21.7 Infektiöser Typ

Akute und chronische Infektionen im Nasen- und Nasennebenhöhlenbereich können ebenfalls zu Kopfschmerzen führen.

Bei der **akuten Sinusitis** sollte neben den *lokalen Punkten der Nasennebenhöhlen* auch die allgemeine Abwehrlage des Organismus durch die Behandlung des *Interferon-* eventuell ergänzt durch den *Thymuspunkt* gestärkt werden.

Sinusitis

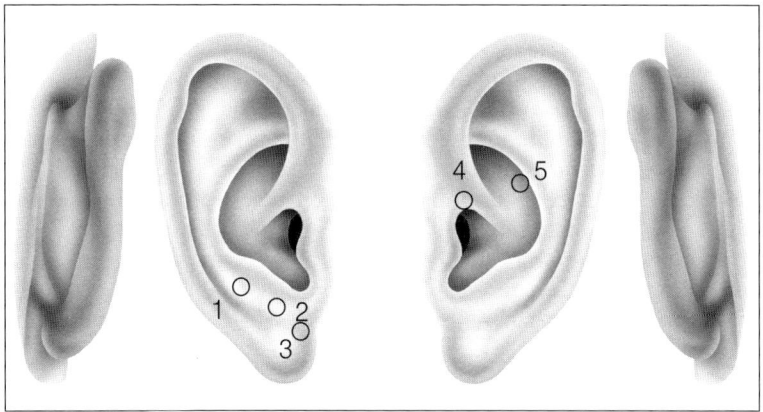

Abb. 88   ① Kieferhöhle bS Go ② Stirnhöhlen knöchern bS Go ③ Nasennebenhöhlen (Schleimhaut) bS Go ④ Interferonpunkt li Go ⑤ Thymuspunkt li Go.

Die **chronische Sinusitis** führt selten direkt zu Beschwerden im Kopfbereich. Oft ist sie jedoch als Störherd wirksam und unterhält in dieser Eigenschaft andere chronische Erkrankungen wie Neuralgien etc.

2.21.8 Dentaler Typ

Als dentaler Typ des Kopfschmerzes werden alle Erkrankungen im Zahn-, Kiefer- und Kiefergelenksbereich bezeichnet, die zu den meist im Gesicht lokalisierten Beschwerden führen.
Vor der Akupunkturbehandlung sollte ein Zahnarzt den Zahnstatus untersucht und Wurzelgranulome, Wurzel- und Zahneiterungen etc. ausgeschlossen haben.

2.21.8.1 Zahnschmerzen akut – postoperativ

Akute Zahnschmerzen sistieren natürlich meist erst nach dem Ausschalten ihrer Ursache. Trotzdem kann bis zum Zahnarzttermin die analgetische Wirkung der Akupunktur eingesetzt werden. Oft reicht eine Nadel an der *sensiblen Reflexlokalisation* der entsprechenden *schmerzhaften Stelle* aus, die in Gold (anschließend evtl. mit einer Dauernadel) gestochen wird. *Zusätzlich* können die allgemein schmerzlindernden Punkte wie *PGE 1, Thalamus* und *Analgesie* genadelt werden. Bei akuten schmerzhaften Entzündungen oder Vereiterungen kann ebenfalls der *Interferonpunkt* zum Einsatz kommen.
Dieses Programm eignet sich auch hervorragend bei **postoperativen Schmerzzuständen** nach Zahnextraktionen, Wurzelspitzenresektionen etc.

Zahnschmerzen akut – postoperativ

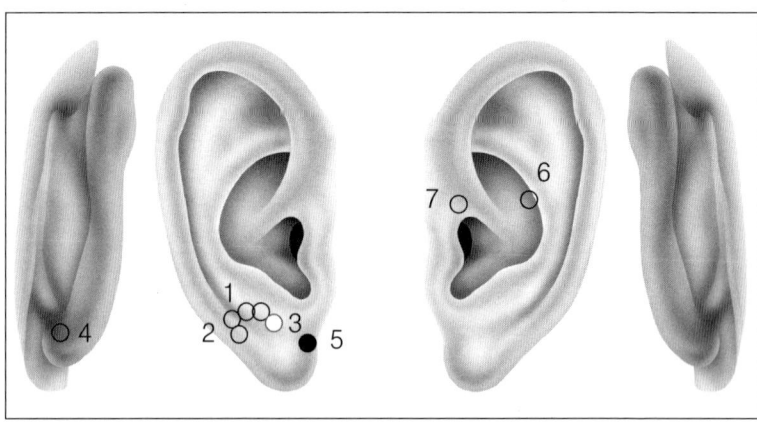

Abb. 89 ① Oberkieferbereich bS Go ② Unterkieferbereich bS Go ③ Thalamuspunkt re Go (verdeckt hinter dem Antitragus) ④ PGE 1 re Go ⑤ Analgesiepunkt re Si ⑥ Thymuspunkt li Go ⑦ Interferonpunkt li Go.

2.21.8.2 Erkrankungen des Kauapparates: Kaumuskulatur – Kiefer

Erkrankungen des Kauapparates, d.h. im Bereich des Ober-, Unterkiefers, Kiefergelenkes und der Kaumuskulatur können ebenfalls zu Kopfschmerzen führen. Vor einer Akupunkturbehandlung steht immer die genaue Abklärung durch einen Kieferorthopäden oder -chirurgen, um mechanische Ursachen wie zu hohe Zahnfüllungen oder Kronen, eine Kiefergelenksarthrose etc. auszuschließen. Diese bedürfen einer entsprechenden Therapie.

Durch die Akupunktur ist eine rein symptomatische Schmerzbehandlung möglich. Die Beschwerden werden meistens durch Verspannungen oder eine Überbeanspruchung der Kaumuskulatur ausgelöst, deren Projektionszone auf der Ohrrückseite mit einer Silbernadel gestochen wird. Geht die Erkrankung vom Kiefergelenk aus, wie z.B. durch eine Arthrose, sollte diese Lokalisation ebenfalls genadelt werden. Eventuell kann eine Dauernadel indiziert sein.

Psychogene Störungen oder Überforderungen wie Streß, Angst etc. können zu nächtlichem Zähneknirschen mit Anspannungen und Verkrampfungen der Kaumuskulatur führen (sogenannter **Bruxismus).** Neben der zahnärztlichen Abklärung lohnt sich der therapeutische Versuch mit Akupunktur. Zusätzlich zu den *Punkten für die Kaumuskulatur* (Musculus masseter) müssen besonders die **Psychischen Punkte** überprüft und gegebenenfalls behandelt werden. Hierbei sind besonders die psychosomatischen Lokalisationen *Omegahaupt-* und *Bourdiolpunkt* zu nennen, die zu einer psychischen Tiefenentspannung führen.

Kauapparat: Kiefergelenk – Kaumuskulatur

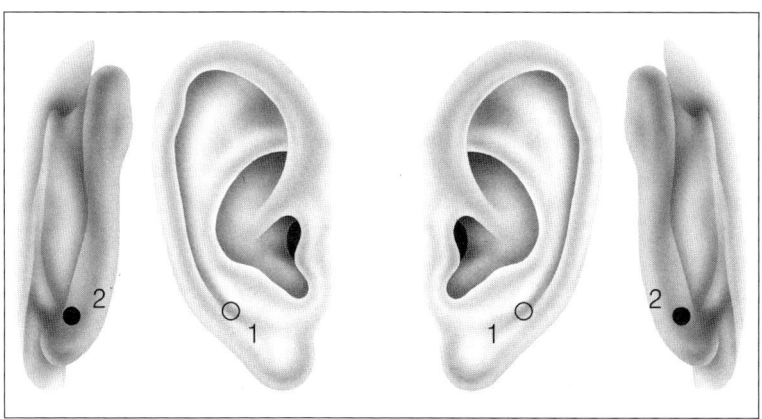

Abb. 90 ① Kaumuskulatur (M. masseter) bS Si ② Kiefergelenk bS Go.

197

2.21.9 Der Kater-Typ

(Übermässiger) Alkoholgenuß am Vorabend kann am nächsten Tag zu den bekannten Katersymptomen wie Schädelbrummen und Übelkeit führen.
Der therapeutische Ansatz der Akupunktur besteht in der Stärkung der Leber *(Leber-* und *nervaler Leberpunkt)* sowie der Lateralität *(LTSP).* Eventuell kann bei ausgeprägter Übelkeit zusätzlich der *Nullpunkt* gestochen werden.

Kater-Typ

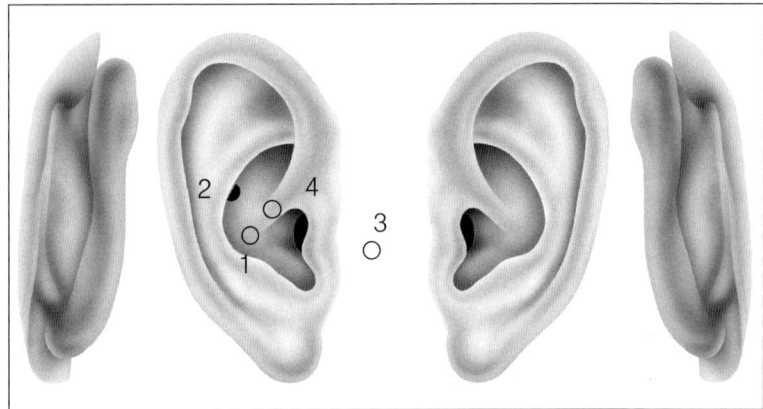

Abb. 91 ① Leberpunkt re Go ② Nervaler Leberpunkt re Si ③ LTSP re Go ④ Nullpunkt re Go.

2.21.10 Iatrogener Typ

Bei chronischer Schmerzmitteleinnahme wegen Kopfschmerzen kann es nach anfänglicher Linderung passieren, daß die **Arzneimittel** im Laufe der Zeit nicht nur ihre Wirkung verlieren, sondern sogar das Schmerzgeschehen selbst unterhalten (paradoxer Effekt). Auch chronischer Genußmittelabusus von **Nikotin** und **Koffein** kann zu Kopfschmerzen führen. Dieser Kopfschmerztyp, der aufgrund von Nebenwirkungen von Genuß- oder Arzneimitteln entsteht, wird als iatrogen bezeichnet. Er ist meist von diffusem Charakter und läßt sich vom Patienten nicht genau lokalisieren.
Für die Behandlung ist es wichtig, die Arznei- und Genußmittel abzusetzen. Ein plötzlicher Entzug ist nicht empfehlenwert, da sich der Kopf-

schmerz hierbei für eine gewisse Zeit verstärken kann. Die Unterstützung durch Akupunktur ermöglicht es, die Substanzen langsam auszuschleichen. Durch die symptomatische Behandlung mit allgemein schmerzlindernden Punkten **(Analgetisch wirksame Punkte)** können die Schmerzen gelindert werden. Auch die **Psychischen Punkte** sollten überprüft und eingesetzt werden. Bei chronischem Arzneimittelgebrauch kann die Leberfunktion zur besseren Metabolisierung d.h. zur»Entgiftung« aktiviert werden *(Leberpunkt, Nervaler Leberpunkt)*. Ist ein übermäßiger Nikotingenuß die Ursache, sollte mit Hilfe eines der **Suchtprogramme** die Rauchergewohnheit verändert werden. Liegt als Ursache ein Koffeinabusus vor, kann zur Unterstützung nebst Psychischen Punkten der *Koffeinpunkt* gestochen werden.

Iatrogener Typ

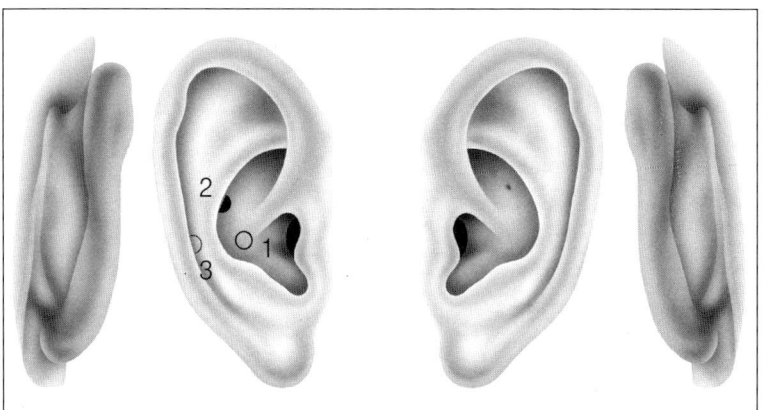

Abb. 92 ① Leberpunkt re Go ② Leberpunkt nerval re Si ③ Koffeinpunkt re Go.

2.21.11 Der Störherdtyp

Lassen sich Kopfschmerzen nicht durch die Akupunkturbehandlung beeinflussen, kann es sich um ein sogenanntes Störherdgeschehen handeln. Nach Auffassung der französischen (NOGIER) und deutschen Schule (BAHR), sind Störherde in der Lage, den Organismus derart energetisch durcheinander zu bringen, daß es hierdurch im schwächsten Organsystem zu funktionellen Störungen (z.b. der Vasomotorik wie bei der Migräne), d.h. zur Erkrankung kommt.
Die Behandlung in diesen Fällen ist unter »Therapiehindernisse« beschrieben.

2.22 Das Karpaltunnelsyndrom

Unter einem Karpaltunnelsyndrom versteht man ein Krankheitsbild im Handbereich, das zu einer Kompression des Nervus medianus führt. Posttraumatische Formen mit einer mechanischen Einengung müssen einer operativen Therapie zugeführt werden. Andere Ursachen wie die sogenannte idiopathische Form (kein pathologisch-anatomischer Befund) aber auch eine Kompression des Nerves durch eine Tendosynovitis oder bei einer Gravidität lassen sich durch Akupunktur erfolgreich behandeln.

Karpaltunnelsyndrom

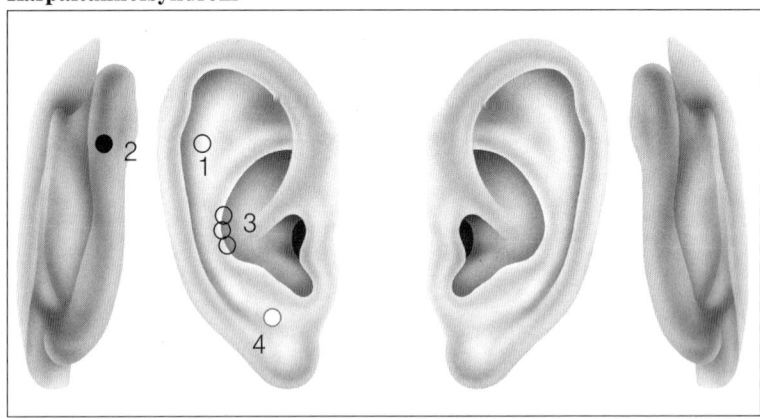

Abb. 93 ① Handwurzel bS Go, dann **D** ② Handwurzel motorisch bS Si ③ Halswirbelsäule bS Go ④ Thalamuspunkt re Go (verdeckt hinter dem Antitragus).

Der therapeutische Ansatz besteht in der Nadelung des lokalen Punktes des *Handgelenkes* kombiniert mit der zugehörigen *muskulären* Lokalisation auf der Ohrrückseite (Zangentechnik). Daneben findet man häufig weitere Punkte im Bereich der HWS *(Plexus brachialis)*. Steht der Schmerz im Vordergrund sollten ebenfalls der *Thalamuspunkt* sowie der *PGE 1* aber auch andere **Analgetisch wirksame Punkte** behandelt werden.

2.23 Knieschmerzen

Knieschmerzen eignen sich gut für die Akupunktur – unabhängig davon, ob es sich um eine **Arthrose,** einen **Meniskusschaden,** Veränderungen am Knorpel der Kniescheibe **(Chondropathie)** oder um Fehl- oder Überbelastungen im Band- oder Sehnenbereich **(Tendinopathien)** handelt. Besonders gut sprechen frische Verletzungen auf die Nadeltherapie an und oft kann man das Abklingen von Reizergüssen noch während der Behandlung beobachten.

Therapeutisch ist in erster Linie der *lokale Kniepunkt* auf der Vorder- (Schmerzpunkte der Knochen und Bänder) und der *korrespondierende Muskelpunkt* auf der Ohrrückseite zu behandeln (Zangentechnik). Als übergeordnete Lokalisation mit allgemein energetisch ausgleichender

Knieschmerzen

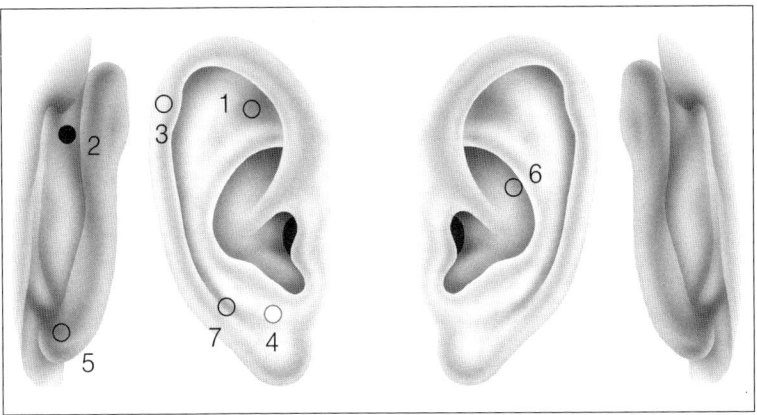

Abb. 94 ① Knie bS Go ② Knie muskulär bS Si ③ Darwinpunkt re Go ④ Thalamuspunkt re Go (versteckt hinter dem Antitragus) ⑤ PGE 1 re Go ⑥ Thymuspunkt li Go ⑦ Antidepressionspunkt re Go.

Wirkung auf die unteren Extremitäten kann der *Darwinpunkt* eingesetzt werden.

Zur symptomatischen Schmerztherapie können die **Analgetisch wirksamen Punkte** wie vor allem der *Thalamus-,* der *Analgesiepunkt* und besonders auch der *PGE 1* gestochen werden, wobei der *PGE 1* dem Medikament Voltaren vergleichbar ist, d.h. nicht nur analgetische sondern auch antiphlogistische (antientzündliche) Eigenschaften besitzt. Er ist übrigens auch Kardinalpunkt. Bei langbestehenden Schmerzzuständen läßt sich vielfach auch der *Antidepressionspunkt* sowie der *LTSP* nachweisen. Oft unterhalten Störherde den arthrotischen Prozeß, die aufgesucht und gezielt ausgeschaltet werden müssen (siehe »Therapiehindernisse«).

Ein übergeordneter Punkt, der eine allgemeine Antistörfeldwirkung besitzt, ist der *Thymuspunkt,* und in dieser Eigenschaft genadelt werden kann. Er ist übrigens auch Kardinalpunkt und steht in energetischer Verbindung zu *PGE 1.*

2.24 Magenschmerzen

Bei Magenschmerzen kann es sich neben anderen Erkrankungen, auf die an dieser Stelle nicht näher eingegangen werden soll, um eine sogenannte **Gastritis** oder eine Geschwürbildung, d.h. ein **Ulcus ventriculi** oder **duodeni** handeln. Vor der Akupunkturtherapie muß eine genaue diagnostische Abklärung durchgeführt worden sein, um besonders auch bei länger bestehenden Beschwerden ein Krebsleiden auszuschließen. Der therapeutische Ansatz besteht in der Nadelung des *Magenareals*. Meistens findet man im bohnenförmig um die aufsteigende Helix gelegenen Magenbereich mehrere Punkte. Besonders wichtig ist es, beim Ulcusleiden im *Kardia/Antrumbereich* (Ort der Säureproduktion) eine Nadel zu setzen. Als übergeordneter Punkt mit energetisch günstiger Wirkung auf alle Prozesse im Abdomen sollte der *Nullpunkt* gestochen werden. Aber auch psychogene Faktoren müssen berücksichtigt werden, denn schon der Volksmund weiß, daß nicht nur die Liebe durch den Magen geht. Neben den allgemeinen psychosomatischen Lokalisationen wie *Omegahaupt-, Antidepressions-* und *Bourdiolpunkt* sollten besonders auch der *Valiumpunkt* sowie die anderen **Psychischen Punkte** behandelt werden, sofern sie mit den anamnestischen Angaben in Einklang stehen.

Magenschmerzen

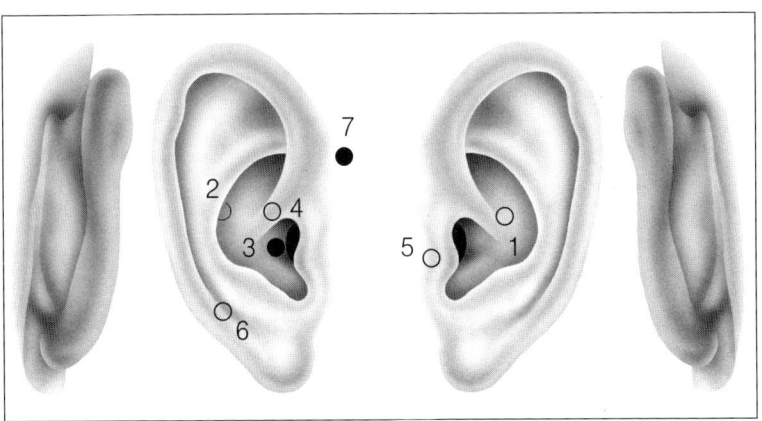

Abb. 95 ① Magenareal (Kardia/Antrumbereich) li Go ② Magen nerval re Go ③ Parasympathikus (Vaguspunkt) re Si ④ Nullpunkt re Go ⑤ Valiumpunkt li Go ⑥ Antidepressionspunkt re Go ⑦ Bourdiolpunkt re Si.

2.25 Meteorismus

Bei **Blähungen** handelt es sich um ein Symptom, das meist durch eine übermäßige Gasbildung im Darm entsteht. Die Ursache kann in einer Funktionsstörung des Pankreas, der Gallenblase oder der Darmmotorik liegen. Aber auch ein verstärktes Luftschlucken (sogenannte **Aerophagie**) während des Essens, Trinkens oder auch unabhängig von den Mahlzeiten kann besonders bei psychisch labilen Patienten zu Meteorismus führen. Nur eine genaue Anamnese hilft bei der Ursachenklärung weiter. Als therapeutischer Ansatz eignen sich die Lokalisationen der Darmfunktion *(Dick- und Dünndarm)* auf der Ohrvorderseite und bei dem Begleitsymptom Obstipation ihre *muskuläre Korrespondenzpunkte* auf der Ohrrückseite. Desweiteren können zur Verdauungsanregung die Punkte von *Galle* und *Pankreas* miteinbezogen werden. Als übergeordneter Punkt mit allgemein energetisch ausgleichender Wirkung auf den gesamten Bauchraum sollte der *Nullpunkt* in das Therapiekonzept einbezogen werden. Bei kolikartigen Beschwerden ist der *Nullpunkt retro* (Meisterpunkt der Spasmolyse) einzusetzen. Führt übermäßiges Luftschlucken zu den Blähungen, muß anamnestisch nach psychogenen Störungen (vor allem auch nach Depressionen) geforscht werden. Die entsprechenden **Psychischen Punkte** werden dann mitbehandelt.

Meteorismus

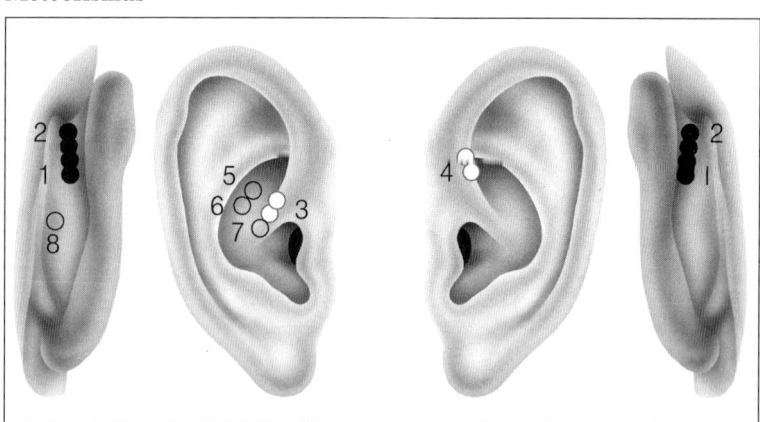

Abb. 96 ① Dünndarm motorisch (retroauriculär) re evtl. bds Si ② Dickdarm motorisch (retroauriculär) li evtl. bds Go ③ Dünndarm Schleimhaut re Go ④ Dickdarm Schleimhaut li Go (Punkte ③ und ④ verdeckt unter der Helixkrempe) ⑤ Pankreaspunkt re Go ⑥ Gallepunkt re Go ⑦ Nullpunkt re Go ⑧ Nullpunkt retro re Go

2.26 Morbus Sudeck

Der Morbus Sudeck tritt nach knöchernen Verletzungen (im klassischen Fall nach einer Radiusfraktur) oder einem anderen Trauma wie Operation, Entzündung etc. auf. Es handelt sich um eine Funktionsstörung des vegetativen Nervensystems, die u.a. zu einer funktionellen Durchblutungsstörung im distalen Bereich der Extremität führt. Die genaue Ursache ist unbekannt, doch scheint es sich um ein Zusammenspiel aus vegetativen und psychosomatischen Faktoren zu handeln. Der Morbus Sudeck durchläuft mehrere Stadien an deren Ende die Atrophie der Extremität stehen kann.

Im klassischen Fall eines Morbus Sudeck (nach einer Radiusfraktur loco classico) ist der Hauptpunkt für die Akupunktur die Projektionszone des *Handgelenkes.* Hier empfiehlt sich oft auch das Setzen einer Dauernadel. Als übergeordnete Punkte eignen sich der *Valiumpunkt,* der zugleich Kardinalpunkt ist, sowie der *Punkt der Milz,* die beide auf der sogenannten Vegetativen Achse liegen. Desweiteren sollten **psychosomatische Punkte** wie der *Omegahaupt-* und der *Bourdiolpunkt* überprüft und gegebenenfalls mitbehandelt werden. Aber auch andere Lokalisationen der **Psychischen Punkte** können in Frage kommen.

Morbus Sudeck

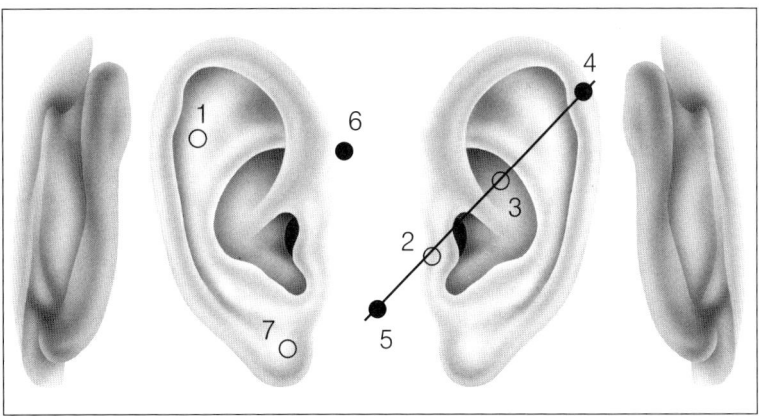

Abb. 97 ① Handgelenk bS Go, dann **D** ② Valiumpunkt li Go ③ Milzpunkt li Go ④ Ohrrandpunkt li Si ⑤ Spiegelpunkt li Si (2–5 = vegetative Achse) ⑥ Bourdiolpunkt re Si ⑦ Omegahauptpunkt re Go.

2.27 Muskelzerrung

Eine Muskelzerrung im Bereich der Extemitäten kann äußerst schmerzhaft sein. Die Akupunktur hilft hier oft schnell.

Die entsprechende Reflexlokalisation des schmerzhaften Muskelareales *(sensibler Muskelpunkt)* wird im Bereich der betroffenen Extremität auf der Ohrvorderseite aufgesucht und zusammen mit der Projektionszone des gezerrten Muskels auf der Ohrrückseite *(Muskelpunkt)* gestochen (Zangentechnik). Zusätzlich wird der zugehörige regionale *Sympathikuspunkt* genadelt. Diese Punktlokalisation liegt in der Concha direkt am Übergang in die Vormauer im Schnittpunkt mit einer gedachten Linie zwischen dem Bereich der erkrankten Extremität und dem Nullpunkt.

Von den übergeordneten Punkten eignet sich besonders der *Valiumpunkt* für die Behandlung, der nicht nur Kardinalpunkt ist, sondern auch eine allgemeine muskelrelaxierende Wirkung besitzt. Als weiterer übergeordneter Punkt, der ebenfalls zu den Kardinalpunkten zählt, kann der *PGE 1* eingesetzt werden, der schmerzlindernd wirkt und mit dem Medikament *Voltaren* vergleichbar ist.

Muskelzerrung

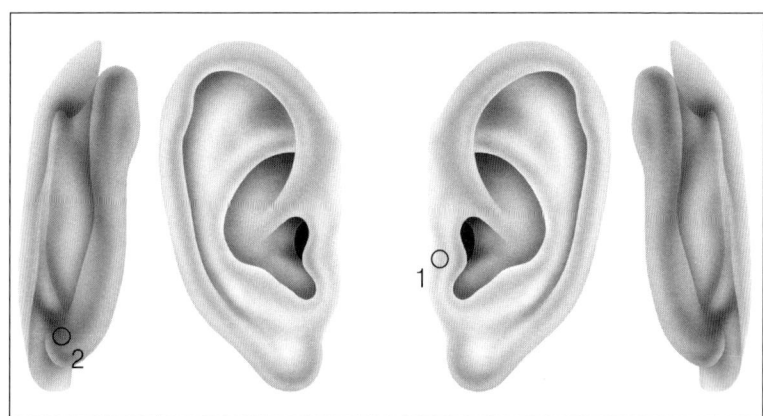

Abb. 98 Ⓐ Muskelpunkt sensibel im Bereich der betroffenen Extremität bS Go Ⓑ Entsprechender Muskelpunkt muskulär auf der Ohrrückseite, dem Schmerzpunkt direkt gegenüber gelegen bS Si Ⓒ Regionaler Sympathikusanteil bS Go ① Valiumpunkt li Go ② PGE 1 re Go.

2.28 Neurodermitis

Unter Neurodermitis versteht man eine chronische allergische Hauterkrankung. Aus Sicht der Auriculomedizin liegt die Hauptursache dieser multifaktoriellen Krankheit in einer Schwäche der Lateralität sowie in einer allergischen Funktionsstörung des Gastrointestinaltraktes. Der therapeutische Ansatz der Akupunktur besteht zum einen in der Stärkung der Lateralität durch die Behandlung des *LTSP.* Daneben kommen die antiallergischen Punkte *Antihistamin* sowie *Thymus* in Frage, die beide eine besondere Affinität zu allergischen Erkrankungen besitzen. Als weitere Lokalisationen können der *Interferonpunkt* (siehe »Immunachse«) und der *ACTH* – sowie *Nebennierenrindenpunkt* eingesetzt werden, wobei die beiden letztgenannten eine *cortisolähnliche* Wirkung besitzen (siehe »Allergieachse«). In schweren Fällen dürfen auch einmal die beiden Achsen kombiniert werden. Ein weiterer übergeordneter Punkt ist der *Nullpunkt,* der eine energetisch ausgleichende Wirkung auf den gesamten Magen-Darmtrakt besitzt und somit der allergischen Überreaktion auf der gastrointestinalen Ebene entgegen wirken kann. Bei der Neurodermitis spielt die Psyche eine besondere Rolle, die unbedingt in die Behandlung miteinbezogen werden muß. Vor allem sind die allgemein psychosomatisch wirksamen Punkte *Bourdiol-* und *Omegahauptpunkt* zu berücksichtigen, doch können auch andere **Psychische Punkte** in Frage kommen.

Neurodermitis

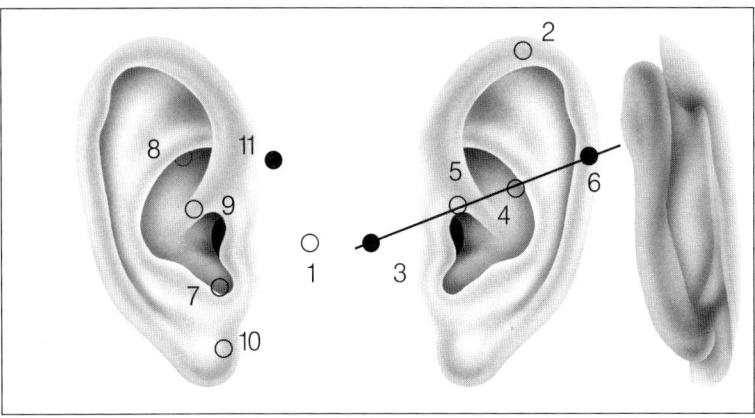

Abb. 99 ① LTSP re Go ② Antihistaminpunkt li Go ③ LTSP li Si ④ Thymus li Go ⑤ Inteferon li Go ⑥ Ohrrandpunkt li Si (3–6 = Immunachse) ⑦ ACTH-Punkt re Go ⑧ Nebennierenrindenpunkt re Go ⑨ Nullpunkt re Go ⑩ Omegahauptpunkt re Go ⑪ Bourdiolpunkt re Si.

2.29 Obstipation

Vor der Behandlung einer chronischen **Verstopfung** müssen ernsthafte Grundleiden (z.b. Tumoren) ausgeschlossen worden sein. Neben den üblichen Maßnahmen zur Stuhlregulation kann die motorische Darmfunktion mit Hilfe der Akupunktur angeregt werden (Projektionszone des *motorischen Darmes*). Als übergeordneter Punkt, der zu einem allgemeinen energetischen Ausgleich auf den abdominalen Raum führt, sollte der *Nullpunkt* eingesetzt werden.

In vielen Fällen manifestieren sich auch psychogene Störungen in einer Obstipation, die zu einer Darmreizung mit Hyperperistaltik, Spastik und kolikartigen Beschwerden führen können. Die entsprechenden **Psychischen Punkte** werden dann in die Behandlung miteinbezogen.

Liegt der Obstipation eine generelle Verdauungsschwäche mit Funktionsstörungen im Bereich von Pankreas, Galle, Leber und Darmschleimhaut zugrunde, müssen diese Reflexlokalisationen ebenfalls überprüft und behandelt werden, sofern sie pathologisch nachweisbar sind.

Obstipation

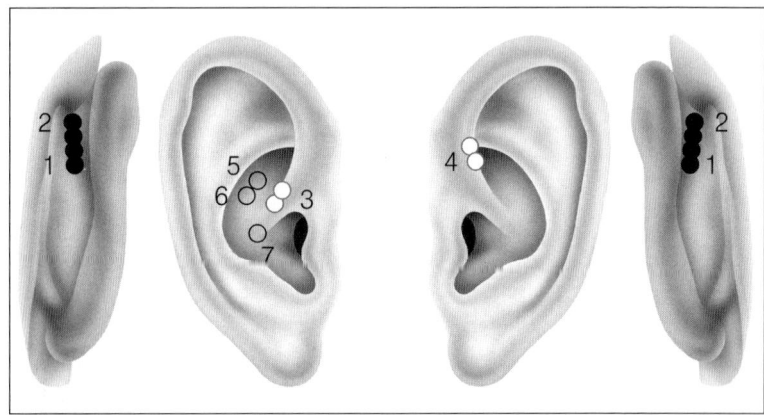

Abb. 100　① Dünndarm motorisch (retroaurikulär) re evtl. bds Si ② Dickdarm motorisch (retroaurikulär) li evtl. bds Go ③ Dünndarm Schleimhaut re Go ④ Dickdarm Schleimhaut li Go (Punkte ③ und ④ verdeckt unter der Helixkrempe) ⑤ Pankreaspunkt re Go ⑥ Gallepunkt re Go ⑦ Leberpunkt re Go.

2.30 Der Phantomschmerz

Nach der Amputation einer Extremität leiden manche Patienten unter chronischen neuralgischen oder kausalgischen Schmerzen im amputierten Glied oder im Stumpfbereich. Die Beschwerden treten oft bei Wetterwechsel und besonders bei Bewegungen der Restextremität auf.

Der therapeutische Ansatz besteht in der Akupunktur derjenigen Punkte am Ohr, die den Extremitätenteilen entsprechen, in denen der Patient den Schmerz empfindet. In manchen Fällen kann es sich hierbei auch um ein größeres Areal handeln, so daß eine Nadel zur Behandlung nicht ausreicht, sondern die Siebtechnik eingesetzt werden muß. Als übergeordnete Punkte können die **Analgetisch wirksamen Punkte,** d.h. vor allem der *PGE 1* (Wirkung ähnlich dem Medikament *Voltaren), Thalamus* (Wirkung ähnlich dem Medikament *Novalgin)* und der *Analgesiepunkt* (zusammen mit dem Thalamuspunkt vergleichbare Wirkung wie die Substanz *Valoron)* behandelt werden, die rein symptomatisch schmerzlindernd wirken. Bei chronischen Schmerzzuständen sollte vor allem auch der *Antidepressionspunkt* kontrolliert werden, der oft bei Phantomschmerzen nachweisbar ist. Die Ursache hierfür könnte in der Trauer über den Verlust des Körperteiles liegen. Aber auch die psychosomatischen Punkte Bourdiol- und Omegahauptpunkt können indiziert sein.

Phantomschmerz

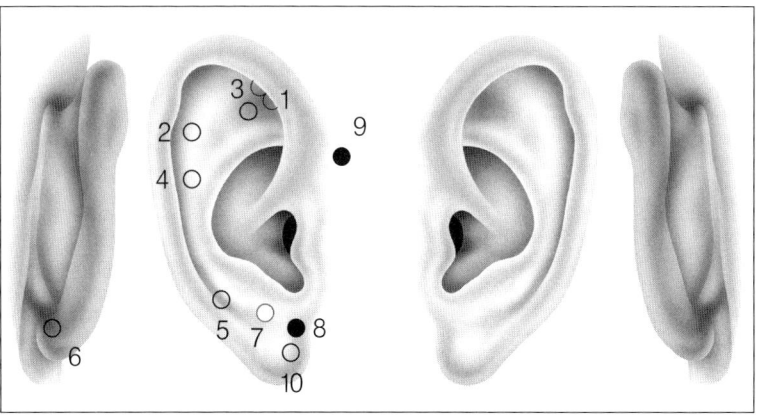

Abb. 101 ① Fuß bS Go ② Hand bS Go ③ Knie bS Go ④ Ellenbogen bS Go ⑤ Antidepressionspunkt re Go ⑥ PGE 1 re Go ⑦ Thalamus re Go (verdeckt hinter dem Antitragus) ⑧ Analgesie re Si ⑨ Bourdiolpunkt re Si ⑩ Omegahauptpunkt re Go.

2.31 Prämedikation vor Eingriffen

Für operative, diagnostische oder sonstige invasive Eingriffe, vor denen der Patient Angst hat, kann anstatt der üblichen Prämedikation mit Medikamenten die Akupunktur zur Sedation und Angstlösung (Anxiolyse) eingesetzt werden. Diese Methode bietet sich besonders auch für die Patienten an, bei denen die unerwünschten Nebenwirkungen einer medikamentösen Prämedikation wie z.b. eine Atemdepression vermieden werden muß.

Die folgenden **Psychischen Punkte** führen zu einer Sedation und psychischen Entspannung des Patienten und stellen daher eine hervorragende Alternative zur medikamentösen Prämedikation dar: Der *Valiumpunkt* in seiner sedierenden und angslösenden Eigenschaft, der *Omegahauptpunkt,* der dem Medikament *Lexotanil* vergleichbar ist und zu einer tiefen psychischen Entspannung führt, sowie der *Angst-* und der *Sorgenpunkt.* In manchen Fällen läßt sich auch der *Antidepressionspunkt* nachweisen, der dann in die Behandlung miteinbezogen werden sollte.

Zusätzlich kann in die *Korrespondenzzone* des Organes, an dem der Eingriff durchgeführt wird, eine weitere Nadel zur Analgesie gestochen werden.

Prämedikation

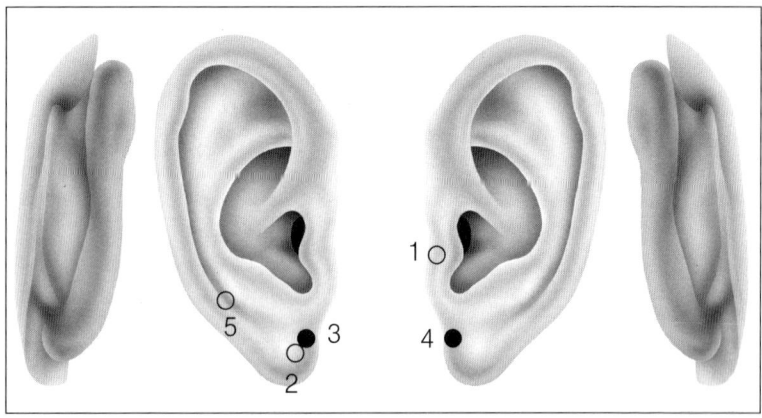

Abb. 102 ① Valiumpunkt li Go ② Omegahauptpunkt re Go ③ Angstpunkt re Si ④ Sorgenpunkt li Si ⑤ Antidepressionspunkt re Go.

2.32 Prostatabeschwerden

Entzündliche (sogenannte **Prostatitis**) und vegetative (sogenannte **Prostatopathie**) Affektionen der Prostata, aber auch Zustände **nach Prostataoperationen** können mit Dysurie, Pollakisurie und Beschwerden beim Stuhlgang einhergehen. In manchen Fällen stellen sich auch unspezifische Schmerzen ein, die in den Darmbereich und die Hoden ausstrahlen.

Vor einer Akupunkturtherapie müssen natürlich ernsthafte Erkrankungen wie z.B. ein Tumor ausgeschlossen worden sein.

Der therapeutische Ansatz besteht in der Nadelung des lokalen Punktes der *Prostata*. Liegt den Beschwerden eine Entzündung zugrunde (Prostatitis), wird der *Interferonpunkt,* evtl. ergänzt durch den *Thymuspunkt* gestochen. Handelt es sich um unspezifische Beschwerden ohne pathologisch anatomischen Befund (sogenannte Prostatopathie oder auch postoperativ), kommen vor allem psychische Punkte wie z.B. der *Omegahaupt-,* der *Valium-* oder der *Antidepressionspunkt* in Betracht. Aber auch die anderen **Psychischen Punkte** sollten in die Behandlung einbezogen werden, sofern sie indiziert sind.

Prostatabeschwerden

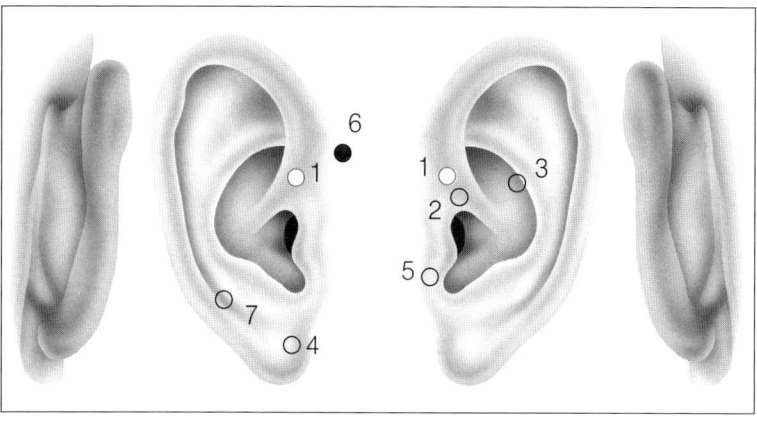

Abb. 103 ① Prostata re, evtl. bds Go, dann **D** (verdeckt unter der Helixkrempe) ② Interferon li Go ③ Thymus li Go ④ Omegahauptpunkt re Go ⑤ Valiumpunkt li Go ⑥ Bourdiolpunkt re Si ⑦ Antidepressionspunkt re Go.

2.33 Die Reizblase

Eine Reizblase geht mit häufigem Harndrang einher, doch es fehlt ihr im Gegensatz zum akuten Harnwegsinfekt (Zystitis) der organische, d.h. infektiöse Befund. Da die Ursache auf psychischer Ebene liegt, greift hier die Behandlung an.

Meistens finden sich bei Patienten mit Reizblase die psychosomatischen Punkte *Omegahaupt-* und *Bourdiolpunkt.* Daneben sollte der *LTSP* und der *Valiumpunkt* in die Behandlung miteinbezogen werden, wobei letzterer zugleich Kardinalpunkt ist. In manchen Fällen kann auch die gesamte *Omegaachse* indiziert sein, die zu einem tiefgehenden psychischen Ausgleich führt. Auch der *Antidepressionspunkt* sollte überprüft werden.

Neben all diesen psychischen Lokalisationen muß der *lokale Blasenpunkt* mit seiner muskulären Korrespondenzzone und eventuell zusätzlich auch der *Prostatapunkt* kontrolliert und gegebenenfalls mitbehandelt werden.

Reizblase

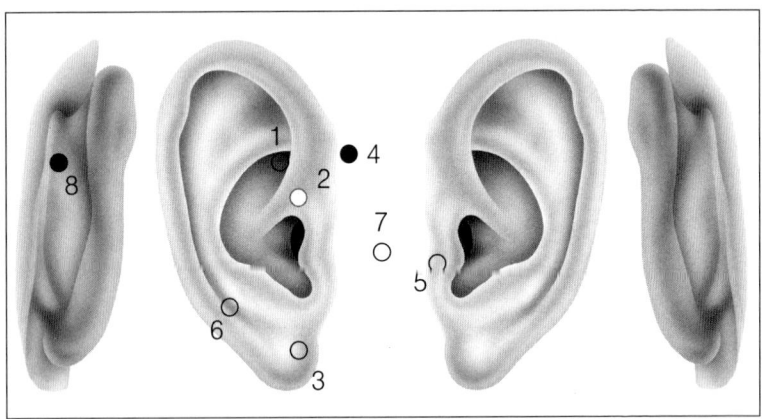

Abb. 104 ① Blasenpunkt sensibel re Go, dann **D** ② Prostatapunkt re Go, dann **D** (verdeckt unter der Helixkrempe) ③ Omegahauptpunkt re Go ④ Bourdiolpunkt re Si ⑤ Valiumpunkt li Go ⑥ Antidepressionspunkt re Go ⑦ LTSP re Go ⑧ Blasenpunkt muskulär re Si.

2.34 Schlafstörungen

Bei den Schlafstörungen sind zwei Formen zu unterscheiden: die **Einschlaf- und die Durchschlafstörungen.**
Einschlafstörungen lassen den Patienten unruhig im Bett herumwälzen, denn das Gehirn scheint einfach nicht zur Ruhe kommen zu wollen. Die Ursache liegt in einer Störung des Schlafzentrums – dem Vigilanzsystem, das unseren Schlaf- und Wachrhythmus steuert. Hier kann die Akupunktur über den *Epiphysenpunkt* regulierend wirken. Selbstverständlich müssen aber auch die **Psychischen Punkte** wie *Angst, Sorge, Antidepressionspunkt* und *Plexus bronchopulmonalis* überprüft werden, da sie alle mit der Schlaflosigkeit zusammenhängen können.
Durchschlafstörungen haben neben der Unruhe im Schlafzentrum des Gehirns ihre Ursache in einer Störung des Leber-Galle-Systems. Dies ist auch der Grund dafür, daß die Patienten zur Organzeit dieser Meridiane, d.h. zwischen 23.00–3.00 Uhr erwachen und lange nicht mehr einschlafen können. Wichtige Punkte sind also neben den oben erwähnten der *Leber-* und *Galle*punkt.
Unabhängig von der Ursache der Schlafstörungen können zusätzlich rein symptomatisch der *Barbiturat-* (entspricht dem Medikament *Luminal),* der *Omegahaupt-* (entspricht dem Medikament *Lexotanil)* und der *Valiumpunkt,* der auch ein Kardinalpunkt ist, gegebenenfalls ergänzt durch den *LTSP* eingesetzt werden.

Schlafstörungen

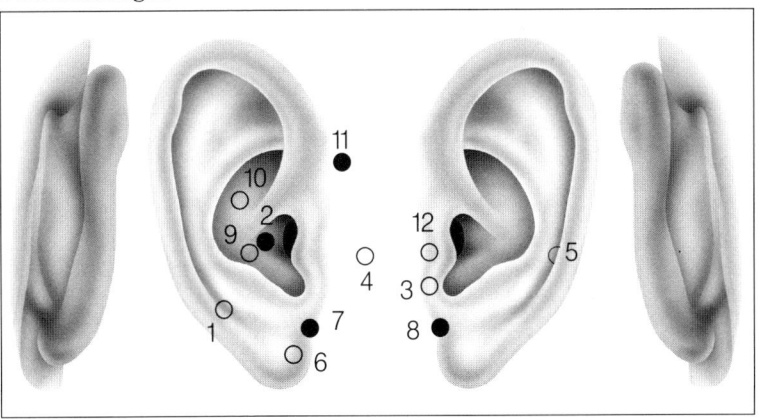

Abb. 105 ① Antidepressionspunkt re Go ② Punkt des Plexus bronchopulmonalis re Si ③ Epiphysenpunkt li Go ④ LTSP re Go ⑤ Barbituratpunkt li Go ⑥ Omegahauptpunkt re Go ⑦ Angstpunkt re Si ⑧ Sorgenpunkt li Si ⑨ Leberpunkt re Go ⑩ Gallepunkt re Go ⑪ Bourdiolpunkt re Si ⑫ Valiumpunkt li Go.

213

2.35 Schulterschmerzen

Verschiedene Krankheitsbilder können zum sogenannten **Schulter-Arm-Syndrom, bzw. zur Frozen shoulder** führen. In den meisten Fällen liegt eine **Periarthritis humeroscapularis vor,** die mit einer Ansatztendinopathie im Bereich der Rotatorenmanschette einhergeht. Im typischen Fall findet sich über dem Tuberculum majus bzw. minus eine lokalisierte Druckschmerzhaftigkeit. Ursächlich handelt es sich um eine vegetativ-dystrophische Störung, die zu Verkalkungen, Gelenkskapselschrumpfungen und in manchen Fällen zu Veränderungen im Knochenskelett führt. Differentialdiagnostisch müssen Erkrankungen der Thorax- und Oberbauchorgane (wie z.b. ein Pancoast-Tumor) ausgeschlossen werden, die über eine chronisch vegetative Reizung im Bereich des Sympathikus ebenfalls diese Veränderungen hervorrufen. Aber auch Verspannungen und Blockaden im Bereich der Halswirbelsäule können in die Schulter ausstrahlen und dort zu Schmerzen führen (siehe **»Zervikalsyndrom«).**

Der Hauptpunkt für die Akupunktur ist der *Schulterpunkt,* der gemeinsam mit seinem zugehörigen *Korrespondenzpunkt* auf der Ohrrückseite behandelt wird (Zangentechnik). Daneben muß die gesamte Halwirbelsäule, d.h. von *C1-C7* auf pathologische Punkte überprüft werden. Als übergeordnete Reflexlokalisation kann der *PGE 1* eingesetzt werden, der dem Medikament *Voltaren* vergleichbar ist und eine antientzündli-

Schulterschmerzen

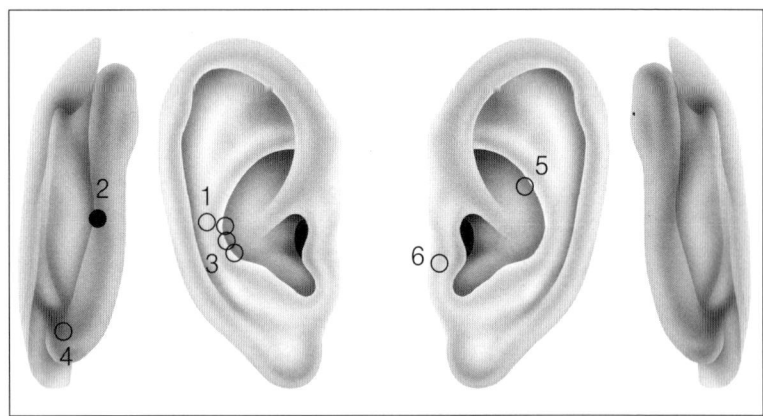

Abb. 106 ① Schulterpunkt sensibel bS Go ② Schulterpunkt muskulär (retroaurikulär) bS Si ③ HWS Bereich C1–C7 bS Go ④ PGE 1 re Go ⑤ Thymus li Go ⑥ Valiumpunkt li Go.

che sowie analgetische Wirkung innehat. Mit dieser Lokalisation ist ein weiterer Kardinalpunkt gekoppelt, der *Thymuspunkt,* der die Wirkung des PGE 1 verstärkt und zugleich eine allgemeine Antistörfeldeigenschaft besitzt. Auch der *Valiumpunkt* kann indiziert sein, der neben seiner Funktion als Kardinalpunkt zu einer Relaxation der Muskulatur führt.

2.36 Schwerhörigkeit

Bei Innenohrschwerhörigkeit ist mit Hilfe der Akupunktur oft nur ein bedingter Erfolg erreichbar. Trotzdem kann in manchen Fällen die Ohrfunktion eindeutig verbessert werden. Schalleitungsstörungen, die auf mechanischen Ursachen wie z.b. einem Ohrpfropf (Cerumen obturans) etc. beruhen, sind selbstverständlich nicht beeinflußbar.
Als Punkte mit Wirkung auf das Ohr kommen besonders die Reflexlokalisationen des *Nervus statoakustikus* (Hörnerv) und der *Linie der Töne* in Frage, die tonisiert, d.h. in Gold genadelt werden müssen. Liegen der Schwerhörigkeit cerebrovaskuläre Störungen zugrunde, sollten die Projektionszonen der cerebralen Gefäße überprüft (siehe die Lokalisation in Ohrkarten) und in die Behandlung miteinbezogen werden.

Schwerhörigkeit

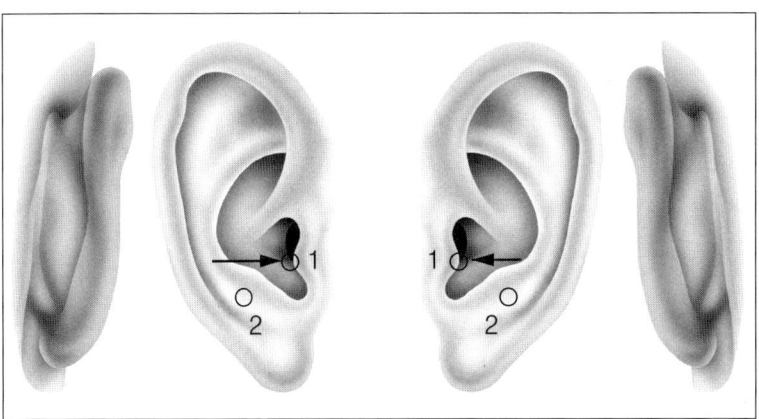

Abb. 107   ① Nervus statoakustikus bS Go, dann **D** ② Linie der Töne bS Go, dann **D**.

2.37 Schwindel

Die Ursachen, die zum Schwindel führen, sind mannigfaltig und sollten vor jeder Therapie abgeklärt werden. Drei Formen lassen sich durch eine Akupunktur gut behandeln: der **vasomotorische**, der **vestibuläre** und der **cervikale Schwindel.**

2.37.1 Vasomotorischer Schwindel

Der vasomotorische Schwindel tritt abhängig von einer (orthostatischen) Lageveränderung oder Bewegung auf und wird als diffus empfunden, »es wird einem schwarz vor Augen«. Bei der körperlichen Untersuchung zeigt sich eine orthostatische Dysregulation beim Lagewechsel vom Liegen zum Stehen, was zu Blutdruckabfall mit der Folge einer cerebralen Minderdurchblutung führt, denn das Blut versackt in den Beinen.

Der therapeutische Ansatz entspricht der Behandlung der »Hypotonie«. Folgende Punkte können eingesetzt werden: *Renin/Angiotensin, Thalamus, Null-* und *Betarezeptorenpunkt.*

Vasomotorischer Schwindel

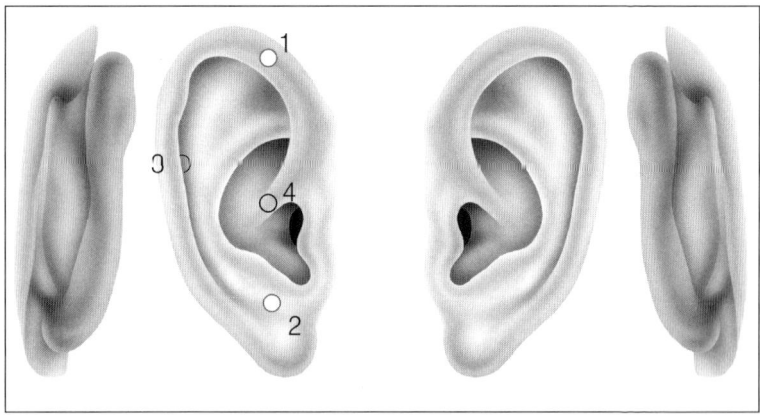

Abb. 108   ① Renin/Angiotensinpunkt re Go   ② Thalamuspunkt re Si (verdeckt hinter dem Antitragus)   ③ Betarezeptorenpunkt re Go   ④ Nullpunkt re Go.

2.37.2 Vestibulärer Schwindel

Beim peripheren (vestibulären) Schwindel liegt die Ursache im Labyrinth (Vestibularorgan) selbst. Er kann anfallsartig (Typ: Meniere) oder auch als Dauerschwindel (Typ: Labyrinthausfall) auftreten und mit Ohrensausen und Hörverlust einhergehen. Die Patienten klagen über Drehschwindel und haben das Gefühl, zu taumeln.

Der therapeutische Ansatz der Akupunktur besteht in der Dämpfung, d.h. Sedation des übererregten Labyrinthes der betroffenen Seite. Dies geschieht über die Behandlung des *Nervus statoakustikus* (Hörnerv) und der *Linie der Töne*.

Vestibulärer Schwindel

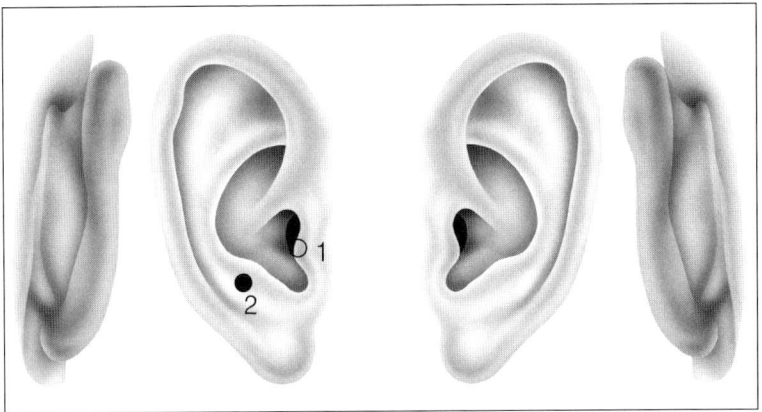

Abb. 109   ① Nervus statoakustikus bS Go ② Linie der Töne bS Si.

2.37.3 Zervikaler Schwindel

Bei Drehschwindel, der von der Kopfhaltung abhängig ist und mit Schulter-Nackenschmerzen einhergeht, spricht man vom sogenannten »Zervikalen Schwindel«. In der Anamnese finden sich oft Hinweise auf ein Halswirbelsäulensyndrom und bei der Untersuchung kann der Schwindel durch bestimmte Stellungen im Halswirbeläulenbereich provoziert werden. Das Schwindelgefühl kann mit Ohrgeräuschen einhergehen.

Als pathophysiologische Ursache nimmt man Durchblutungsstörungen im Bereich der Arteriae vertebrales und der Arteria basiliaris an, die aufgrund der muskulären Verspannung und knöchernen Veränderungen im Halswirbelsäulenbereich auftreten.

Der therapeutische Ansatz der Akupunktur besteht in der Aktivierung der *basalen Hirngefäße (A. basiliaris),* sowie die Nadelung der pathologischen Halswirbelsäulenbezirke in Zangentechnik. Als übergeordneter Kardinalpunkt mit muskelrelaxierender Wirkung sollte ebenfalls der *Valiumpunkt* in die Behandlung miteinbezogen werden, der zugleich Kardinalpunkt ist.

Zervikaler Schwindel

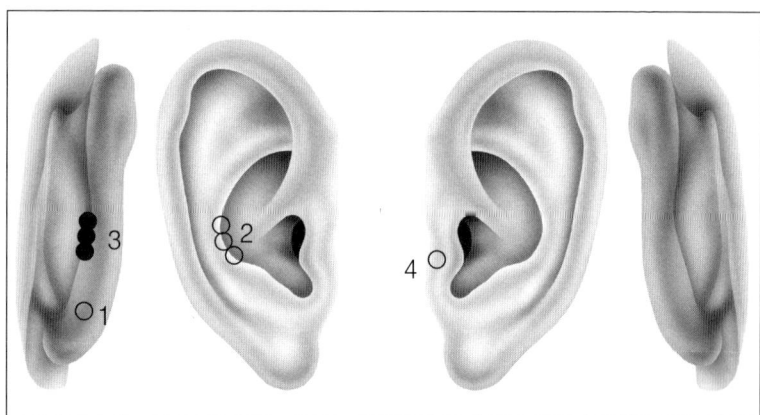

Abb. 110   ① Arteria basiliaris re Go   ② Halswirbelsäule bS Go   ③ Halswirbelsäule muskulär (retroaurikulär) bS Si   ④ Valiumpunkt li Go.

2.38 Sexualstörungen

Einer Impotenz oder Frigidität können die unterschiedlichsten Ursachen zugrunde liegen. Sind pathologisch-anatomische Veränderungen ausgeschlossen worden, d.h. handelt es sich um eine sogenannte funktionelle Störung, kann die Akupunktur oftmals erfolgreich sein.
Der therapeutische Ansatz besteht in der Anregung der Sexualfunktion und in einer Harmonisierung der Psyche, denn eine psychogene Dysbalance ist oft die Hauptursache für Störungen der Sexualität. Zur sexuellen Funktionsanregung werden die Punkte *Uterus/Prostata, Hoden/Ovar* sowie der *Gonadotropinpunkt* eingesetzt. Zum psychischen Ausgleich eignen sich die **Psychischen Punkte,** wobei die Anamnese die entscheidenden Hinweise für diesbezügliche Problematiken bringt. Zur allgemeinen psychischen Tiefenentspannung kann der *Omegahauptpunkt,* evtl. erweitert zur Omegaachse, der *Bourdiol-* und *Antidepressionspunkt* behandelt werden.

Impotenz – Frigidität

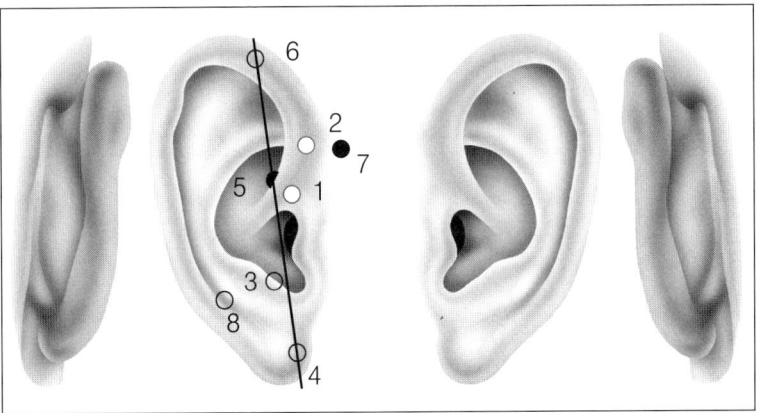

Abb. 111   ① Ovar/Hoden re Go ② Uterus re Go (Punkte ① und ② verdeckt unter der Helixkrempe) ③ Gonadotropin re Go ④ Omegahauptpunkt re Go ⑤ Omega 1 re Si ⑥ Omega 2 re Go (4–6 = Omegaachse) ⑦ Bourdiolpunkt re Si ⑧ Antidepressionspunkt re Go.

219

2.39 Singultus

Der **Schluckauf** entsteht durch eine reflektorische Kontraktion des Zwerchfelles. Die Ursache liegt in einer Reizung des Nervus vagus (Afferenzen) oder des Nervus phrenikus (Efferenzen). Bei persistierendem Singultus müssen ernsthafte zugrunde liegende Erkrankungen ausgeschlossen werden.

Der therapeutische Ansatz besteht in der Akupunktur des *Nullpunktes* (energetisch ausgleichende Wirkung bei allen Affektionen im Bauchraum) und seinem *retroaurikulären Korrespondenzpunkt* auf der Ohrrückseite, dem *Nullpunkt retro* (Meisterpunkt der Spasmolyse). Oft findet sich ein weiterer Punkt in der (vegetativen) *Helixrinne auf Höhe C4.* Hier entspringt der *Nervus phrenicus* aus den medullären Strukturen. Als letzte Lokalisation sollte unbedingt auch der *LTSP* überprüft werden.

Besonders bei persistierenden Beschwerden empfiehlt es sich, diese Punkte nach der Akupunktursitzung mit einer *Dauernadel* zu versorgen. Spielen psychogene Probleme als Auslöser eine große Rolle sollten diese durch den Einsatz der **Psychischen Punkte** behandelt werden. Zum allgemeinen psychischen Ausgleich können der *Omegahaupt-,* der *Bourdiol-* und der *Valiumpunkt* eingesetzt werden, wobei letzterer zusätzlich eine muskelrelaxierende Wirkung besitzt.

Singultus

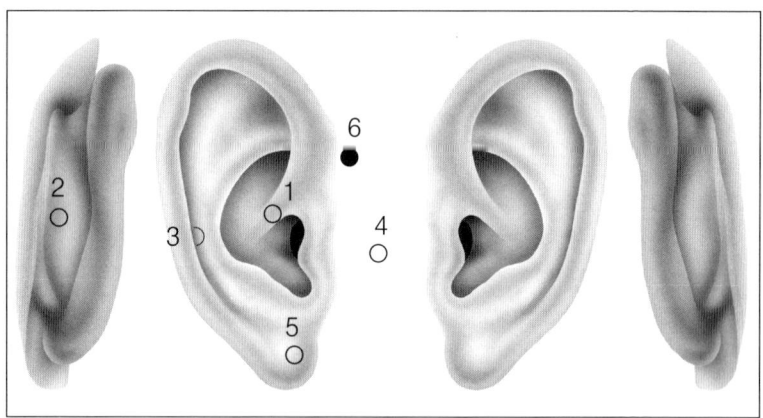

Abb. 112 ① Nullpunkt re Go ② Nullpunkt retro (retroaurikulär) re Go ③ Vegetative Rinne C4 re Go ④ LTSP re Go ⑤ Omegahauptpunkt re Go ⑥ Bourdiolpunkt re Si.

2.40 Sprunggelenksbeschwerden

Bei Verstauchungen und Verrenkungen im Sprunggelenk kann mit Hilfe der Akupunktur der Schmerz wirkungsvoll beseitigt werden.
Auf der betroffenen Seite wird der *Punkt des Sprunggelenkes* in Gold gestochen und anschließend mit einer Dauernadel versorgt. Zusätzlich kann sein *muskulärer Korrespondenzpunkt* auf der Ohrrückseite in Silber behandelt werden (Zangentechnik). Sollte diese Behandlung für eine Schmerzfreiheit noch nicht ausreichen, können die analgetischen Punkte *Thalamus* und *PGE 1* eingesetzt werden, wobei letzterer dem Medikament *Voltaren* vergleichbar ist, d.h. eine zusätzliche antientzündliche Komponente besitzt.

Sprunggelenk

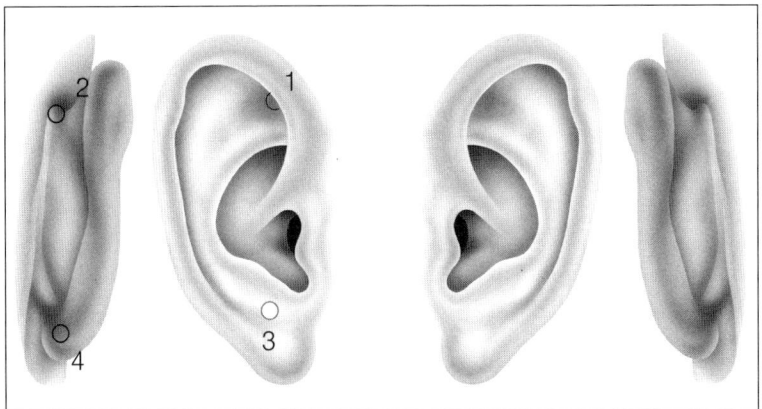

Abb. 113 ① Sprunggelenk bS in Go, dann **D** ② Sprunggelenk muskulär (retroaurikulär) bS Si ③ Thalamus re Go (verdeckt hinter dem Antitragus) ④ PGE 1 re Go.

2.41 Suchtkrankheiten

Die Ohrakupunktur wurde vor allem durch ihre Erfolge bei den Sucht-krankheiten bekannt. Dies hat zwei Gründe: Im Gegensatz zur Körper-akupunktur läßt sich die Psyche über das Ohr wesentlich direkter und somit wirkungsvoller beeinflussen. Der andere Vorteil liegt darin, daß am Ohr im Gegensatz zur Körperakupunktur *Dauernadeln* verwendbar sind, durch deren Einsatz der Reiz am Punkt verlängert und immer wie-der auf das Neue stimuliert werden kann. Und – der Patient wird aktiv in die Therapie miteinbezogen, da er die Suchtpunkte immer dann selbst aktiv stimulieren kann, wenn er Gelüste nach Alkohol bzw. einer Ziga-rette bekommt oder ihn die Freßlust überfällt.

Die *Erfolgsquote* der Akupunktur gegen Suchtkrankheiten liegt grob geschätzt etwa bei 60–70%. Das bedeutet, daß trotz dieses Erfolges das Patentrezept noch nicht gefunden wurde. Es fällt auf, daß vor allem bei der Akupunktur gegen Sucht die Behandlungskonzepte der einzelnen Akademien oft wechseln.

Die alten Suchtprogramme von Nogier sind das **»Große Dreieck«** bestehend aus den Punkten *Darwin-, Bourdiol-* und *Spiegelpunkt* am Ohrläppchen, die als gleichseitiges Dreieck angeordnet sind, das Pro-gramm **»Delta 1«**, bestehend aus den Punkten *Antiaggression,* Punkt am Fuß des *Tragus* und Punkt am Fuß des *Antitragus* (die Punkte bilden ein gleichseitiges Dreieck) sowie **»Delta 2«**, bestehend aus den Punkten *Antiaggression,* Punkt am Fuß des *Tragus* und Punkt am *Lobulusrand* (ebenfalls als gleichseitiges Dreieck) (9).

Das zur Zeit aktuellste Konzept, das sich leicht mit Hilfe des elektri-schen Punktsuchgeräts oder auch der Pulstastung (RAC) in die Praxis umsetzen läßt, ist das **Programm nach Bahr** (11), wie es im folgenden vor-gestellt wird.

Hauptpunkt jeder Suchttherapie sind die **Psychischen Punkte** – *Ome-gaachse* und *Aggressionspunkt.* Die Kombination dieser vier Punkte wird **Suchtachse** genannt. Als weitere psychische Reflexlokalisationen soll-ten bei jeder Suchttherapie der *Antidepressionspunkt,* der *LTSP* (eine instabile Lateralität kann oftmals eine Sucht unterhalten oder auslösen), der *Angst-, Frustrations-, Valium-* und der *Epiphysenpunkt* überprüft wer-den. Eine genaue Anamnese gibt in vielen Fällen die entscheidenden Hinweise. Jede Suchtbehandlung muß aber individuell auf den Patien-ten zugeschnitten werden, d.h. auch andere **Psychische Punkte** können im Einzelfall in Frage kommen.

2.41.1 Raucherentwöhnung

Neben der **Suchtachse** ist der *Schlundpunkt* (gegen das Gefühl, dauernd etwas im Mund haben zu müssen) in die Behandlung miteinzubeziehen, der auch auf dieser Achse liegt. Als weiterer wichtiger Punkt ist der *LTSP* und *Frustrationspunkt* zu nennen, die alle den inneren Willen stärken helfen. Gegen die Entzugssymptomatik wirken der *Lungen-* (gegen das Gefühl, dauernd etwas inhalieren zu müssen) und der *Nikotinpunkt* (gegen den Nikotinentzug).

> Die Punkte des Suchtprogrammes zur Raucherentwöhnung lassen sich oft erst nach mindestens 12 Stunden Nikotinkarenz auffinden!

Wenn der Patient bis kurz zuvor geraucht hat, werden nur ein Bruchteil der Punkte pathologisch nachweisbar sein.

Raucherentwöhnung

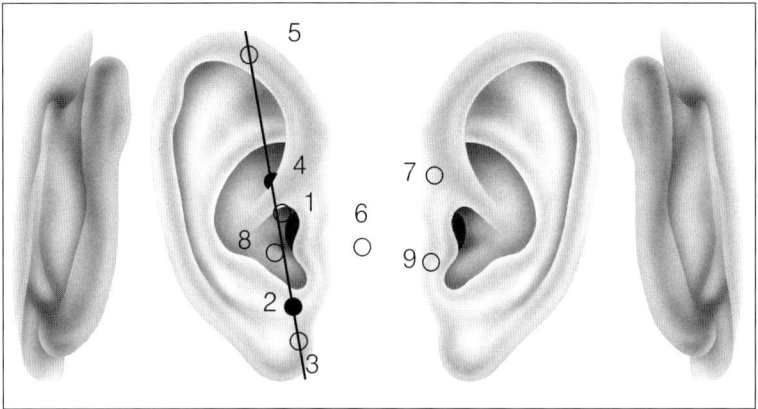

Abb. 114 ① Schlundpunkt re Go, dann **D** ② Aggressionspunkt re Si, dann **D** ③ Omegahauptpunkt re Go, dann **D** ④ Omega 1 re Si ⑤ Omega 2 re Go ⑥ LTSP re Go ⑦ Frustrationspunkt li Go ⑧ Lungenpunkt re Go ⑨ Nikotinpunkt li Go.

2.41.2 Eßsucht

Bei dauernden Eßgelüsten, bzw. krankhafter Freßneigung, sollte neben der Suchtachse vor allem der *Schlund-,* sowie der *Frustrations-* und *Antidepressionspunkt* behandelt werden. Gegen die Lust auf Süßes hilft oftmals auch der *Epiphysenpunkt.*
Eine stabile Lateralität ist Grundvoraussetzung für das Gelingen des Programmes – also *LTSP* überprüfen!

> Auch bei der Eßsucht gilt, daß der Patient mit Eßgelüsten in die Praxis kommen muß, da sonst oft nur ein geringer Anteil der Punkte am Ohr nachweisbar ist.

Eßsucht

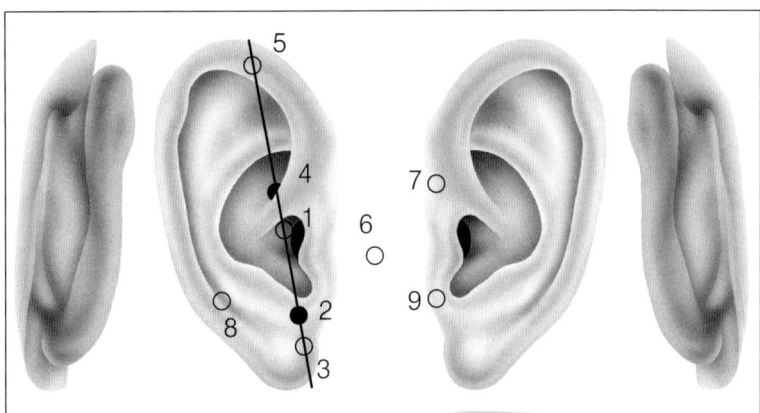

Abb. 115 ① Schlundpunkt re Go, dann **D** ② Antiaggressionspunkt re Si, dann **D** ③ Omegahauptpunkt re Go, dann **D** ④ Omega 1 re Si ⑤ Omega 2 re Go ⑥ LTSP re Go ⑦ Frustrationspunkt li Go ⑧ Antidepressionspunkt re Go ⑨ Epiphysenpunkt li Go.

2.41.3 Alkoholsucht

Besonders beim Alkoholentzug ist eine ständige ärztliche Kontrolle und Gesprächsführung notwendig. Zusätzlich kann die Akupunktur eingesetzt werden, deren Hauptpunkt neben der **Suchtachse** in der Nadelung des *Schlundpunktes* sowie von *Lunge, Frustration* und *Valium* besteht. Eine exakte Anamnese wird Hinweise für weitere **Psychische Punkte** geben.
Zur Anregung der geschädigten Leber kann evtl. der *Leberpunkt* kombiniert mit seinem nervalen Korrespondenzpunkt gestochen werden. Auch diese Punkte sind nur dann auffindbar, wenn der Patient einige Stunden lang keinen Alkohol mehr getrunken hat, bzw. auf Entzug ist.

Alkoholsucht

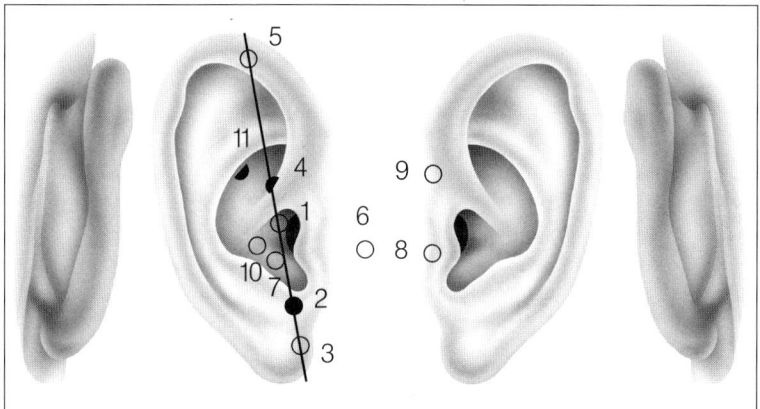

Abb. 116 ① Schlundpunkt re Go, dann **D** ② Antiaggressionspunkt re Si, dann **D** ③ Omegahauptpunkt re Go, dann **D** ④ Omega 1 re Si ⑤ Omega 2 re Go ⑥ LTSP re Go ⑦ Lungenpunkt re Go ⑧ Valiumpunkt li Go ⑨ Frustrationspunkt li Go ⑩ Leberpunkt re Go ⑪ Leber nerval re Si.

2.42 Tonsillitis

Die Tonsillen können als **Akute Tonsillitis** erkranken oder durch rezidivierend auftretende Infektionen **(Chronische Tonsillitis)** zu chronischen Beschwerden führen.
Neben der Akupunktur des *lokalen Punktes* der Tonsille und des Pharynx sollte das Immunsystem durch die Behandlung des *Interferon-* und *Thymuspunktes* gestärkt und bei chronischem Verlauf auch nach Störfeldern gesucht werden. Bei rezidivierenden Erkrankungen kann auch die konstitutionelle Abwehranlage durch die *Immunachse* angeregt werden. Es gilt zu beachten, daß beherdete Tonsillen oder auch Tonsillektomienarben selbst Störfeldwirkung besitzen können.

Tonsillitis

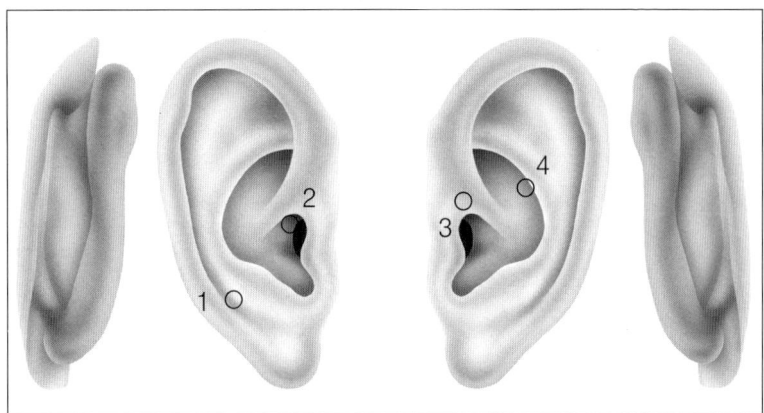

Abb. 117 ① Tonsille bS Go ② Schlundpunkt (Pharynx) bS Go ③ Interferonpunkt li Go ④ Thymuspunkt li Go.

2.43 Torticollis

Der **akute Schiefhals, die sogenannte Schiefkehre,** wird oftmals durch eine Blockade der kleinen Wirbelgelenke im Bereich der Halswirbelsäule verursacht. Diese Blockade kann z.B. durch Fehlbewegungen der Wirbelsäule, aber auch durch Kälte- und Nässeeinwirkung ausgelöst werden, die zu dem reflektorischen Muskelhartspann führt, der den Schiefhals verursacht.

Die Akupunktur kann den muskulären Hartspann durchbrechen. Neben dem lokalen Punkt im Bereich der *Halswirbelsäule* (HWS) wird der zugehörige *muskuläre Punkt* auf der Ohrrückseite mitgestochen (Zangentechnik). Nicht selten findet man größere pathologische Punktbereiche, die dann mit mehreren Nadeln versorgt werden müssen (Siebtechnik). Handelt es sich um einen rein muskulären Schiefhals ohne eine Erkrankung des knöchernen oder Bandapparates der Wirbelsäule, kann es vorkommen, daß nur muskuläre Punkte auf der Ohrrückseite nachweisbar sind. Eine weitere wichtige Reflexlokalisation ist der *Valiumpunkt,* der allgemein muskelentspannend wirkt. Die beiden weiteren Kardinalpunkte *PGE 1* (antiphlogistische Wirkung ähnlich dem Medikament *Voltaren*) und *Thymus* (gekoppelter Kardinalpunktpartner, verstärkt die Wirkung vom PGE 1 und besitzt zusätzliche Antistörfeldeigenschaften) können ebenfalls eingesetzt werden. Bei anamnestischen Anhaltspunkten für eine psychogene Grundproblematik müssen die entsprechenden **Psychischen Punkte** behandelt werden.

Torticollis

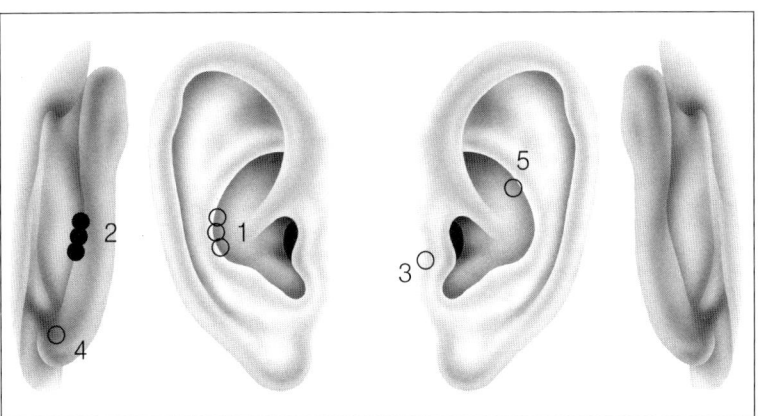

Abb. 118 ① HWS, bS Go, dann **D** ② HWS muskulär (retroaurikulär) bS Si ③ Valiumpunkt li Go ④ PGE 1 re Go ⑤ Thymuspunkt li Go.

2.44 Tumorschmerz

Tumoren können durch eine Akupunktur nicht rückgängig gemacht werden, doch läßt sich der Tumorschmerz günstig beeinflussen. Der therapeutische Ansatz besteht in der Nadelung der Projektionszone jener Organe am Ohr, die vom Tumor befallen sind. Bei ausgedehnten Tumoren müssen unter Umständen *mehrere Nadeln* in das selbe Areal gesetzt werden. Neben diesen lokalen Reflexzonen sollten zur symptomatischen Schmerztherapie die **Analgetisch wirksamen Punkte** zum Einsatz kommen. Eine psychische Stabilisierung kann durch die Behandlung der **Psychischen Punkte** erreicht werden.

Tumorschmerz

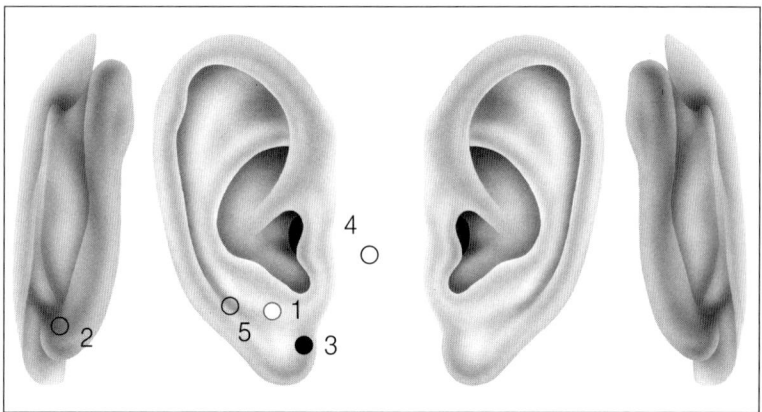

Abb. 119   ① Thalamus re Go (verdeckt hinter dem Antitragus) ② PGE 1 re Go ③ Analgesiepunkt re Si ④ LI SP re Go ⑤ Antidepressionspunkt re Go.

228

2.45 Übelkeit

Übelkeit und **Erbrechen** sind Symptome, denen die unterschiedlichsten Ursachen zugrunde liegen können. Handelt es sich um Übelkeit und Erbrechen, wie es z.b. als **Nebenwirkung einer Chemotherapie,** als **Schwangerschaftserbrechen** oder **Reisekrankheit** auftritt, stellt die Akupunktur eine gute Indikation dar.

Zur Behandlung des **Schwangerschaftserbrechens** reicht es fast immer aus, den *Nullpunkt* und den *LTSP* zu nadeln (am Besten eine Dauernadel).

Übelkeit, Brechreiz und Erbrechen **aus anderen Gründen** bedarf zusätzlich der Therapie des *Magenpunktes* und des *Schlundpunktes*. Dies gilt auch für die **Reisekrankheit.**

Übelkeit

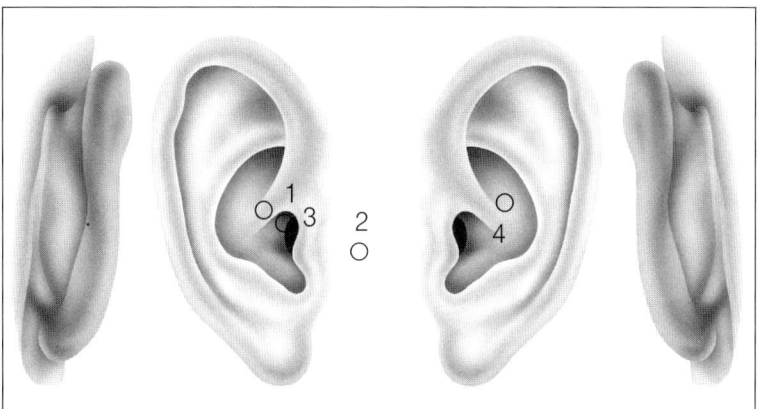

Abb. 120 ① Nullpunkt re Go ② LTSP re Go ③ Schlundpunkt re Go ④ Magenpunkt li Go.

2.46 Wirbelsäulenbeschwerden

2.46.1 Pathogenese

Beschwerden im Bereich der Wirbelsäule sind heute im Zeitalter der Zivilisation eine der häufigsten Ursachen für den Arztbesuch. Der Grund liegt vielfach im Bewegungsmangel und einer überwiegend sitzenden Berufstätigkeit, d.h. einer einseitigen Belastung. Meist sind es die »normalen« altersbedingten degenerativen Veränderungen wie Arthrose, Spondylose, Osteochondrose etc., die zu Funktionsstörungen im Achsenskelett führen. Der Verschleißprozeß betrifft aber nicht nur den Knochen und die Wirbelgelenke sondern auch die Zwischenwirbelscheiben und andere Weichteile wie Sehnen, Bänder und Muskeln. Diese Veränderungen sind nicht nur auf einen Segmentabschnitt begrenzt, sondern betreffen meist größere Wirbelsäulenareale. In der Folge entsteht eine Instabilität der Bewegungssegmente, die weder durch passive (z.b. Knochen, Gelenke, Bänder, autochtone Rückenmuskulatur) noch durch aktive Komponenten des Halteapparates (z.b. willkürliche Rückenmuskulatur) kompensiert werden kann. Das Resultat sind rezidivierende Blockaden der kleinen Wirbelgelenke, die meist nach Belastungen wie schweres Tragen etc. auftreten. Dies führt zu dem Teufelskreis:

Blockade → Kapseldehnungsschmerz → reflektorischer Muskelhartspann mit funktioneller Fehlhaltung → lokale Ischiämie im Muskel durch den Hartspann, → weitere Schmerzzunahme etc.

Der Patient klagt über lokalisierte druckdolente Muskelknoten, über Bewegungseinschränkung und radikuläre Reizungen, die aufgrund der Lumeneinengung der Zwischenwirbelräume entstehen. Diese führen dazu, daß der Patient die Schmerzen nicht nur im Berich der erkrankten Wirbelsäulensegmente angibt, sondern sie auch in der Peripherie empfindet, ohne daß ihm ein Zusammenhang zur Wirbelsäule bewußt ist (z.b. Ischialgie, Zervicobrachiales Syndrom etc.)

Neben den pathologischen Veränderungen am Achsenskelett spielt auch die *Psyche* bei Wirbelsäulenbeschwerden eine wichtige Rolle. Dabei ist es unwichtig, ob die Beschwerden zu den psychischen Störungen oder eine gestörte Psyche zu den Symptomen geführt hat. In der Praxis bedeutet dies, daß bei Wirbelsäulenbeschwerden immer auch psychogene Grundproblematiken anamnestisch erfragt und ihre Behandlung in das Akupunkturkonzept einbezogen werden müssen.

2.46.2 Therapie

2.46.2.1 Grundsätzliches zur Behandlung von Wirbelsäulenbeschwerden (HWS- BWS- LWS-Syndrom)

Die Wirbelsäule ist streng segmental auf der Ohrvorderseite im Bereich der Anthelix repräsentiert (siehe »Punktlokalisationen im einzelnen«). Die einzelnen Wirbelsäulenabschnitte lassen sich leicht auf dem Ohrwulst an Hand der markanten Knorpelvertiefungen voneinander abgrenzen (siehe »Anatomisch markante Ohrpunkte«). Hier finden sich die *Punkte der blockierten Wirbelgelenke, ihre Kapseln, Bänder und Sehnen,* die gemeinsam mit den *zugehörigen muskulären Korrespondenzzonen* auf der Ohrrückseite behandelt werden sollten (Zangentechnik). Als weitere Lokalisation kommt der *regionale sympathische Punkt des Sympathikus* in Frage, der für die vegetative Innervation (Hartspann) der autochtonen Muskulatur verantwortlich ist. Er liegt am Übergang zwischen Vormauer und Concha. Ebenfalls in direkter Verbindung zum Wirbelsäulensegment steht der sogenannte segmentale Punkt im Bereich des *Rückenmarkes* (medulläre Rinne), der vor allem bei Wurzelreizungen nachweisbar wird. Die Behandlung dieser lokalen Punkte erfolgt grundsätzlich auf der Seite des Schmerzes.

An übergeordneten Punkten kommt vor allem der *PGE 1* in Frage, der dem Medikament *Voltaren* vergleichbar ist und sowohl antiphlogistisch (antientzündlich) wie auch analgetisch wirkt. Er ist zugleich Kardinalpunkt und kann durch seinen zugehörigen Partner, den *Thymuspunkt,* in seiner Wirkung verstärkt werden. Letzterer besitzt zusätzlich noch eine allgemeine Antistörfeldeigenschaft. Selbstverständlich können auch die anderen **Analgetisch wirksamen Punkte** eingesetzt werden, sofern sie nachweisbar sind. Als weiterer übergeordneter Kardinalpunkt bewährt sich bei Wirbelsäulenbeschwerden immer wieder auch der *Nullpunkt retro,* der Meisterpunkt der Spasmolyse.

Eine weitere Punktegruppe, die besonders beachtet werden sollte sind die **Psychischen Punkte.** Eine exakte Anamnese wird hier die entscheidenden Hinweise auf zugrunde liegende psychogene Grundproblematiken liefern. Als psychosomatisch wirksame Lokalisationen mit allgemeiner psychisch entspannender Wirkung können der *Bourdiol-,* der *Omegahaupt-* sowie der *Antidepressionspunkt* behandelt werden.

Oftmals sind die gestörten Wirbelsegmente im Übergangsbereich der einzelnen Abschnitte lokalisiert. Die manualtherapeutisch arbeitenden Kollegen wissen, daß blockierte Wirbelsäulensegmente meist mit einer Gegenblockade in den anderen Übergangsbereichen einhergehen. Deshalb muß am gleichen und gegenüberliegenden Ohr nach diesen Blockaden gesucht und diese ebenfalls mitbehandelt werden.

Bleiben die Wirbelsäulenbeschwerden gegenüber der Akupunkturtherapie resistent, oder kommt es immer wieder zu Rezidiven, sind wahrscheinlich Störfelder an der Erkrankung mitbeteiligt, die aufgespürt und gezielt ausgeschaltet werden müssen. Als Punkt mit einer allgemeinen Antistörherdeigenschaft kann der *Thymuspunkt*, eventuell kombiniert mit seinem Kardinalpunktpartner *PGE 1*, gestochen werden.

Wirbelsäulenbeschwerden

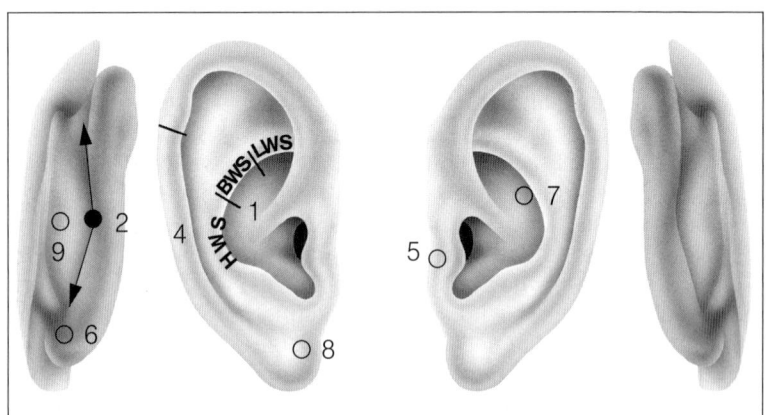

Abb. 121 ① Wirbelsegment lokal bS Go ② Wirbelsegment muskulär (retroaurikulär) bS Si ③ Regionaler sympathischer Punkt bS Go (Übergang Concha – Vormauer) bS Go (nicht abgebildet!) ④ Medulläres Rückenmark (in der Helixkrempe) bS Go ⑤ Valiumpunkt li Go ⑥ PGE 1 re Go ⑦ Thymuspunkt li Go ⑧ Omogahauptpunkt re Go ⑨ Nullpunkt retro re Go.

2.46.2.2 Bewährte Indikationen

Im Folgenden werden ausgewählte Krankheitsbilder aus dem Bereich der Wirbelsäule besprochen, bei denen die Akupunktur sehr gute Erfolge zeigt:

A. Ileosakralsyndrom

Beim Ileosakralsyndrom klagt der Patient über Schmerzen im Bereich der Ileosakralfuge, die durch Druck auf beide Beckenschaufeln provozierbar sind und in Richtung Oberschenkel ausstrahlen. Die Differentialdiagnose zum chronischen Lumbago (siehe »Lumbago«) ist nicht immer leicht zu stellen, doch fehlt beim Ileosakralsyndrom das Lasèguezeichen. Blockaden im Bereich der Ileosakralfugen treten häufig im Rahmen einer Schwangerschaft oder eines Morbus Bechterew auf.

Der therapeutische Ansatz der Akupunktur besteht in der Behandlung des *lokalen Punktes* des Ileosakralgelenkes zusammen mit dem *zugehörigen Muskelpunkt* (Zangentechnik). Desweiteren sollte die Wirbelsäule nach Gegenblockaden abgesucht werden. Als übergeordnete und Kardinalpunkte können der *Valiumpunkt* (muskelrelaxierend) und der *PGE 1* (antientzündlich, analgetisch) gestochen weden. Die Wirung von letzterem läßt sich durch die Kombination mit seinem Kardinalpunktpartner *Thymus* erhöhen, der zusätzlich eine Antistörfeldwirkung besitzt. Bei besonders starken Schmerzen kommen auch die weiteren **Analgetisch wirksamen Punkte** in Betracht.

Ileosakralsyndrom

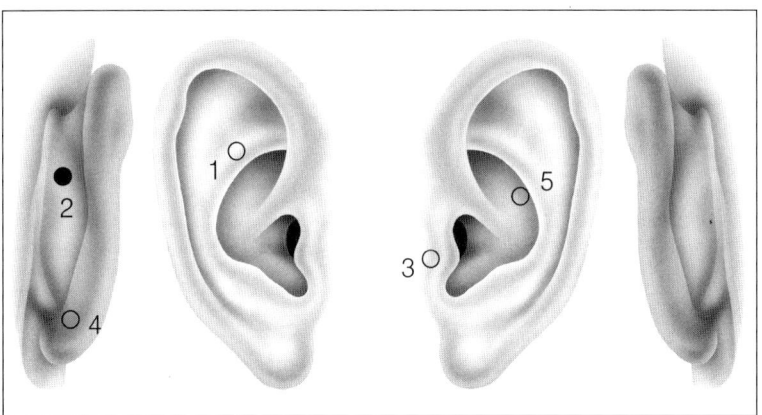

Abb. 122 ① Ileosakralgelenk bS Go ② Ileosakralgelenk muskulär (retroaurikulär) bS Si ③ Valiumpunkt li Go ④ PGE 1 re Go ⑤ Thymus li Go.

B. Ischialgie

Eine Neuralgie des Nervus ischiadicus, **Ischiassyndrom** genannt, kann verschiedenste Ursachen haben. Oft ist eine Erkältung der Auslöser. Ursächlich handelt es sich meistens um eine lokalisierte Kompression des Nerves auf Grund degenerativer Veränderungen der Wirbelsäule, durch einen Bandscheibenvorfall, eine Schwangerschaft, Obstipation etc.. Die Patienten geben Schmerzen sowie Dys- und Parästhesien im Innervationsgebiet dieses Nerves an. Bei der klinischen Untersuchung findet sich ein positives Lasègue-Zeichen (durch das Anheben des gestreckten Beines kann der Schmerz im Verlauf des Nerves provoziert werden). Sofern ein operationswürdiger Bandscheibenvorfall ausgeschlossen werden konnte, stellt die Akupunktur eine gute Indikation zur Schmerzbehandlung dar.

Der *lokale Punkt* des betroffenen Wirbelsäulensegmentes (L4/5) wird gemeinsam mit seinem zugehörigen *muskulären Areal* auf der Ohrrückseite gestochen (Zangentechnik). Daneben sollten die segmentalen *vegetativen Lokalisationen* des sensiblen Rückenmarkes (auf der Helixkrempe) sowie des *sympathischen Grenzstranges* (Lokalisation auf Höhe des segmentalen Abschnittes am Übergang Choncha–Vormauer) überprüft und gegebenenfalls in die Therapie miteinbezogen werden. An übergeordneten Punkten kommt vor allem der *PGE 1* in Frage, der dem Medikament Voltaren vergleichbar ist und sowohl antiphlogistisch (antientzündlich) wie auch analgetisch wirkt. Er ist zugleich Kardinalpunkt und kann durch seinen zugehörigen Partner, den *Thymuspunkt,* in seiner Wirkung verstärkt werden. Letzterer besitzt zusätzlich noch eine allgemeine Antistörfeldeigenschaft. Selbstverständlich können auch die anderen *Analgetisch wirksamen Punkte* eingesetzt werden, sofern sie nachweisbar sind. Als weiterer übergeordneter Kardinalpunkt bewährt ich bei dieser Indikation immer wieder auch der *Nullpunkt retro,* der Meisterpunkt der Spasmolyse.

Je nach Auslöser müssen die *Punkte der Bandscheibe* (bei Bandscheibenvorfall) oder des *Darmes* (bei Obstipation) ergänzt werden.

Ischialgie

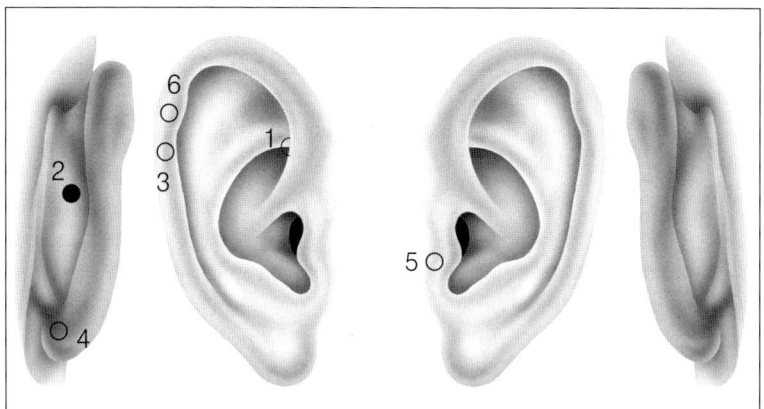

Abb. 123 ① LWS Segment L4/5 bS Go ② LWS muskulär (retroaurikulär bS)
Si ③ Sensibles Rückenmark bS Go ④ PGE 1 re Go ⑤ Valiumpunkt li Go
⑥ Darwinpunkt re Go.

C. Lumbago

Beim sogenannten **Hexenschuß** bzw. der **Lumbalgie** kommt es infolge degenerativer Veränderungen der Wirbelsäule und Bandscheibe zu starken Schmerzen in der Lendengegend. Natürlich muß vor der Akupunkturtherapie die neurologische Situation überprüft werden (muskuläre und senible Ausfälle, Störungen der Defäkation und der Miktion), um den Patienten im Zweifelsfall (z.b. bei einem ausgeprägten Bandscheibenvorfall) einer weiterführenden (operativen) Therapie zuzuführen. Der therapeutische Ansatz der Akupunktur wurde einige Seiten zuvor unter »Grundsätzliches zur Behandlung von Wirbelsäulenbeschwerden« beschrieben. Bei allen Ausstrahlungen in die unteren Extremitäten kann zusätzlich der *Darwinpunkt* eingesetzt werden.

Lumbago

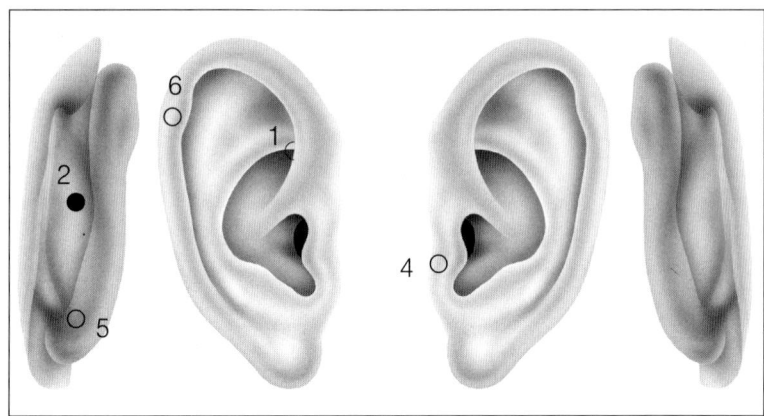

Abb. 124 ① WS Segment bS Go ② WS Segment muskulär (retroaurikulär) bS Si ③ Bandscheibenpunkt bS Go (nicht abgebildet) ④ Valiumpunkt li Go ⑤ PGE 1 re Go ⑥ Darwinpunkt re Go.

236

D. Kokzygodynie

Bei der Kokzygodynie klagen die Patienten (meist sind es Frauen) über Beschwerden am Steißbein, die vor allem im Sitzen auftreten. Als Auslöser kommen Traumen oder eine Schwangerschaft (Geburt) in Frage, doch findet sich nicht immer eine eindeutige Ursache. Pathogenetisch wird eine Neuralgie der NN. anococcygici diskutiert. Psychogene Störungen überlagern oft das Krankheitsbild, die in der Anamnese herausgefunden werden müssen, um sie dann anschließend ebenfalls über ihre Ohrpunkte zu behandeln (siehe »Psychische Punkte«).

Der therapeutische Ansatz besteht in der Akupunktur des *lokalen Punktes* des Steißbeines zuerst *in Gold* und anschließend mit einer *Dauernadel.* Wie erwähnt, müssen vor allem die **Psychischen Punkte** beachtet werden! Bei starken Schmerzen kommen besonders der *PGE 1* (analgetisch, antientzündlich) aber auch die anderen **Analgetisch wirksamen Punkte** wie z.B. der *Thalamuspunkt* in Betracht.

Kokzygodynie

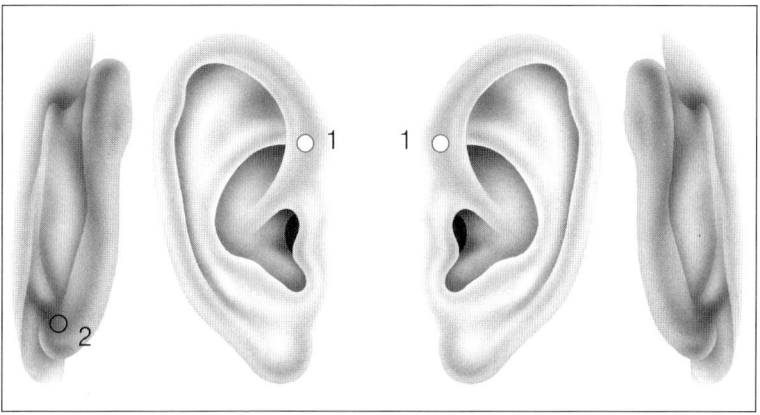

Abb. 125 ① Steißbein bds Go, dann **D** (verdeckt unter der Helix) ② PGE 1 re Go.

E. Verspannungen im Rückenbereich

Verspannungen im Rückenbereich haben meistens ihre Ursache in degenerativen Veränderungen des Wirbelsäulenskelettes (siehe »Wirbelsäulenbeschwerden«).

Funktionelle Verspannungen können aber auch schon im jungen Alter auftreten. Sie sind dann oft die Folge psychischer Streßsituationen (wie z.B. Prüfungen, Ängste etc.) oder einseitiger Fehlhaltungen (z.B. Schreibtischarbeit, Computer, Schreibmaschine etc.) und nur auf die Muskulatur beschränkt.

Am häufigsten treten Verspannungen im **Nackenbereich** auf. Durch eine genaue klinische Untersuchung lassen sich leicht die *Triggerpunkte* im Ansatzbereich der Schädelbasis als druckdolente Zonen tasten. Die Reflexzonen dieser schmerzhaften Punkte liegen am Ohr in der Scapha zwischen der Anthelix und der Helixkrempe. Sie werden gemeinsam mit ihren zugehörigen muskulären Korrespondenzzonen auf der Ohrrückseite genadelt. An übergeordneten Punkten kommt der *Valiumpunkt* in Frage, der muskelrelaxierend wirkt und zugleich Kardinalpunkt ist, sowie der *Nullpunkt retro,* der eine generelle spasmolytische Eigenschaft besitzt. Besondere Beachtung sollte aber auch den psychischen Lokalisationen geschenkt werden, von denen besonders der *Omegahaupt-* und *Bourdiolpunkt* zu erwähnen ist. Aber auch andere psychische Lokalisationen können bei der Behandlung indiziert sein (siehe »Entspannung«).

Verspannungen im Rückenbereich

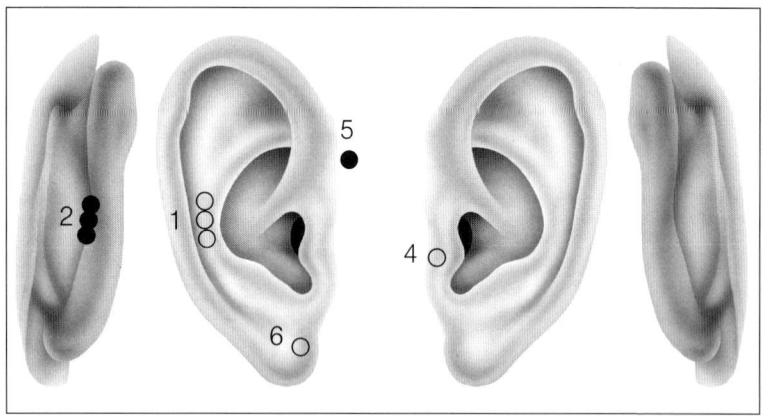

Abb. 126 ① Muskuläre Punkte sensibel bS Go ② Muskuläre Punkte retroaurikulär bS Si ③ Zugehörige Sympathikuspunkte im Bereich des sympathischen Grenzstranges (am Übergang Concha – Vormauer) bS Go (nicht abgebildet!) ④ Valiumpunkt li Go ⑤ Bourdiolpunkt re Si ⑥ Omegahauptpunkt re Go.

2.47 Zervikalsyndrom

Als Zervikalsyndrom, auch Zervikobrachiales- oder Halswirbelsäulen (HWS)-Syndrom genannt, werden verschiedenartige Funktionsstörungen mit Ausgangspunkt im Halsbereich zusammengefaßt. Ihnen liegt ursprünglich eine Erkrankung, eine Degeneration, ein Trauma oder eine Verletzung zugrunde. Meist handelt es sich hierbei um (vorzeitige) degenerative Veränderungen besonders im beweglichen Abschnitt zwischen C3 und C7. Neben den Veränderungen, wie sie unter »Wirbelsäulenbeschwerden« beschrieben sind, kommt es im HWS-Bereich vor allem zu radikulären Reizungen durch Druck reaktiver Osteophyten auf die Nervenwurzeln. Eine Kompression der Arteria vertebralis kann zu cerebralen Durchblutungsstörungen führen. Die sich hieraus ergebende Symptomatik umfaßt arthrogene (Gelenks-) Beschwerden mit schmerzhafter Bewegungseinschränkung, neurovaskuläre (z.b. **Zervikaler Schwindel, Zervikale Migräne**) sowie radikuläre Symptome (z.B. Brachialgien).

Je nach Lokalisation des pathologischen Prozesses im HWS-Bereich unterscheidet man ein **oberes,** ein **mittleres** und ein **unteres Zervikalsyndrom.**

2.47.1 Oberes Zervikalsyndrom (C0/C1/C2)

Beim Oberen Zervikalsyndrom handelt es sich um einen pathologischen Prozeß im Bereich der ersten Halswirbel bzw. am atlantooccipitalen Übergang (C0/C1/C2). Die Folge sind radikuläre Reizungen durch Irritationen der austretenden Nervenwurzeln, die zu myogenen Verspannungen und Bewegungseinschränkung führen, sowie neurovaskuläre Beschwerden, die durch eine Kompression der Arteriae vertebrales verursacht werden.

Die Leitsymptome sind Hinterhauptkopfschmerz bzw. Migräne (siehe »**Zervikale Migräne**«) und Schwindel (siehe »**Zervikaler Schwindel**), die unter diesen Krankheitsbildern beschrieben sind.

Vorsicht: Immer auch auf Gegenblockaden in den anderen Wirbelsäulenabschnitten achten!

2.47.2 Mittleres Zervikalsyndrom (C3–C5)

Die Ursache des Mittleren Zervikalsyndroms (auch Zervikobrachial-
bzw. Schulter-Arm-Syndrom genannt) liegt in den degenerativen Veränderungen im Bereich der Wirbelgelenke (3.–5. Halswirbel), die zu radikulären Reizungen führen. Diese strahlen nach distal aus und werden
vom Patienten als Schulterschmerzen empfunden, ohne daß dort ein
pathologischer Befund nachweisbar ist.
Der therapeutische Ansatz besteht in der Nadelung des betroffenen
HWS-Abschnittes zusammen mit dem *muskulären Punkt* auf der Ohrrückseite (Zangentechnik). Gegebenenfalls wird ergänzend der *Schulterpunkt* gestochen, sofern er nachweisbar ist. Als übergeordnete Punkte
schließen der *Valiumpunkt* (muskelrelaxierend) und *PGE 1* (antientzündlich, analgetisch) die Behandlung ab, die beides Kardinalpunkte
sind.

Mittleres Zervikalsyndrom (C3–C5)

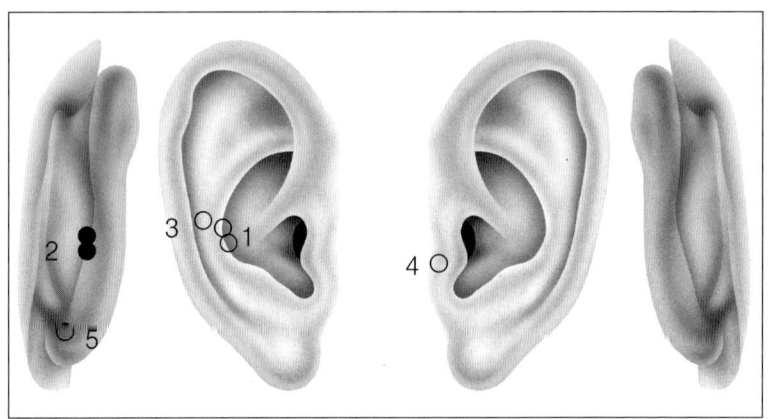

Abb. 127 ① HWS (Bereich C3–C5) bS Go, dann **D** ② HWS muskulär
(Bereich C3–C5) (retroaurikulär) bS Si ③ Schulterpunkt bS Go ④ Valiumpunkt li Go ⑤ PGE 1 re Go.

240

2.47.3 Unteres Zervikalsyndrom (C6–T1)

Durch die degenerativen Veränderungen am unteren Abschnitt der HWS im Bereich des Überganges zur BWS kommt es zu radikulären Reizungen der austretenden Nerven. Der Patient klagt über Brachialgien und Parästhesien mit Ausstrahlung bis in die Hände, die als geschwollen empfunden werden, ohne daß ein pathologischer Befund in der Arm- oder Handregion gefunden werden kann.
Der therapeutische Ansatz besteht in der Nadelung der *distalen HWS-Segmente* (C6–T1), kombiniert mit den zugehörigen *muskulären Punkten* auf der Ohrrückseite (Zangentechnik). Die Übergangsbereiche der anderen Wirbelsäulenabschnitte müssen unbedingt auf Gegenblockaden abgesucht werden. Bei radikulären Reizungen sollten die sensiblen *Punkte des Rückenmarkes* ebenfalls behandelt werden. Als übergeordnete Punkte können der *Valiumpunkt* (muskelrelaxierend) und der *PGE 1* (antientzündlich, analgetisch) eingesetzt werden, die beides Kardinalpunkte sind.

Unteres Zervikalsyndrom (C6–T1)

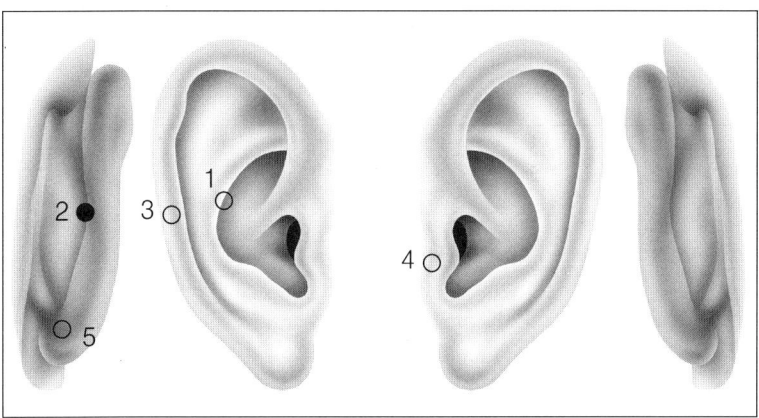

Abb. 128 ① HWS (Bereich C5–C7/T1) bS Go, dann **D** ② HWS (Bereich C5–C7/T1) (retroaurikulär) bS Si ③ Sensibles Rückenmark bS Go ④ Valiumpunkt li Go ⑤ PGE 1 re Go.

2.48 Zystitis

Eine **akute Blasenentzündung (Zystitis)** entsteht meist auf Grund einer Verkühlung. Harndrang, Brennen beim Wasserlassen aber auch Schmerzen in der Blasenregion sind die geklagten Symptome. Neben anderen Maßnahmen wie z.b. einer antibiotischen Therapie kann die Akupunktur gegen die Schmerzen eingesetzt werden. Der therapeutische Ansatz besteht aus der Behandlung des lokalen Punktes der *Blase* auf der Ohrvorderseite evtl. zusammen mit dem gekoppelten *muskulären Punkt* auf der Ohrrückseite (Zangentechnik). Als übergeordneter Punkt mit energetischem Ausgleich auf alle Erkrankungen im Abdominalraum kann der *Nullpunkt* eingesetzt werden. Gegen kolikartige Schmerzen hilft der Meisterpunkt der Spasmolyse, der *Nullpunkt retro*. Zur allgemeinen Stärkung der körpereigenen Abwehrkraft ist der *Interferonpunkt* eventuell ergänzt durch den *Thymuspunkt* indiziert.

Zystitis

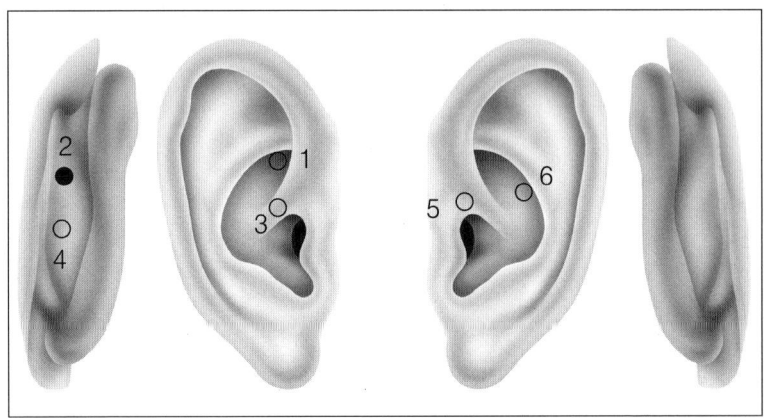

Abb. 129 ① Blase sensibel re Go, dann **D** ② Blase motorisch (retroaurikulär) bS Si ③ Nullpunkt re Go ④ Nullpunkt retro re Go ⑤ Interferonpunkt li Go ⑥ Thymus li Go.

V.

Anhang

1. Fragen, die immer wieder gestellt werden

1.1 Besteht ein Einfluß von Ohrringen auf den Erfolg der Ohrakupunktur?

Prinzipiell besteht ein Einfluß zwischen einer Lochung des Ohres, bzw. dem Tragen von Ohrringen und einer Reflexwirkung über das Ohr. Dieser Zusammenhang ist schon lange bekannt und schlägt sich in der überlieferten Ansicht im Volksmund nieder, daß das Stechen von Ohrlöchern, bzw. das Tragen von Ohrringen, zu »schönen und guten Augen« führt. Ein Vergleich mit der Ohrkarte bestätigt diese Vorstellung, da der Augenpunkt genau an der Stelle am Ohrläppchen lokalisiert ist, an der das Ohr in aller Regel durchstochen wird. Eine hierdurch bedingte akupunkturähnliche Wirkung läßt sich tatsächlich in den ersten Tagen und manchmal auch Wochen nachweisen, bis das Ohrloch vollständig verheilt ist. Durch die Vernarbung und die hierdurch bedingte Schrumpfung läßt der lokale Druck des Ohrringes auf die umgebende Haut nach und die Reizung verliert sich. Die Wirkung reduziert sich aber auch aus einem anderen Grund: Das Gehirn akzeptiert die andauernden Informationen aus diesem Gebiet nicht langfristig, da die zentrale Informationsverarbeitung alle jene Reize ausfiltert, die konstant und in gleicher Stärke eintreffen, wie es beim Tragen eines Ohrringes der Fall ist. Im Gegensatz hierzu steht der Reiz einer Dauernadel, bei der der Patient durch die Induktion eines Wechselstromes die Wirkung am Punkt immer wieder anregt.

Auf der anderen Seite sind Ohrringe potentielle Störherde, da von der Narbe der durchstochenen Haut oder auch von einer lokalen allergischen Reaktion auf das Schmuckmetall eine Störwirkung ausgehen kann. Aus diesem Grund sollte die Ohrakupunktur wie auch die Punktsuche nur an Ohren durchgeführt werden, die von allem Schmuck (z.B. Ohrringen) befreit wurden.

1.2 Ist eine Kombination zwischen Ohrakupunktur und anderen Therapien der Erfahrungsmedizin oder Schulmedizin erlaubt?

Die Ohrakupunktur kann *mit jeder anderen Behandlung kombiniert* werden. Es spielt keine Rolle, ob es sich hierbei um eine regulative Therapie (z.B. Homöopathie, Bach-Blüten-Therapie etc.) oder um schulmedizinische Medikamente oder Behandlungsformen handelt. Ganz im Gegenteil – mit Hilfe der Ohrakupunktur als adjuvanter Maßnahme läßt sich z.B. ein schwer einstellbarer Diabetes Mellitus stabilisieren, bei einer Hypertonie z.B. können Medikamente reduziert und manchmal sogar ganz ausgeschlichen werden.

1.3 Ist die Kombination zwischen Körper- und Ohrakupunktur erlaubt?

Prinzipiell darf die Ohr- und Körperakupunktur *miteinander kombiniert* werden. Pro Sitzung sollten aber stets Punkte gestochen werden, *die sich entsprechen* wie z.B. der Valiumpunkt und der Punkt Niere 6. Eine wahllose Aneinanderreihung von Akupunkturpunkten am Ohr und Körper ist energetisch ungünstig, weil die unterschiedlichen Informationen nicht optimal verarbeitet werden können.

2. Verzeichnis der Abbildungen

247

3. Literaturverzeichnis

(1) *Bahr, F.,* Einführung in die wissenschaftliche Akupunktur, Ohr-, Schädel- und Körperakupunktur, Skriptum, 1989

(2) *Bahr, F.,* Systematik und Praktikum der wissenschaftlichen Ohrakupunktur für mässig Fortgeschrittene, Skriptum, 1989

(3) *Bahr, F.,* Wissenschaftliche Laserakupunktur und Laserreiztherapie, Skriptum, 1987

(4) *Bischko, J.,* Einführung in die Akupunktur, Haug, Heidelberg 1972

(5) *Bourdiol, R.,* Eléments d'auriculothérapie, Maisonneuve, 1980

(6) *König, G., Wancura, I.,* Einführung in die chinesische Ohrakupunktur, Haug, Heidelberg 1973

(7) *Kropej, H.,* Systematik der Ohrakupunktur, Haug, Heidelberg 1976

(8) *Nogier, P.,* Lehrbuch der Aurikulotherpaie, Maisonneuve, 1973

(9) *Nogier, P.,* Praktische Einführung in die Aurikulotherapie, Maisonneuve, 1978

(10) *Wertsch, G., Schrecke, B.,* Ohrakupunktur für die Praxis, WBV 1975

(11) *Zeitler, H., Bahr, F.,* Akupunktur in der täglichen Praxis im Bereich der Ohr-, Körper- und Schädelakupunktur, Skriptum, 1989

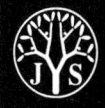

Sonntag Verlag

C. Schulte-Uebbing

Umweltbedingte Frauenkrankheiten

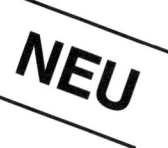

Immer mehr Frauenkrankheiten werden durch Umwelteinflüsse induziert oder zumindest mitverursacht. Die noch junge Umweltmedizin sucht daher bewährte oder neue Wege der Problemlösung.

Unter dieser Zielsetzung behandelt dieses Fachbuch erstmals im deutschsprachigen Raum den wichtigen Formenkreis gynäkologischer Erkrankungen in wissenschaftlichem Aufbau und praxisbezogener Didaktik. Der allgemeine Teil vermittelt umfassend die Grundlagen der Umweltmedizin und beschreibt und definiert die umweltbedingten Erkrankungen. Im Hauptteil werden speziell die umweltbedingten Frauenkrankheiten praxisorientiert für Diagnose und Therapie zusammengestellt.

1995, ca. 320 Seiten, ca. 25 Tabellen, 14,1 × 21 cm, gebunden
ca. DM/SFr 92,–/ca. ÖS 718,–. ISBN 3-87758-094-7

Preisänderungen vorbehalten

Sonntag Verlag

M. Heintze

Kurs Naturheilverfahren: Ernährungstherapie

unter Mitwirkung von E. Polster

Dieser gezielte praxisbezogene Leitfaden vermittelt den Einstieg in die Ernährungstherapie, das Basiswissen zur vollwertigen Ernährung, sowie Konzepte für die Ernährungsumstellung.
Besonders angesprochen sind die Problemkreise Nahrungsmittelallergie und Ernährung bei Krebserkrankungen.

1994, 188 Seiten, 3 Abbildungen, 20 Tabellen, 14,1 × 21 cm, gebunden
DM/SFr 45,–/ÖS 351,–. ISBN 3-87758-093-9

E. Laubender

Homöopathie in Freizeit und Sport

Der Einfluß von Freizeit und Sport auf die Gesundheit des einzelnen nimmt zu und erweitert Verantwortlichkeit und Aufgabenstellung der Medizin.
In seinem Leitfaden und Nachschlagewerk bietet der Autor umfassend – akut wie langfristig angelegt – Therapiehilfen bei Verletzungen, Überlastungen, Herz- und Kreislaufschwächen etc.

1994, 232 Seiten, 1 Abbildung, 14,1 × 21 cm, kartoniert
DM/SFr 48,–/ÖS 375,–. ISBN 3-87758-085-8

Preisänderungen vorbehalten